吃對食物

越吃越年輕

中醫博士 徐慧茵／著

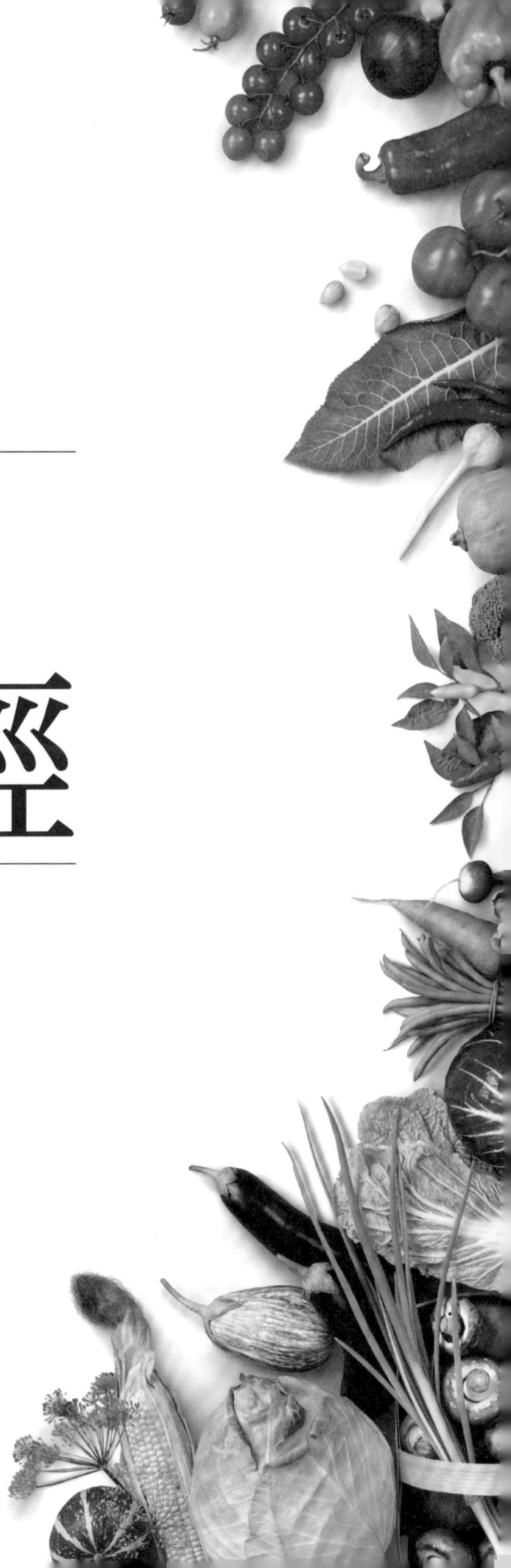

正確飲食，保持健康活力與青春

『素問．上古天真論』說：「上古之人，其知道者，法於陰陽，和於術數，食飲有節，起居有常，不妄作為，故能形與神俱，而盡終其天年，度百歲乃去。」飲食對於人體健康有其重要的影響。

常言云：「三分醫藥，七分調理」。護理在疾病治療康復中具有其重要的作用，而飲食調攝對保健更有著重要的地位。

辨證用膳是中醫飲食調理的特色和重要內涵，依據病人的病症、體質、屬性採用相對應的飲食調理，達到促進康復的目的。

病後恢復期的飲食調理，甚為重要，若調理不當就有使疾病復發的可能，故中醫有所謂的「食復」。平日飲食是機體營養物質的重要來源，飲食和調，脾胃健運，消化旺盛，氣血滋生，精神和形體都能得到滋養。飲食正確，不僅是維持人體健康的重要因素，更可提高自體的抗病能力，延緩人體的老化，保持健康的活力與青春。

《吃對食物，越吃越年輕》乙書，為徐慧茵醫師集結多年診療經驗及親身養生的寶貴體驗。本書為徐醫師特就飲食的正確觀念，如何顧好消化系統，進而強化個人的免疫力，提供其寶貴臨床心得，並將個人珍貴的逆轉青春的私房藥膳與大家分享，誠為難能可貴的養生專書。

本養生書的問世，期能為坊間的養生叢書注入新的活水；祝福人人能健康長壽、青春美麗，特為之序。

中國醫藥大學講座教授
林昭庚

掌握青春祕笈，從裡到外都年輕

愛美是人類的天性，具有美麗的外表更是女性夢寐追求的願望。隨著科技的發展，標榜美容保養聖品的左旋C、膠原蛋白、注射肉毒桿菌或照射脈衝光已成為坊間美容新寵，冀能為女人妝飾「臉色」創造美麗，但卻無法留住青春。要擁有健康的臉色、紅潤的皮膚、明亮的雙眸、烏黑的頭髮，唯有調整好自身的體質與吃對食物才能自然散發出活力與美貌，改善體質為健康加分，自然能展現美麗臉色。

由於現代生活水準提高，改變國人飲食文化，加上生活不規律及運動量不足，以致造成老化及慢性病的族群越來越多。有鑑於此，醫術精湛救人無數的徐慧茵醫師為使現代女性建立健康美麗的正確觀念，集結其臨床多年的經驗，及飲食藥膳對症理論，著作《吃對食物，越吃越年輕》乙書。提供女性養生保健的新思維，期望擁有本書的女性，能善用食物營養的搭配，掃除毒素，提高代謝的養生保健，期盼能由內而外改善健康，成為神清氣爽的女人，活出自信活力美麗與健康。

本書內容除了告訴您如何掌握聰明祕訣的青春祕笈外，並精選一些回春藥膳的私房菜單，讓您從裡到外都年輕。本書亦為坊間不可多得養生保健專書，值本書出版之際，特為文推薦。

中國醫藥大學中醫學院院長 孫茂峰

回歸自然才能年輕

工業的文明帶來繁榮與便利，所有生產與生態因文明而改變了原始風貌，新的生態也油然而生，例如有了24小時經營的超商，提供夜不寐的族群所需與便利；速食業的興起給了現代人另一種選擇，用最簡單、便利的方式，滿足對食物的需求。

商人為了獲利，不斷的蓋房子，減少了活動空間、破壞生態；農夫為了短期獲利，農作物大量的使用農藥、生長激素等，種種的改變，讓現代人不自覺的處在不健康的狀態中。

越來越多人願意花錢買健康，用金錢換取青春，提供健康的產業就成為了健康市場最大的商機。我認為生態文明是重要的，希望在人類歷史發展過程中形成的人與自然、人與社會環境和諧統一、可持續發展的文化成果的總和，是人與自然交流融通。

我與徐醫師同期進入中藥及中醫界，現已30多年，早年她接受過完整的醫學教育，涉入中醫後，每每都有獨到的見解，與人不同，方劑用藥更是精微絕妙。受益的患者與接受指導的實習醫師為數眾多，醫界頗負盛名。

早年徐醫師出書多著墨於中醫藥的應用，近年來與恩愛的先生，攜手相伴跨越人生最艱苦的磨難後，體會自然不同。此書《吃對食物，越吃越年輕》，是她重獲健康後最重要的心得報告。

最後；用程顥《偶成》，與讀者共勉之：

閑來無事不從容，睡覺東窗日已紅；萬物靜觀皆自得，四時佳興與人同。

道通天地有形外，思入風雲變態中；富貴不淫貧賤樂，男兒到此是豪雄。

中華民國中醫醫學會全國聯合會理事長 鄭歲宗

安身之本，必資於食

近年來，隨著人口年齡的老化，及大眾生活水平的提高，養生保健日益受到社會大眾的重視。俗云：「民以食為天」，飲食是我們每天都要做的事，也是生活的最基本需求，人們對於食的要求不僅是要吃飽就好，進而是美食的享受。如果飲食偏差，只重視口感的享受，而忽略了個人的體質，加上不正確的飲食觀念，習以為常日積月累，很有可能危及身體的健康。

唐代孫思邈《千金要方．食治》就曾指出「安身之本，必資於食；救疾之速，必憑於藥。」中醫治療疾病對藥物的應用貴於藥性的寒熱溫涼，始可對症治療。食物養生亦然，食物亦有其寒熱溫涼，如何辨證施膳，量身打造個人的飲食，就有必要就教專業的醫師或護理人員，養生保健方能事半功倍。

本會顧問徐慧茵醫師，於台北醫學大學醫學院護理學系畢業，通過中醫師考試取得中醫師資格，又於廣州中醫藥大學婦科研究所深造，榮獲中醫婦科博士，經常應本會之邀擔任專題講座。徐醫師學貫中西，尤其對預防保健領域涉獵頗深，診病時常應病患的要求，提供養生保健及飲食護理方法，頗受患者歡迎、有口皆碑。

《吃對食物，越吃越年輕》乙書即為徐醫師積多年臨床診治及個人養生保健的精華，集結成專書，提供社會民眾參考應用，冀望讀者閱讀後，身體力行，吃出健康永保青春，特為文誌之。

中華民國中醫藥學會理事長 陳志芳

吃對食物，成為你的飲食習慣

人類生命與健康的維護，需要靠充足的食物與均衡的營養來維護。

有人活了一輩子，也不知道要怎樣吃才能健康到老，因為很多人對飲食的偏頗，造成了長期的營養不良，真是可惜！

慧茵道長是台北醫學院畢業，具有現代醫學深厚的基礎，又經過了中醫特考及格，30多年的臨床，對於養生保健之道潛心修習。

近日撰述本書：《吃對食物，越吃越年輕》書中內容豐富，而且多樣化，即使完全不懂養生之道的人，或是想從現在開始，不想再吃錯食物，戕害健康的人，只要看著這本書按圖索驥，就能找到吻合你體質需求的健康飲食法。

其實，老後想要無痛無病，並沒有捷徑，只要每天秉持正確的飲食概念，堅持吃好東西，並且能持之以恆的執行，並深化成為你的飲食習慣，必定能夠獲得健康的身體。

慧茵道長忝為同年，又有三十多年的臨床經驗，咸信此書上市，必能洛陽紙貴，出書之際索序於予，用掇數語是以為序。

財團法人張仲景文教基金會創會董事長

張步桃

作者序

養生、健體、抗衰老，讓你慢老、不病！

台灣生活富庶，在富裕的環境中，吃飽已經不是最大問題，而是如何吃對，才能對我們的身體有所幫助，因此，「養生」這個課題，在最近幾年幾乎成了全民運動！

我以60幾年的生活，掌一家十餘口的健康飲食經驗，再加上30幾年的臨床給患者的飲食建議，將食物的四氣：寒、熱、溫、涼，以及五味：辛、苦、酸、鹹、甘特性加上些許藥材，讓烹調在過程中，可以達到「食備藥力、藥助食味」，並在不知不覺中，就能達到養生、健體、抗衰老的目的。

除了吃的以外，中醫學認為脾（腸）胃為後天之本，氣血生化之源，人身的氣血、精神、五臟六腑、肌肉形體、四肢百骸，都賴以滋養。而正確的保健養身之道在於：「飲食有節、慎和五味」；反之，則「飲食自倍，脾（腸）胃乃傷」，腸胃一旦受傷，百病就會由此而生。尤其現在人喜歡暴飲暴食，總是冰冷不忌，但過於冰冷、辛辣或不易消化的食物，其實都會傷及腸胃。所以平時照顧好腸胃功能，其實就是越吃越年輕、越吃越青春的重要課題。

本書除了結合現代中藥藥理學、食品營養學外，同時結合烹飪的技巧，盡可能達到色、香、味俱全又有作用的佳餚，希望能帶給讀者幸福的感覺，並在閱讀之後，能有收獲並學以致用，同登健康長壽之路。

由於個人經驗及知識有限，在內容上可能有所偏頗或不足之處在所難免，敬請各位專家學者不吝批評指正，同時藉此感謝廣廈出版社的編輯團隊及老行家的支持與鼓勵。

徐慧茵

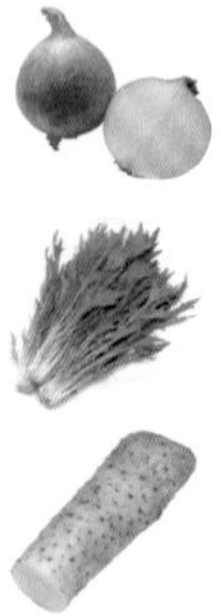

Part 2

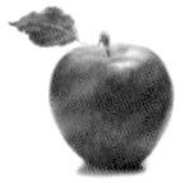

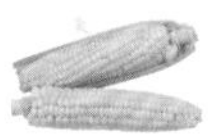

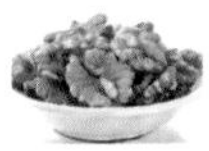

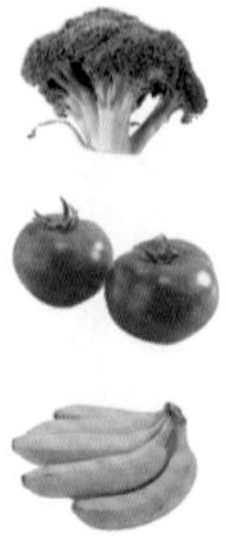

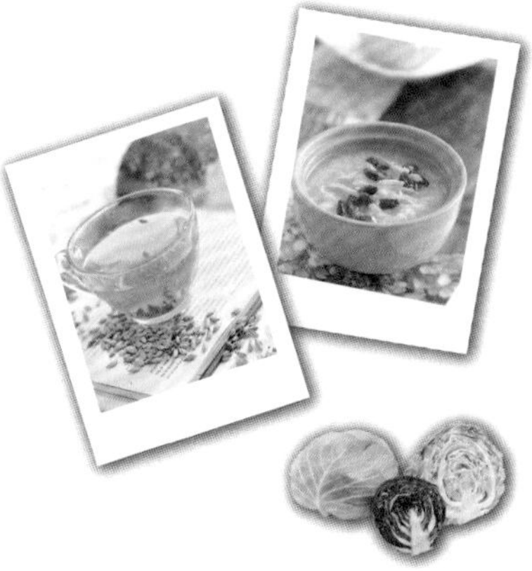

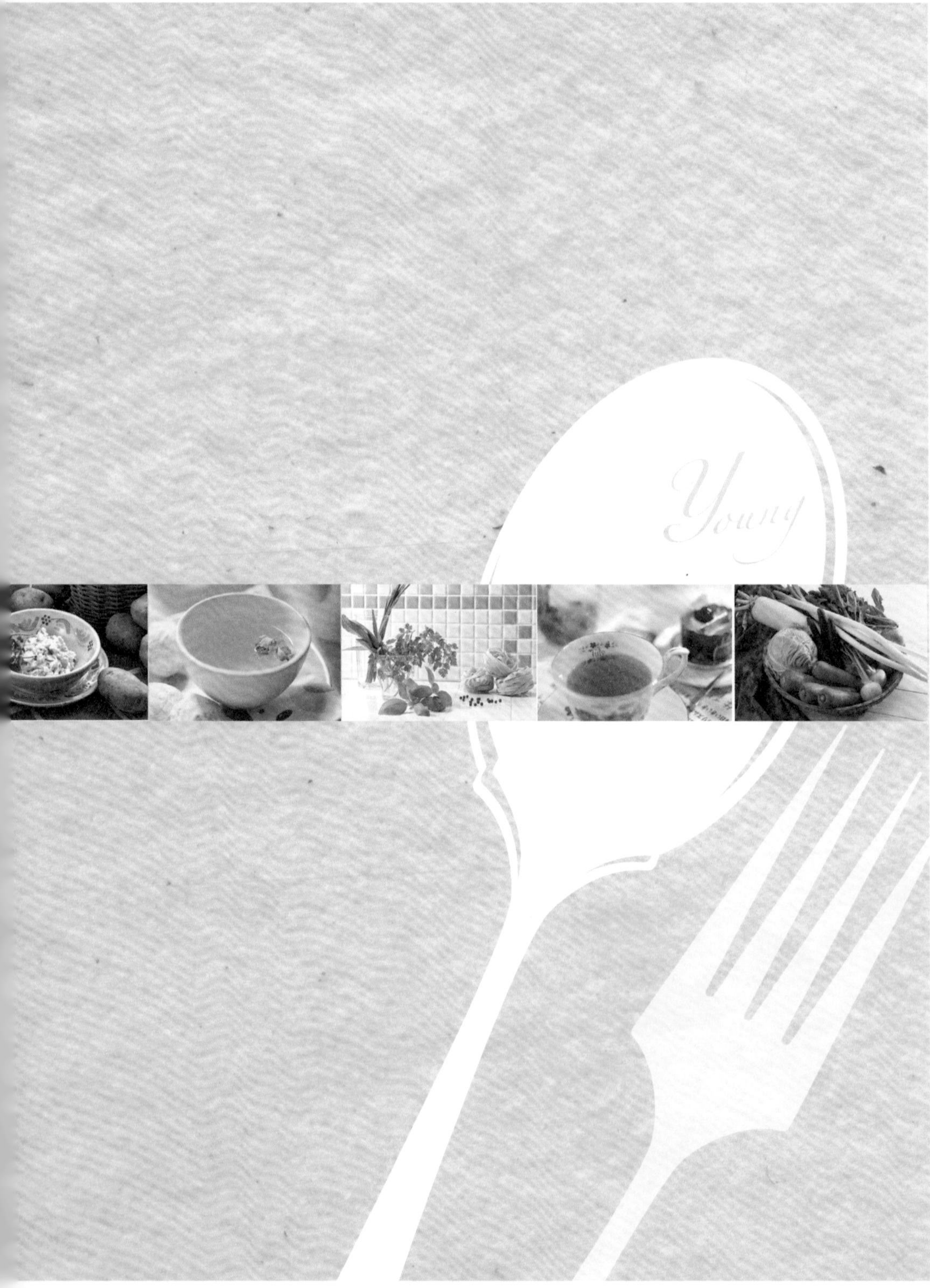
Young

Part 1

改正錯誤迷失，讓你遠離要命的飲食習慣

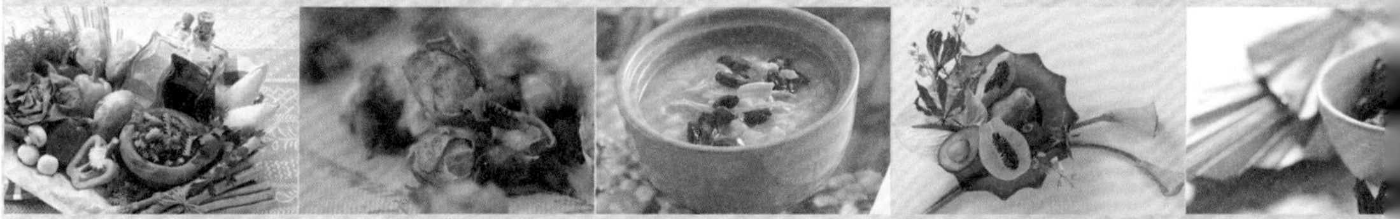

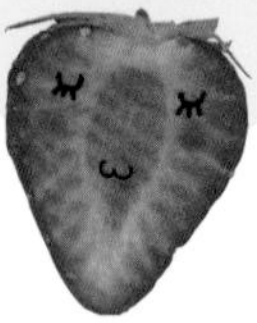

1-1

這些錯誤迷思你都有？小心！吃錯會要人命！

吃錯了，當然會生病！吃對食物，人不老，百病不來找！

老化與疾病，有90%都是吃出來的！即便我們每天都在吃，但是你真的懂得「吃」這回事嗎？坊間似是而非的飲食觀念，不但沒有辦法幫你的身體留住營養，還會讓你提早搭上老化這班列車，因為吃錯了，其實更傷身！

千萬不要讓自以為對的常識，讓你越吃越老，用正確方法，吃下對的食物，才能慢老、不病、更年輕！

迷思1 因為怕胖所以乾脆不吃飯只吃菜

—這樣做當然✕—

因為怕胖、迷信要多攝取維生素、礦物質的想法，所以把澱粉類等的碳水化合物丟在一旁，完全不碰白飯，只吃菜或只吃肉的做法，長久下來，身體代謝會出現問題，絕非健康之計！

碳水化合物的作用就是為我們的身體提供能量，大家可以仔細觀察一下，那些長期只吃蔬菜水果的人，臉色一定缺乏血色，手腳容易出現冰冷、體力通常也不太好。而另外一種用蛋白質代替碳水化合物的人，不但易增加腸胃負擔、不利消化，恐怕還有罹患癌症、心血管疾病的風險。

我們要戒除的應該是那些不好的碳水化合物，像是汽水、糖果、蛋糕、餅乾、含糖飲料等，這些都是會被身體快速吸收的單醣類碳水化合物，應盡量少吃。而白飯、白麵粉製成的麵食、麵包等精製食物，進入人體後消化、吸收都快，血糖大起大落，每天當主食來吃對健康可不是個好主意。

我認為選擇糙米、燕麥、全穀物、全麥製品等營養完整且高纖的優質碳水化合物做為主食，並搭配好的蛋白質食物、大量的蔬菜，每餐一份水果，就是健康的最佳組合，也絕不用擔心肥胖的問題。

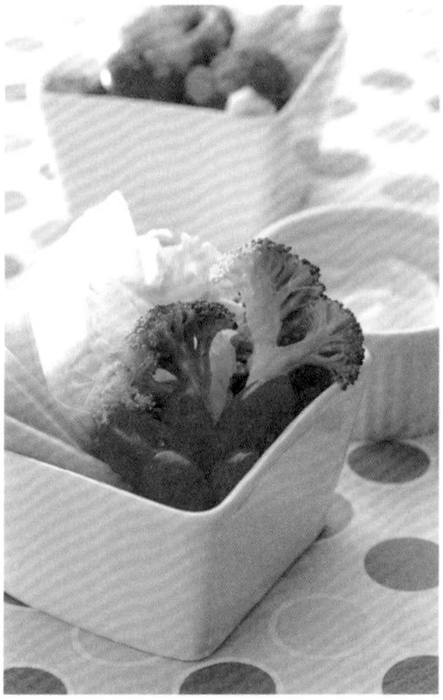
想要遠離肥胖，蔬菜加水果是每天必備！

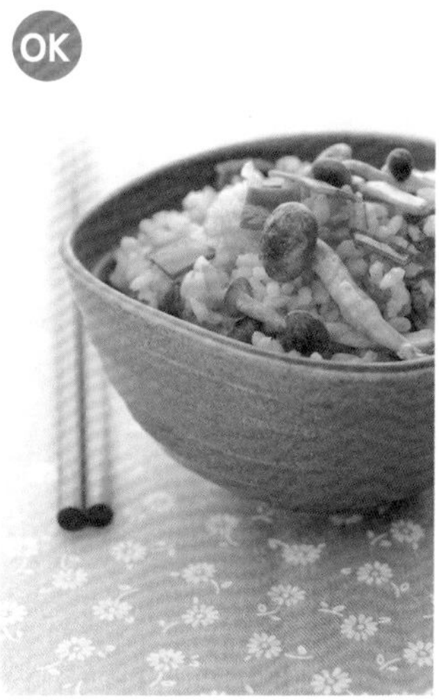

糙米營養完整，是屬於優質的高纖碳水化合物。

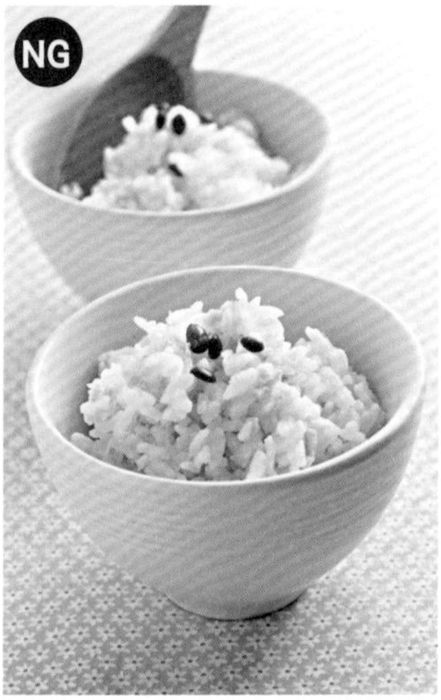

白飯或是白麵粉製成的麵食，會讓血糖大起大落，最好不要天天當主食來吃。

吃對食物這樣做

成年人的總熱量裡來自碳水化合物的比例應佔攝取食物的60％。以男生來說，每餐1～1.5碗飯；女生約每餐1碗飯，加上搭配的蔬菜及每餐一個水果所提供的複合碳水化合物，營養就很足夠，熱量也剛剛好夠一天所需。

迷思2 為了補充維生素，所以每天吃外面賣的水果盤

—這樣做當然✕—

每到中午用餐時間，我常常看到附近辦公大樓的粉領族們就捧著一小盒分裝好的蔬菜沙拉或水果補充營養。近幾年來因為健康觀念的抬頭，大部分人都已經具備天天五蔬果的概念。

富含纖維及維生素的水果不但可幫助消化，大部分也含有豐富的抗氧化營養素，能維持人體機能運作，但前提必須是「新鮮」的水果。而外面販賣所謂的「現切」水果盤，對忙碌的上班族雖然提供了很好的便利性，但其實都是業者早已分切好的水果，我並不認為能從中攝取到多少營養素。

第一，我們無法確保這些拼裝水果的鮮度，以及它們未分切前的狀況。

其次，有沒有發現過某些水果盤的顏色特別鮮豔動人？很多水果如蘋果、水梨……等，在切開一段時間後就很容易因為氧化而變色，如果能擺在攤子或商店貨架上冷藏一陣子卻仍維持原色或更加鮮豔，其中恐怕還隱含著添加物的祕密。

即便免除了上面兩點因素，還有一個就是提早分切的水果，接觸空氣之後的氧化現象，所含的維生素C、水溶性纖維及抗氧化劑等營養素，正隨著時間一點一滴的

徐博士小提醒：

不想吃進去病菌、添加物，動手自己切水果最安全。

耗損掉，殘留的營養價值總要打個五折以上了！

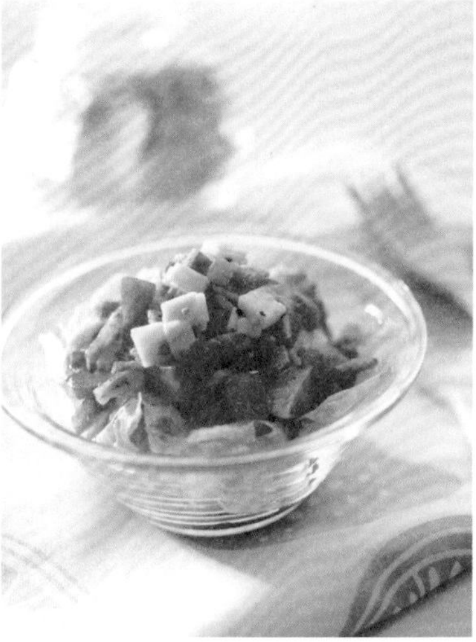

攤子或商店貨架上久放卻仍鮮豔無比，其中恐怕隱含著添加物的祕密。

健康這樣做

與其吃進五顏六色的分切水果拼盤，不如前一晚提前買水果隔天帶進辦公室吃。但請切記水果的氧化特性，要吃之前再去皮或切開，例如一顆拳頭大小的橘子、蘋果或芭樂，就可以當做一頓完美午餐的結束。

迷思3 聽人說生機飲食很好，所以盡量生食蔬菜

—這樣做當然✕—

我曾碰到一個門診病人，一走進來就發現她氣色很差，她反應以前身體都好好的，但近一年來卻很怕冷，尤其手腳特別冰冷，還有很嚴重的脹氣問題。問診之後才了解，原來她聽人家說生機飲食對健康的好處後，馬上就開始調整飲食習慣：早上喝精力湯或

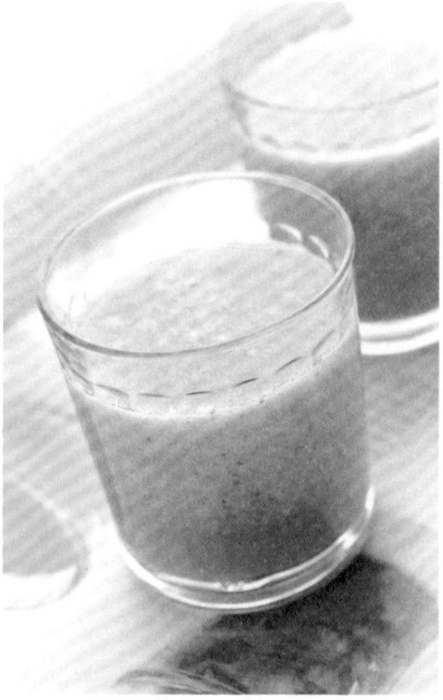

精力湯或蔬果汁容易增加體內寒氣，因此要考量自身體質斟酌飲用。

蔬果汁，中午、晚上都會把一大盤生菜沙拉當主菜……這也難怪她的體質有這麼大的轉變了！

生機飲食是指要避免經過農藥、化肥、添加物等汙染的食物，而是選擇最新鮮、乾淨的食材，也要盡量保留它們最原始天然的面貌，以免經過烹煮後流失了營養，所以很多人就誤會生機飲食就是「生食」。但在我們中醫的觀念中，生食恰好是最容易增加體內寒氣的一種飲食方式。

寒氣長久存積在人體中，就會損傷陽氣、導致氣血不足、元氣不足、免疫力下降，更加不健康。除了怕冷怕風、消化不良外，跟著代謝機能便開始減退，形成低血壓、各種疼痛，而且得到慢性病、癌症及重大疾病的機率也會大增。

但是生食也不是全然不可，畢竟很多蔬菜中的維生素C及B群經過烹煮確實會被破壞掉。我認為生食要能吃對方法，在考量自己的體質、選擇合適的食物後，在恰當的時間食用，才能發揮它最棒的功效。

健康這樣做

要生食蔬菜一天一餐即可，最好選一天裡的中餐時段，因此時人體陽氣較盛。一般蔬菜水果性質偏寒，記得添加一些溫補食材調整，例如在精力湯中加進堅果、穀粉；生菜搭配煮熟的肉片，加點薑絲或辛香調味料都很好。

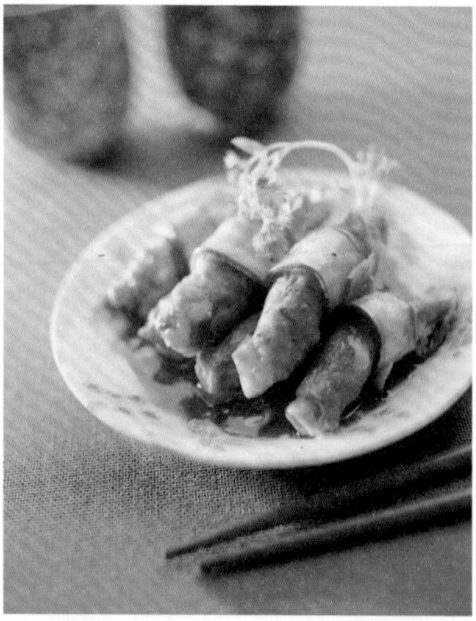

想要調整食物屬性，生菜搭配煮熟的肉片，就可以有效調整。

迷思4 餐餐吃太飽容易讓人老得更快 —完全正確〇—

我還記得以前爸爸媽媽那個時代，很多家庭常常是吃不飽的，因此每到開飯時間，很多孩子都是前仆後繼的衝上桌……即使在那樣物資貧乏的年代，因為營養不良而失去健康的例子總不是太多。反觀現在，各種美食當前，大家吃飽喝足，許多慢性病如糖尿病、高血壓、癌症等卻在在威脅我們的健康。

當吃得太飽、超出腸胃的負擔時，除了會造成胃部不適的各種現象，也會影響消化能力，產生各種胃腸病。中醫說「胃不和，則臥不安」，飲食不當導致的脾胃失調，會刺激到腦部，進而打壞了睡眠品質。尤其進入中高齡後，消化吸收的能力都在漸漸退化，更要避免「飲食不節」、一次吃太飽。

以西醫來說，熱量攝取過多，意味著血糖也跟著升高，長期下來不僅增加體重，膽固醇、三酸甘油脂自然就超出標準。同時，當身體接收過多的食物，在轉化過程中就需要更多的氧，因此攻擊體內細胞的自由基就變多，形成疾病、加速老化的可能性就更大了。

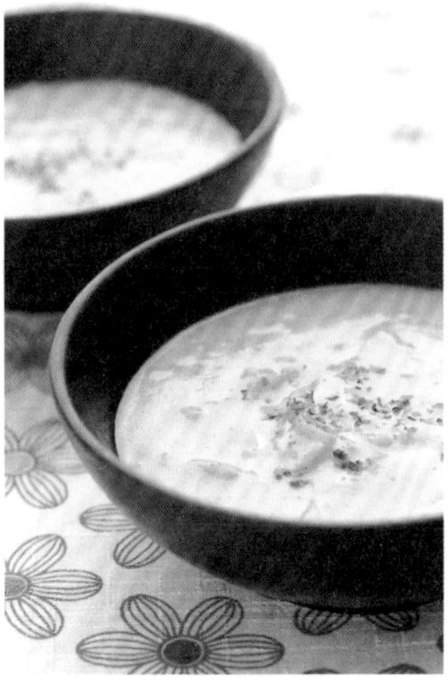
濃湯的熱量高，經常食用不僅會讓體重增加，同時膽固醇、三酸甘油脂也會超出標準。

另一個現代人吃得太多太飽的原因，我想跟進食速度有關，吃得太快，不知不覺間就會吃進過多的量。所以我建議「少量多餐」、「慢食」、「優良蛋白質、低脂、低糖」幾個原則，不但能咀嚼出食物的真滋味，也比較不容易發胖，對活化身體功能更有著絕大的好處。

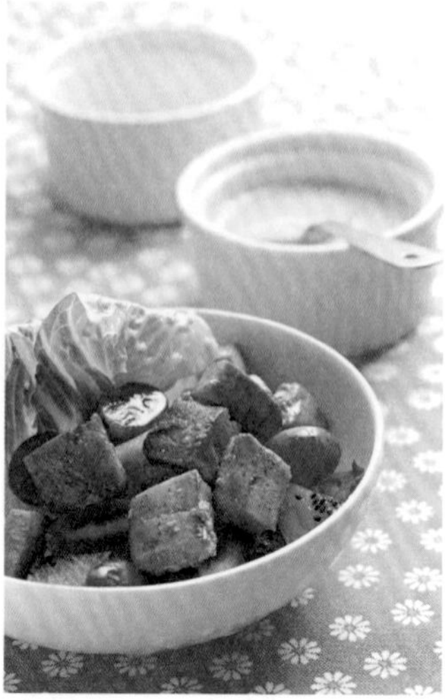

「少量多餐」、「慢食」、「只吃優良蛋白質」，就能有效預防過飽。

健康這樣做

每餐吃七、八分飽最好，「要想身體安，三分飢和寒」，甚至有時候保持輕微的飢餓感，比起每餐飽食更有利於提振精神、延緩老化。

迷思5 晚上肚子餓，宵夜當晚餐吃 —這樣做當然✕—

在中醫裡有所謂的「十二時辰養生法」，即按照太陽運轉的規律性來進行養生。在此一法則中，晚上11點到凌晨1點是最佳就寢時間，這時切忌熬夜，最好也不要進食。因這個時辰人體經脈運行於「膽經」，錯過了睡眠，膽就無法充分的休息。身體於是容易疲累、皮膚開始變得粗糙……年輕的時候或許沒有感覺，但時間一久或是進入30歲後，身體各部位就會向你發出抗議。

假如可以在晚上7點前結束晚餐，那麼11點上床休息時的腸胃剛好消化完畢，也不會有太過飢餓而睡不著覺的情形發生。但對於非得要加班或上晚班的人來說，吃宵夜就顯得有其必要性了。

可是我發現很多人的宵夜不是泡麵就是鹽酥雞等高熱量、高澱粉的食品，這些東西或許可以快速填飽肚子，但吃完後往往讓人昏昏欲睡。加上熬夜時身體的火氣較大，再吃這一類容易上火的食物，就會出現嘴破、口臭、臉上長痘痘、牙齦腫痛，甚至還會影響精神，變得脾氣暴躁。

超過晚上11點必須吃宵夜的話，最好以4、5分飽為原則，少量的澱粉食物與優良的蛋白質（清煮瘦肉、牛奶），對工作效率與精神都能有較好的提升作用。

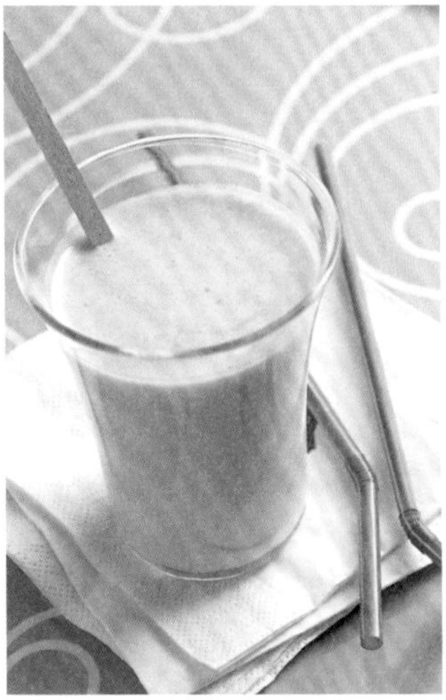
超過晚上11點必須吃宵夜，溫熱牛奶是不錯的選擇。

有一點要注意的是，如果要喝牛奶最好以溫熱過的較好，不要選擇冰鮮奶，因夜間人體的陽氣較弱，吃生冷的食物更容易損耗元氣。

健康這樣做

晚上肚子有點餓卻又睡不著時，可以吃點高纖餅乾、溫牛奶或寒天果凍等清爽的食物，既可適度解飢、補充營養，又不會造成身體負擔。

迷思6 早上沒時間，早餐只要能簡單吃飽就好 —這樣做當然✕—

「十二時辰養生法」早上7～9點正是胃經當令且陽氣最旺之時，此時進食最容易消化，所以「吃早餐很重要」這件事，老祖宗老早就說了。然而現代人作息不當，晚上熬夜，早上爬不起來、匆忙出門，早餐草草解決甚至不吃，甚至有「不吃早餐有助減肥」的迷思，實在是一大錯誤。

早餐在9點前結束，9～11點是身體走脾經的時候，「脾主運化」，脾臟對維持消化功能、把食物化為氣血、輸送到五臟有重要的作用。因此早飯吃足、吃好，是不用擔心發胖的。反之，經過一整晚的睡眠，不吃早餐的空腹狀態直到中午，血液中的糖分大大降低，中餐時反而易吃進更大量的食物。且經過許多臨床病例證實，經常不食早餐者，胃腸系統也會出現障礙。

另外，大部分人早上時間太短或貪圖方便，早餐只求能簡單吃飽，早餐店、便利商店隨便買份三明治、蛋糕配上咖啡、奶茶，或是熱牛奶加點玉米穀片拌一拌。這些食物雖然也能填飽肚子，卻缺乏維生素及礦物質，並不符合營養均衡的原則。

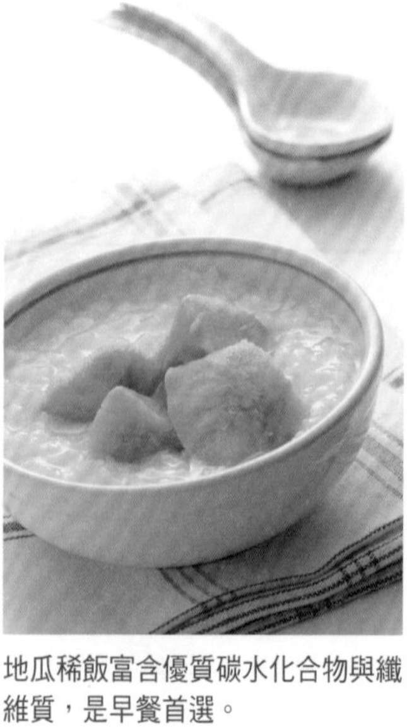
地瓜稀飯富含優質碳水化合物與纖維質，是早餐首選。

豐盛而均衡的早餐能提供身體及大腦能量，提升專注力，是一天活力的開始，大量的蛋白質搭配一些碳水化合物、一些纖維質與脂肪，就是最佳組合。

健康這樣做

早餐用一杯蔬果汁或精力湯打發，雖然可以吃進很多維生素，但還是建議補充一些優良蛋白質，例如可以加上一些煮熟的豆類；不過，蔬果汁通常較寒，寒性體質的女性早上空腹喝並不適合。此外，請以清粥小菜或饅頭（吐司）加上堅果生菜沙拉與蔬果汁，取代油條加豆漿或是火腿三明治加上奶茶的早餐組合吧！

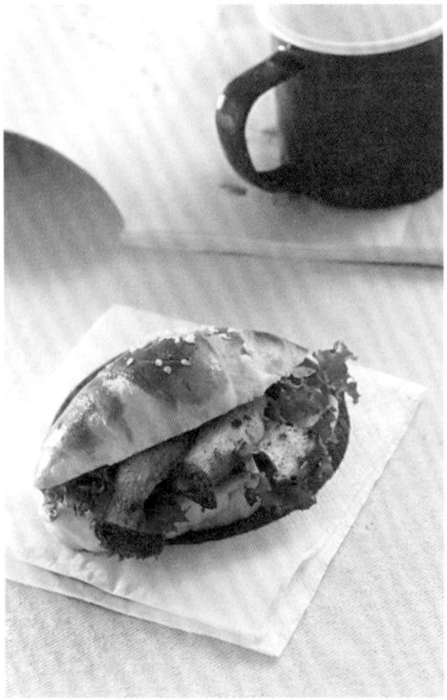
自己做早餐，減少90%的油脂，只要用麵包加上一些蔬菜與肉片，在家就可以做出營養美味的早餐。

迷思7 多喝牛奶有益健康，解渴當水喝更好？

—這樣做當然✕—

所有再好的食物，當營養超過所需的攝取量，都會變成對身體有害的健康殺手。

牛奶中的水分佔了將近90%，看起來好像跟水差不多，但別忘了它還含有脂肪、蛋白質、乳糖、鈣、磷等多種成分，這些營養素每天都有一定的攝取量，一旦長期攝入過多，對健康有害無益。

首先，一般市售的鮮奶或奶粉，即使是標榜低脂的產品，都有著脂肪及熱量過高的問題，將增加心血管疾病及肥胖的發生。至於牛奶中的蛋白質雖然質量俱佳，但蛋白質從瘦肉、白肉魚中也都能有很好的獲得，只要飲食均衡，其實並不會有缺乏的問題。反倒是攝取過多蛋白質，將會造成蛋白質代謝的主要器官——腎臟的負擔。

關於喝牛奶補鈣、預防骨質疏鬆，也是需要釐清的一個觀念。現代人鈣質流失，與食肉過多、過

徐博士小提醒：

牛奶擁有品質很優異的蛋白質，以及容易被人體吸收利用的鈣質，但是當水喝卻不恰當。

量飲用咖啡或酒精，以及老化、女性更年期較有關係。身體充斥太多蛋白質（肉食、牛奶、蛋類），身體便會啟動帶有弱鹼性的鈣質來中和酸性。而補鈣、保骨本其實有更好的方法，例如小魚乾、黑芝麻、海帶、莧菜中都含有很大量的鈣質。

所以，一天1～2杯（每杯240 c.c.）的牛奶就已經非常足夠，千萬別以為多多益善！

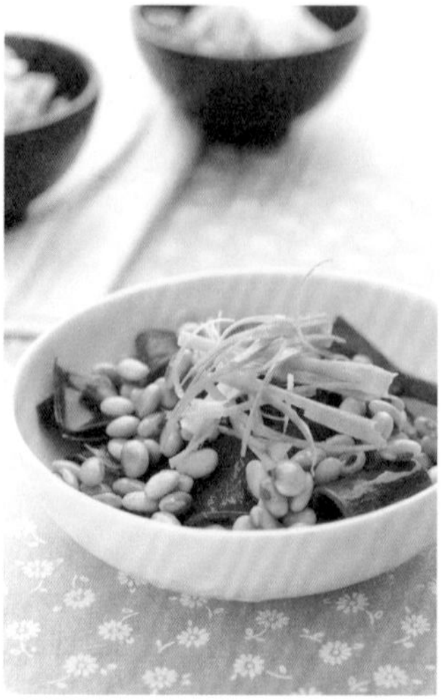

想要補鈣？只要日常多吃海帶，就不怕缺鈣。

健康這樣做

牛奶有豐富的鈣質與動物性蛋白質，卻也有著飽和脂肪；豆漿的植物性蛋白豐富，還有著鐵質及對女性有益的大豆異黃酮，鈣質卻遠不如牛奶。一、三、五喝牛奶，二、四、六喝豆漿，輪流食用，健康更加倍！

迷思8 多吃維生素C、E就能延緩老化

—這個說法有待釐清△—

談起令人聞之色變的癌症，還有人人都不喜歡的老化現象，「自由基」、「抗氧化」這兩個名詞應該是最重要的兩個概念。

自由基又分為人體自行產生及來自外界環境兩種。因為體內細胞需要產生能量，也就是進行氧化作用，因此它可能出現在人體各部位。

事實上，自由基在人體裡擔負很多重要功能，並非所有自由基都是有害物質；而且人體本身也具備自我修復的功能，足以調整被自由基破壞的組織。但是當某些原因使

自由基過量或使身體出現不足以修復的現象時，自由基就會對人體造成危害，導致疾病發生。

增強身體抗氧化的能力是減低自由基對細胞損傷、提高免疫力的直接辦法，而我們從食物裡其實就能獲得很好的抗氧化營養素。其中又以維生素C、維生素E及β-胡蘿蔔素這三種抗氧化尖兵效果最強，它們廣泛地存在於各式各樣的蔬菜、水果中，而且質量俱佳。

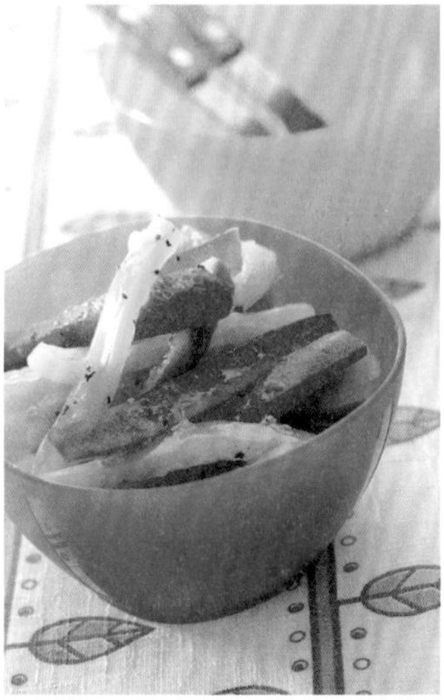
增加身體抗氧化能力，多攝取蔬果中有高含量的維生素C、E及β-胡蘿蔔素等。

市面上也出現了抗氧化的營養補充品，到底是不是有必要額外攝取呢？我的建議是一般健康狀況ok的人若是能維持三餐均衡的飲食，所需的量就已足夠，再另外補充抗氧化的保健食品，其實效果有限。而且服用抗氧化劑還要注意其他營養素的搭配，單一服用效益不大；且像是維生素A、E等營養成分，攝取過多反而對身體造成負擔，甚至產生副作用，不可不慎！

徐博士小提醒：

什麼時候適合額外補充抗氧化補充錠呢？最近較忙碌、壓力較大，或是正在生病狀態中的人，因身體機能變弱、細胞修復功能減退，需要較多的抗氧化力，可適量攝取，服用時需注意劑量。

迷思9 吃素比吃肉更好

—這個說法有待釐清△—

吃素比吃肉更健康？這個問題見仁見智，但我的觀念還是擺在「均衡」這個大重點，無論素食或肉食者，只要吃對了方法，都有助維持良好的健康，而且充滿活力。

我觀察過一些素食者的飲食，有很大一部分吃了過多的豆類製品，如素雞、素魚等等，而且食物烹調方式多為油炸或使用很多調味料來引發食欲。

很多醫學統計發現，台灣吃素者罹患心血管疾病的比例，竟然比一般人還要高。加上吃全素的人往往會有缺乏鐵質、維生素B_{12}的問題，這兩種正是肉類裡含量較多，而蔬菜裡含較少的營養素。所以要是不懂得膳食均衡、吃得不正確，將會引發營養不良，產生缺鐵型貧血、惡性貧血、代謝症候群等健康隱憂。

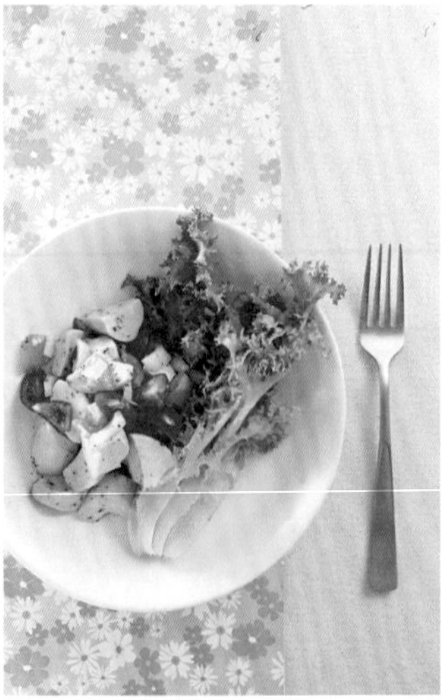
天然的蔬菜搭配豆類、堅果及五穀雜糧，讓吃素變得更健康。

第一個給素食者的建議，就是少吃加工食品，盡量食用天然的蔬菜、水果、豆類，搭配堅果及五穀雜糧。要注意的是所有豆類必須經過完全的烹調煮熟才能吃進肚子裡，包括黃豆芽、豌豆、豆漿……都含有帶著毒性的皂素，未經徹底煮熟再食用，對消化道會造成不良影響。

另一個就是要注意營養的搭配，一般吃

蛋奶素者比較不會缺乏維生素B_{12}（能對抗貧血、維持基本代謝），再加上多攝取含有豐富維生素C的水果，例如檸檬、芭樂、奇異果、柑橘類，鐵質的吸收就會更好。此外，少油、少鹽、低度調味也非常重要。

健康這樣做

我們的身體需要完全蛋白質，以黃豆來說，甲硫胺酸含量較不足，卻含有大量離胺酸，而米、麥、麵粉等穀類正好相反，兩者在同一餐中一起食用能互補、形成較優質的蛋白質。

徐博士小提醒：

無論素食或肉食者，只要吃對了方法，都有助維持良好的健康，而且充滿活力。

迷思10 因為體內殘留許多毒素，所以定期排毒有益健康

—這個說法有待釐清△—

排毒的做法目前大約有兩種，一種是透過禁食，以不吃東西的方式讓身體得以生養休息；另一種則是以灌腸方式或服用排毒藥物讓毒素、宿便排出體外。

什麼是毒呢？在中醫來說有熱毒、濕毒、痰毒、瘀毒等。「熱毒」通常就是我們說的「火氣大」，容易口臭、臉上冒痘痘、小便赤黃色或身體有發炎狀態等情形；「濕毒」是脾氣虛，無法化濕，脾功能減弱的現象，因此人就出現頭昏、倦怠乏力、腹脹胃口差等症狀。

其餘像是肝氣鬱結、飲食不節形成的瘀

毒、痰毒等等。這些「毒」會損傷五臟，破壞氣血運行，跟西方醫學所說的自由基、氧化作用很類似，同樣都會造成身體的老化或多種慢性疾病。

人體本來就具有基本的排毒機制，當身體功能正常時，毒素或廢物會經由尿液、糞便、皮膚黏膜等處被代謝出去。但是現代人往往飲食不節制、作息不正常，又有許多情緒、壓力因素，才會導致身體積累過多廢物。

中醫裡的排毒簡單來講，就是藉由「二便」（大、小便）的通利來排除體內火氣與毒素，使代謝功能恢復的一種方式。像是綠豆清熱解毒的功效就很好；薏仁則可排除體內多餘水分，增加新陳代謝力。因此我並不建議特別使用排毒配方的藥物，只要從改變生活型態、吃對食物做起，身體自然會有很好的運轉。

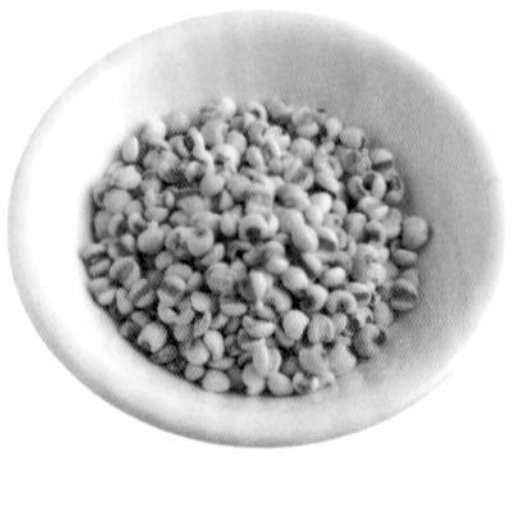

薏仁可排除體內多餘水分，讓身體自然而然排毒。

健康這樣做

健康的排毒法應該是戒除菸、酒、飲料，以及經過加工、醃漬等對身體會造成負擔的飲食，將大量肉食改以蔬果替代，搭配糙米飯、一份水果的餐點組合，長期堅持並配合正常作息，你就會感到神清氣爽許多！

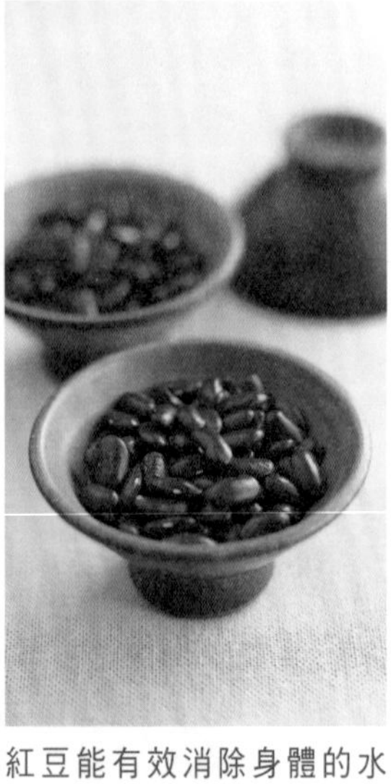

紅豆能有效消除身體的水腫，達到新陳代謝的功效。

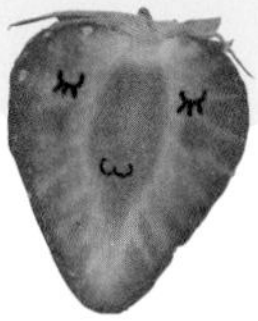

1-2

讓你重返青春，看起來更帶勁的六大法則！

吃對食物也有需要遵守的六大基本原則與方法！

你的三餐到底吃進了什麼？當你在毫無知覺中對別人給的食物照單全收時，你的生命活力也正在一點一滴的流逝！從現在安排自己的餐桌飲食：用正確的原則、順序及方式，在對的時間吃下最營養的飲食搭配。就能讓你重返青春，看起來更帶勁！

法則1 營養互搭，讓你年輕10歲！

每樣食物都是大自然的恩賜，都有它的營養價值，但某些營養素必須藉著其他營養成分才能發揮更好的效果，這就是食物配對的概念。懂得怎麼配對，才能真正吃出健康，功效更加倍。

◆肌膚ㄉㄨㄞ、ㄉㄨㄞ超滋潤，展現光澤水噹噹

維生素A＋維生素C：【蛋奶類、乳製品、動物肝臟】＋【綠色蔬菜、水果】

蛋白質＋維生素C：【魚、蝦肉類、奶蛋豆類】＋【綠色蔬菜、水果】

鐵＋維生素C：【動物內臟、豆類、堅果類】＋【柑橘類水果、番茄、青椒、綠葉蔬菜】

◆消除90%的疲勞，避免慢性疲勞上身

維生素B_2＋維生素E：【動物內臟（肝、腎、心）、全穀類、深綠色蔬菜、蛋奶類】＋【小麥胚芽、植物油、地瓜、糙米、堅果類】

鐵＋葉酸：【動物肝臟、海帶、枸杞、黑木耳、菠菜】＋【深綠色蔬菜、蘆筍、酵母、全麥製品、豆類】

維生素C＋維生素E：【甜椒、花椰菜、綠豆芽、奇異果、芭樂、木瓜等蔬果】＋【芝麻、花生醬、小麥胚芽及堅果類】

◆強化骨本，拒絕彎腰駝背的老態

維生素D＋鈣：【雞蛋、乳酪、肝臟、麥片，沙丁魚、鯖魚等深海魚類】＋【牛奶、優格、小魚乾、豆腐、紫菜、芝麻】

維生素K＋鈣：【菠菜、高麗菜、大豆、海鮮類】＋【奶製品、豆乾，莧菜、芥藍菜等綠葉蔬菜】

法則2 三餐定時，讓你腸胃年輕20歲！

據研究指出，三餐不按時進食的人，罹患胃腸疾病的機率比正常用餐的人要高出好幾倍。

若依照「十二時辰養生法」原則，一天中的三餐則應分別在早上7～9點、上午11～1點、晚上5～7點進行。

早上7到9點正是血氣流注於胃的時刻，也就是說胃在這時最容易接受食物。且建議起床後半小時就應該進食，而且最好能在8點前吃完早餐。

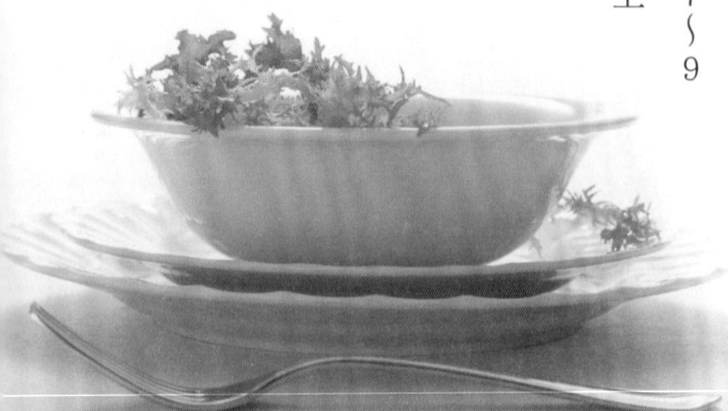

這樣才能確保下一個時辰的值班者——脾經有足夠的營養得以吸收，提供大腦能量來展開一天的工作。如果錯過了進食，人體會不斷分泌胃酸，容易出現胃潰瘍、胃炎、十二指腸發炎等病症。

上午11點到下午1點是氣血運行心經的時辰，最適合吃午飯，以便接下來小腸經能順利吸收午餐營養。晚餐則最好能在晚上6點左右進食，最晚別超過9點。

法則3 吃對順序4步驟，讓你熱量吸收減少一半！

面對滿滿一桌菜，你選擇先吃哪一種？大口飯大口肉最後再吃菜，還是喝湯、吃菜最後再吃飯和肉？進食順序沒搞好，身體吸收的恐怕只有熱量及脂肪。

肚子餓的時候，吃錯了順序就會影響腸胃道的吸收與消化力，還會讓原來應該消化掉的食物停留在腸道裡。

◆步驟1

先用一碗溫熱的清湯墊底。濃湯含有極高熱量，會增加心血管負擔，千萬避免；油脂豐富的排骨湯、雞湯要先撇掉浮油再喝。切忌邊吃飯邊喝湯，或是用湯泡飯方式進食，會阻礙正常消化。

◆步驟2

再吃含有大量纖維的蔬菜，能帶來飽足感，接下來的澱粉、肉類等食物不容易吃多；還能將之後食用的高脂、高糖食物快速經由腸道排除體外。

◆步驟3

消化速度較慢的澱粉（米飯）與蛋白質（魚、肉類）要在最後吃。

◆步驟4

等到食物都開始被消化之後，用餐完半小時～1小時再吃水果，有助鐵與鈣吸收。

Step 1

先喝一碗溫熱的清湯

Step 2

再吃含有大量纖維的蔬菜

Step 3

米飯與魚肉類

Step 4

飯後半小時～1小時再吃水果

法則4 少鹽、少糖飲食，讓你心血管年輕20年！

如果想要心血管提早老化，中年後飽受二十年慢性病的糾纏，那麼選擇高鹽、高油、多糖、低纖的飲食方式準沒錯！

鹽是調味的基本味型，但過多的鹽份卻會影響血壓、增加心臟負擔，也會加重腎臟的工作量。除了烹調少用鹽外，重鹹口味的醃漬物、調味食品都要控制食用量。善用醋、番茄等酸味食材，或是可以提鮮的香菇、蝦米、米酒，能增香的蔥、薑、蒜、洋蔥、香菜等辛香材料，有助減少鹽量卻不失美味。

脂肪的來源非常多樣化，除了烹調用油，各種糕點、零食、肉類都含有高量的脂肪。而高脂同時也代表著高熱量，是肥胖問題的元凶；也會增加心血管疾病的發生率。日常飲食要減少肥肉、油炸類及含脂量高的食物；多多利用清蒸、水煮、滷燉、涼拌等低油方式烹調。

高糖分的食物會迅速提升血糖值，降低對人體有益的高密度膽固醇（好膽固醇），導致心血管硬化。日常飲料要以白開水及濃度較低的茶飲為主，含糖飲料及各種甜蜜蜜的零食、餅乾、蛋糕都要少吃。

而大量的膳食纖維可有效控制膽固醇，

維持心臟、血管的健康，對腸道、毒素排除更有決定性的影響。我們除了可以多攝取蔬菜水果外，糙米、燕麥片等全穀類含量也十分可觀。

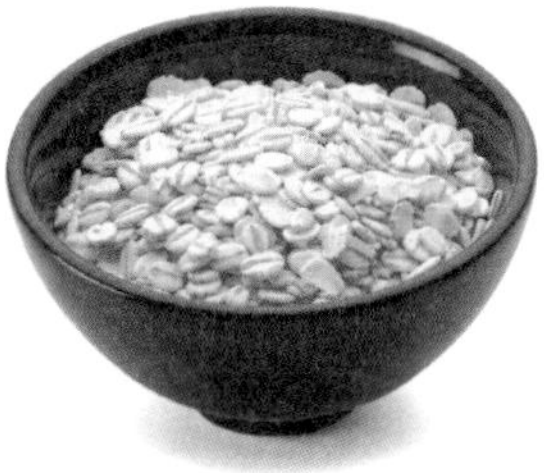

燕麥含有膳食纖維，對於控制膽固醇有不錯的效果。

法則5 三餐食用的方式對，讓你返瘦不困難！

現代人因為生活型態的轉變，加上外食的選擇性多采多姿，所以就出現了早餐、午餐只求能溫飽，卻不見得吃進了營養，一到晚餐卻往往吃得特別豐盛，這就是身體累積過多熱量及毒素的致命吃法。

早餐，我認為要吃得像王子，也就是食物的類型及份量都要豐盛。因為人體在早上起床時，營養物質已經處於匱乏狀態，此時如果不補充能量，等到中午身體就會發出「我要更多能量」的訊號，就容易吃得過多而有增胖之虞。在食物的組成上，碳水化合物應佔60%（麵包、米飯、粥，包含蔬菜水果），脂肪應佔25%（肉類、牛奶），蛋白質需佔15%（雞蛋、豆類）。

早餐

60%碳水化合物
（麵包、米飯、粥，包含蔬菜水果）
＋
25%脂肪
（肉類、牛奶）
＋
15%蛋白質
（雞蛋、豆類）

午餐，則要吃得像國王，它在一天飲食

中所佔的能量及營養素是最高的，約40%。卻不宜吃得太飽，以免大腦處於長時間缺氧的狀態，影響下午的精神。食物份量應有1/6是肉、魚、蛋類等蛋白質，2/6為新鮮蔬果，3/6則是飯、麵或麵粉類製品，最好選擇粗糙的五穀類主食，能維持午後血糖更穩定。

午餐

1/6的份量
（肉、魚、蛋類等蛋白質）
＋
2/6的份量
（新鮮蔬果）
＋
3/6的份量
（飯、麵或麵粉類製品）

有很大一部分的肥胖者是來自於晚餐吃得太好、太多。因為夜間活動量小、熱量消耗較少，多出來的熱量會形成大量脂肪，形成肥胖。因此建議晚餐應該吃得像乞丐，吃得少一點，盡量以大量蔬菜及優良的蛋白質為主，搭配少量的澱粉食物即可。

法則6 用餐速度對，讓你腸胃疾病不來找！

脹氣、胃炎、胃潰瘍，都是因為進食速度太快的結果。

要注意，食物不是進了身體就能全數被吸收，當囫圇吞棗式的吃飯時，食物進了腸胃會保持較大的顆粒狀態，身體消化酶來不及分泌，腸胃消化更加費力，最後還會增加大腸中的宿便比例，根本無法吸收食物的養分。

將用餐時間控制在至少20分鐘以上；用小湯匙舀食；每吃進一口食物，有意識的多咀嚼幾次再吞下（最好的做法是每一口咀嚼30下），這種細嚼慢嚥的飲食速度能大大提高食物的吸收比例，幫助腸道裡的殘渣減少，消化系統的工作負荷也會減輕許多，身體也才有足夠的機能來清理腸胃中的廢物。

而且更棒的是，在你塞進夠多食物之前，身體還會告訴大腦「已經吃飽」，順便降低變成胖子的機率，何樂而不為？

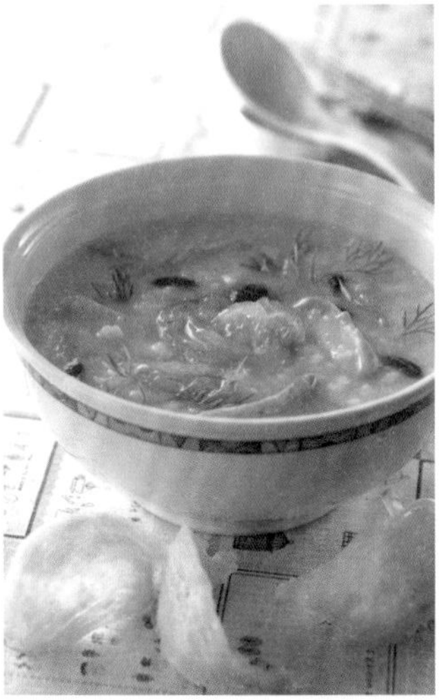
用小湯匙舀食，能減輕消化系統的工作負荷

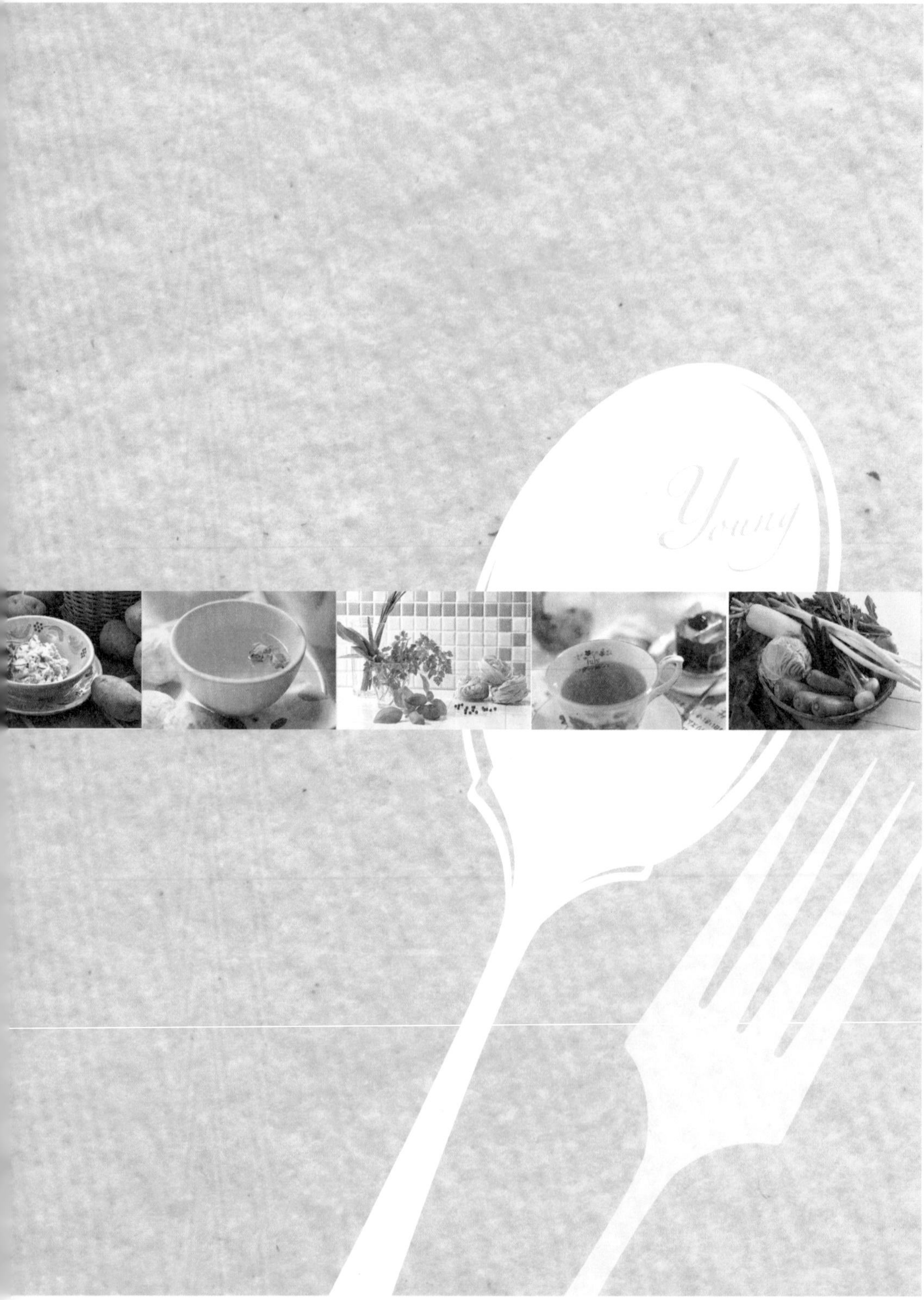
Young

Part 2

拒絕一個人老後又老又病，3步驟打造青春祕笈

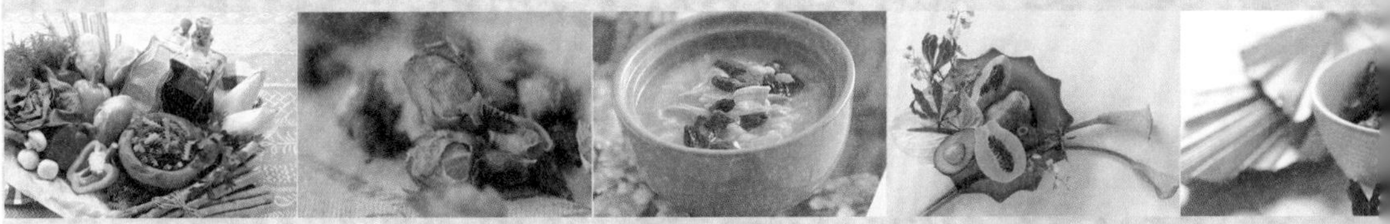

2-1 步驟一 顧好腸胃、淨化腸道，挽救70%的老化

生病、老化並不可怕，真正可怕的是對健康的錯誤認知！人人都想要青春、健康，隨時充滿活力，有沒有更直接有效的辦法？透過調整腸胃，你可以揮別七成以上的老化機率，恢復正常代謝，百分百排除致老毒素並強化免疫功能，打造青春體質，完全脫離老與病。

肌膚缺乏彈性、臉色暗沉，明明擦了保養品卻還是無效；手腳冰冷，容易頭痛、肩頸痠痛；經常感到焦躁疲倦，知道嗎？這都是腸道超齡的現象。

經常便秘、想上卻上不出來，脹氣、腹瀉，胃酸逆流，大腸激躁症……，這些不適症狀，更是腸胃抗議你未善待它的事實！

如果你還無法體會腸道對人體的重要性，從以下數據可以更清楚：成年人的腸道總長將近6公尺，將小腸內部完全攤開，總面積幾乎等於一座網球場；人體所需的營養，99%由腸道負責處理；腸道裡的第一線守門員——淋巴組織佔了人體總數的60～

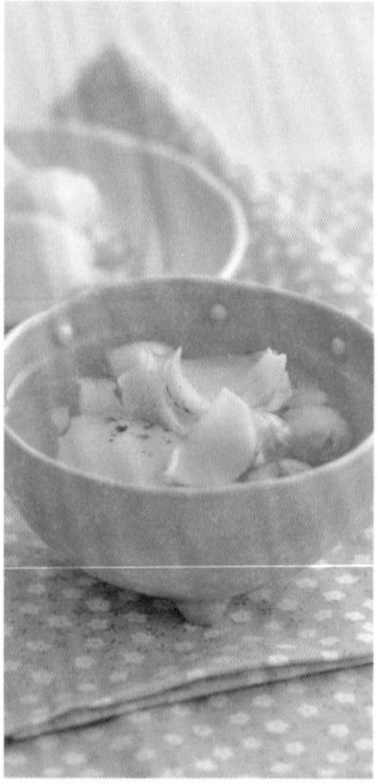

腸道要健康清淡飲食才是王道！

70%，也就是說約有七成的免疫系統都存在腸道中……種種數據告訴我們，如果腸道不健康，免疫功能就會失調，身體會加速老化。

食物進入口中經過食道後，胃擔負了容納的角色，也藉由裡面的蛋白質分解酵素進行消化的工作，當食物順利被攪碎後進入小腸，就由腸壁上的細小絨毛負責吸收。

食物在消化道停留的時間大約1～3天，大部分是在腸道裡進行吸收及消化，剩餘的殘渣最後形成糞便，最後再排出體外。長期下來廢物、毒素會大量的堆積，人怎麼會不老呢？

徐博士小提醒：

當胃的消化功能不順暢，腸道菌叢又失衡（即壞菌多於好菌），排便就會出現問題。

腸胃討厭你這樣做

沒有正確搭配食物：吃了太辣、太燙、太黏、太硬或油炸等難以消化的食物，以及食物消化還沒完成，又混雜其他食物進入胃中，是引起脹氣、消化不良、打飽嗝的主要原因。一旦消化速度跟著減慢，食物就會滯留在腸道裡。

三餐飲食不規律：腸胃道的消化吸收有它一定的節奏，三餐不定時定量的人，腸胃缺乏固定的餵養，機能遲早出現混亂。此外，在三餐之外吃零食，讓胃腸一直處於工作狀態，無法充分休息，也會形成疲勞態。

帶著壓力與焦慮進食：不良的情緒會干擾消化液的分泌，影響消化系統肌肉的收縮，因而降低腸道機能，也讓人缺乏耐心咀嚼食物，容易引起腸胃不適、腹脹、便秘或腹瀉現象。

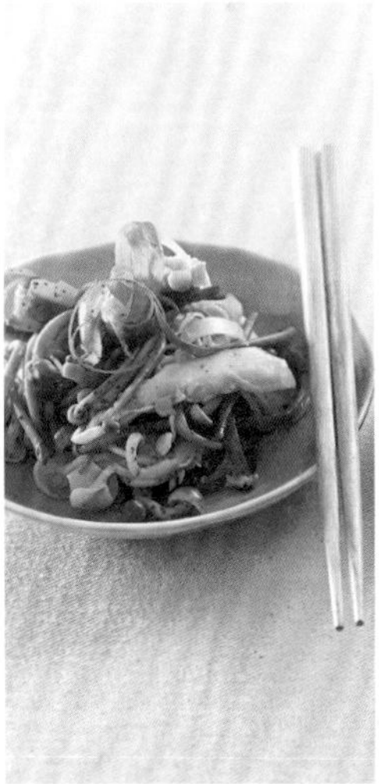

嗜吃過辣的食物，容易引發腸胃道的疾病。

5招聰明祕訣，趕走腸胃『老』毛病，腸不老、胃顧好，才能更年輕

第1招 把握每天的『黃金』時刻

吃得多、排得少，或是排便不順暢，長期累積的宿便會使毒素竄流全身。所以無論再忙，每天一定要挪出一段時間解便，而且最好是固定時間，最佳時刻是早上吃完早餐後。

建議早上早一點起床，漱洗後先喝500 c.c.的溫開水清潔腸胃，在家享用質量俱佳的早餐，稍事休息一下，腸道經過大量食物的推擠，便意自然來。

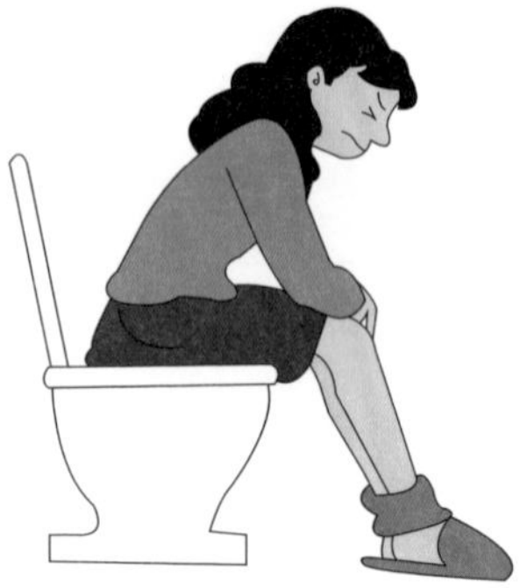

糞便在腸道裡停留太久，水分被重複吸收，久而久之就會變成習慣性便秘了。

讓排便更順暢，這樣按最有效

當有排便不順時，可取腹部的天樞穴（肚臍旁兩寸，約三橫指距離處）及肚臍下方的關元穴（肚臍下三寸，約四橫指距離處），以順時針方向用手掌輕輕按揉。每日數次，可刺激腸道蠕動。

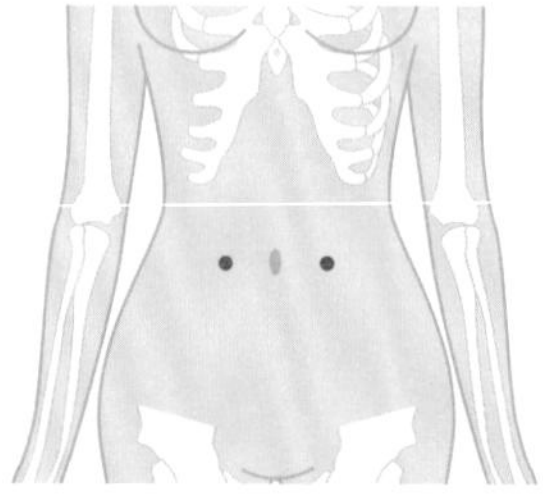

天樞穴：肚臍旁兩寸，約三橫指距離處。關元穴：肚臍下三寸，約四橫指距離處。

萬一因為急著出門而延遲了黃金時刻，糞便在腸道裡停留太久，水分被重複吸收，久而久之就會變成習慣性便秘了。

第2招　高纖、彩虹飲食助你一「便」之力

太過於精緻的飲食，是減少腸道蠕動、造成便秘的主要因素；而纖維卻是清潔腸道的最佳幫手，有助吸附腸內毒素並排出體外。趕快更正你的餐桌飲食，選擇以下纖維質較高的食物，每餐盡量都要從前面兩大項裡，挑出2～3樣做搭配，再選擇一樣水果。

主食：糙米、燕麥等全穀類（即保留完整穀粒而非磨成粉狀的製品）

南瓜、地瓜、牛蒡、蓮藕等根莖類

堅果及大豆、綠豆等豆類食材

蔬菜：芹菜、地瓜葉、花椰菜、木耳、碗豆、四季豆、洋菇、海藻類等

水果：鳳梨、奇異果、蘋果、芭樂、柳丁、柑橘類等

此外，經常吃同種類的食物、有偏食習慣者，體內殘留有害物的機率特別高。養成

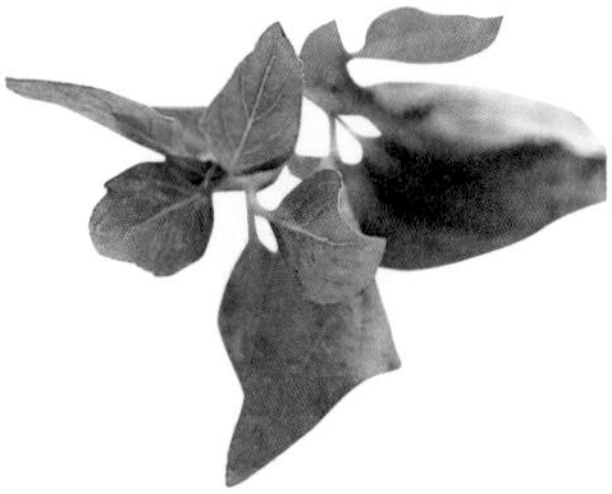

地瓜葉纖維質高，可有效預防便秘。

NG 萬萬不可這樣做

遇到便秘最忌諱自行服用瀉藥或使用灌腸劑，長期用這種方法來通便的人，大大傷害腸道功能，以後解便紊亂的現象會更嚴重。真有排便困難情形，還是要找醫生開立適當的藥物緩解。

OK 顧好腸胃食材

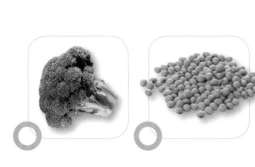

多樣化的飲食習慣，以高纖為原則、一天攝取20～30種食物，並且以黑、白、綠、黃、紅等食物顏色善加分配在三餐裡，是均衡飲食、保持年輕活力的保證。

第3招　拒絕假食物進肚

速食、泡麵、香腸、熱狗、罐頭食品、火鍋料、調理包、微波餐……你還在接受這些假食物嗎？這些食品來源不明，大多添加了有害健康的物質，例如防腐劑、人工色素、漂白劑等等，還把食物應有的纖維素、礦物質、維生素等營養全部掃除掉，不但不易消化，還容易超支使用體內的消化酵素，形成腸胃負擔。加上有害物質會在體內產生自由基，即使食品中添加的量很少，長期食用仍會破壞健康細胞。

走進超市購物時，盡量遠離零食貨架、冷凍櫃裡的食物，只有新鮮食材才具備最多的天然成分，能讓腸胃吸收的是營養而非毒素。

第4招　固體食物只在三餐時間吃

不到用餐時間，不吃固體食物，有助減輕胃的消化工作量，營養吸收更好。

以科學角度來看，一般固體食物雖然從食道到胃只需花費半分鐘到一分鐘的時間，但卻會在胃裡停留4小時才到達小腸；而混合食物大約為5小時。因此每一餐的間隔在4～5小時比較恰當，稍微拉長半小時到一小時也是沒問題的。此外，據研究發現，人體在早、中、晚這三段正餐時間裡，消化酶分泌功能也最強，有利於消化。

因此，在一天三餐的主要時間裡吃固體食物，三餐以外的時間則多補充液體（開水、淡茶），有飢餓感時也盡量選擇溫牛奶、低糖分蔬果汁、蔬菜湯等流質食物。可減輕腸胃負擔，磅秤的負擔也變小了！

第5招 小口吃肉，大口吃菜

不需要特別戒除吃肉的習慣，雖然說肉類蛋白質在腸胃裡要消化較長一段時間，但對無肉不歡的人來說，只需要調整做法，一樣可以維持肉食動物本色。

首先，一次只挑一種肉類吃（最好以魚肉為主）。如果這一餐已經安排了豬肉，就不要再吃雞肉或牛肉。雖然同樣都是肉類，但混在一起食用會加重消化系統的工作量，盡量避免。

第二，肉類烹調以清蒸、汆燙或水煮方式料理較好，過度油炸或燒烤會引起蛋白質變性，尤其不利心血管。

第三，搭配蔬菜一起吃。單純只吃肉或以肉食為主的飲食方式，大腸不易排出糞便。藉由同食的大量蔬菜裡的纖維質有助增加糞便份量，並能吸附水分、刺激蠕動，使糞便較易排出，減少便秘發生。

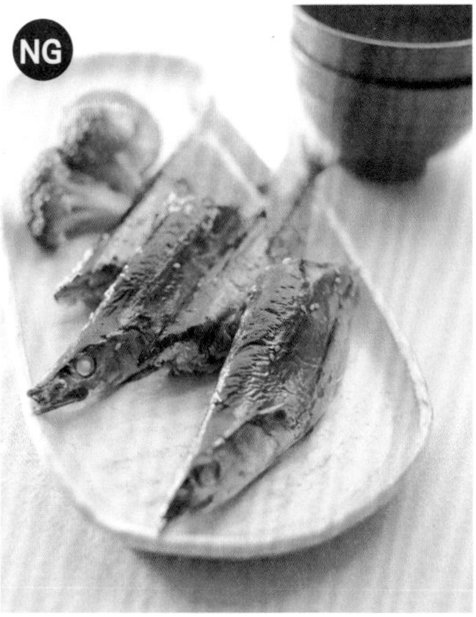

燒烤或過度油炸，會引起蛋白質變性，不利心血管。

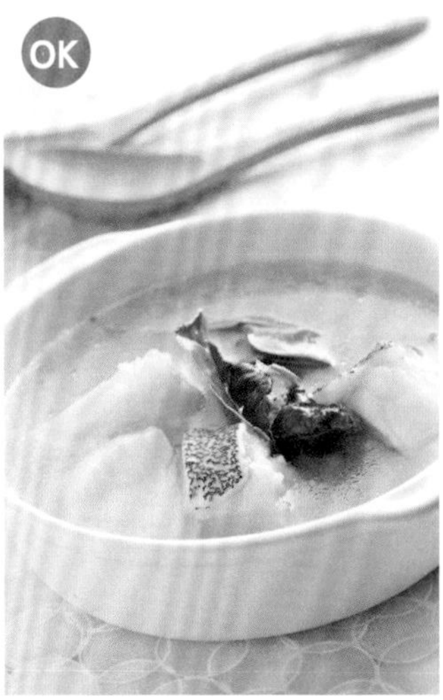

最好的烹調方式是清蒸或水煮，營養零負擔。

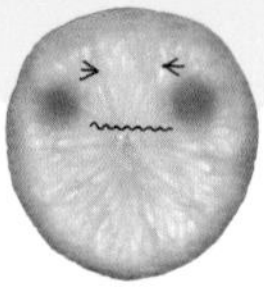

2-2 步驟二 搞定代謝與排毒，倒轉生理時鐘

小心！流竄在你身體裡的毒素，會從以下這些地方來：

1抽菸、喝酒；2手機、微波爐幅射；3食品中的添加物；4農藥、化肥；5過多的膽固醇；6作息不正常引起的疲勞；7白飯、白糖、蛋糕甜點；8壓力、不良情緒；9汽機車排放的廢氣

面對這麼多的毒素，我們能做什麼？

「舊的不去，新的不來」這句話同樣也適用於我們的生理變化。其實人體各部位的組織細胞，包括頭髮、指甲、皮膚、淋巴系統、腎臟……，無時不刻都在進行著新陳代謝，來達到排除各臟器的廢物與毒素的功能。

因此，人體本來就具有自我排毒的功能，解毒工作就交給肝臟、腎臟、腸道、皮膚等器官去處理。但是，這種機制隨著你年過30，加上混亂的作息而跟著減弱，該代謝的有毒廢物於是大量囤積體內。

所以也就出現了高血壓、高血脂症、糖尿病、中廣型肥胖……被泛稱為「代謝症候群」的種種病症。這些都是血脂、血糖等代謝異常的結果，大部分與生活型態不正常有關，例如不正確的飲食習慣、缺乏規律運動、熬夜狂歡等等。長期飽受代謝不良所苦，人又怎麼年輕得起來？

以下五項因子與代謝異常息息相關，即便你目前仍在標準值內，還是要注意往後的飲食及生活習慣仍要朝著控制這些指數的方向而努力。

腹部肥胖	男性腰圍≧90 cm，女性腰圍＞80 cm
血壓偏高	收縮壓≧130 mmHg，或者舒張壓≧85mmHg
空腹血糖值偏高	≧100 mg/dL，或服用醫師處方治療糖尿病藥物。
高密度脂蛋白膽固醇偏低（即好膽固醇）	男性＜40 mg/dL，女性＜50mg/dL
空腹三酸甘油脂偏高	≧150 mg/dL，或服用醫師處方降三酸甘油脂藥物。

以上五項，若有符合三項（含以上）者，即患有新陳代謝症候群。

以上標準為衛生署國民健康局於2019年1月的修定版。

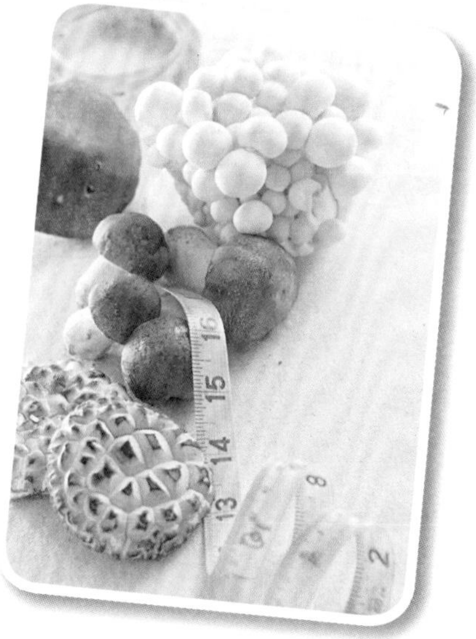

掃除毒素、提高代謝，從裡到外都煥然一新5招大公開

第1招　新陳代謝要快？多喝水準沒錯！

當感到口乾舌燥、排尿變少、尿液呈現深黃色、頭暈、噁心、心跳加速、體溫升高，這都是身體缺水的表現。

多喝開水確實是幫助身體排除毒素的第一要件，充足的水分可以沖淡體內毒素的濃度，並加快代謝速度，藉由尿液排出體外，讓循環系統恢復正常。

另外，腸道的健康與否跟水分也有大關係，身體缺水，腸子蠕動變慢，水分也會被腸道吸收，糞便少了水分的潤滑，就容易造成便秘。喝水對勞動量大的人、熬夜者更是重要，飲水過少，血液太黏稠、血流減緩，引發心肌梗塞等心血管疾病的機率便大增。

至於一天要喝多少水呢？以身體排出的水分一天約為2000 c.c.～2300 c.c.來看，就要補充2000 c.c.～2500 c.c.的水，其中包括飲食中食物所含的水分。你會發現，適當喝完水後，更容易擁有好精神。

第2招　好油、好脂肪吃出代謝力

脂肪對身體一定不好嗎？那倒也未必，端視你吃進的是哪一種。

脂肪能提供製造細胞膜、荷爾蒙所需的原料，還能調節血液，對維持正常的新陳代謝有它重要的功能性，其中又可分為飽和脂肪、單元不飽和脂肪、多元不飽和脂肪、反

式脂肪四種。

其中，飽和脂肪多可在肉類、乳製品當中找到，這是身體可以自己合成的脂肪，目前大家一致的認定是這種脂肪會提高膽固醇及血脂含量。

單元不飽和脂肪大多存在橄欖油、花生油及堅果中，被認為有益心臟健康。

同樣能對心臟有好影響的多元不飽和脂肪，人體沒辦法製造，但卻具有降低壞膽固醇、提高好膽固醇的功效；還能幫助消耗身體累積的脂肪，增進基礎代謝率。我們只要從大豆、堅果、全穀類及富含油脂的深海魚種裡，就能有很好的獲得。

人造奶油、酥油等在常溫下呈半固體狀的油，裡頭所含的就是反式脂肪。它比食物中的膽固醇更容易使血中膽固醇升高，更不好的消息是：反式脂肪是增加血液中壞膽固醇，減少好膽固醇的健康殺手，當然也相對的提高心血管疾病、癌症的發生機率。

所以囉，該攝取哪一種脂肪，答案已昭然若揭！

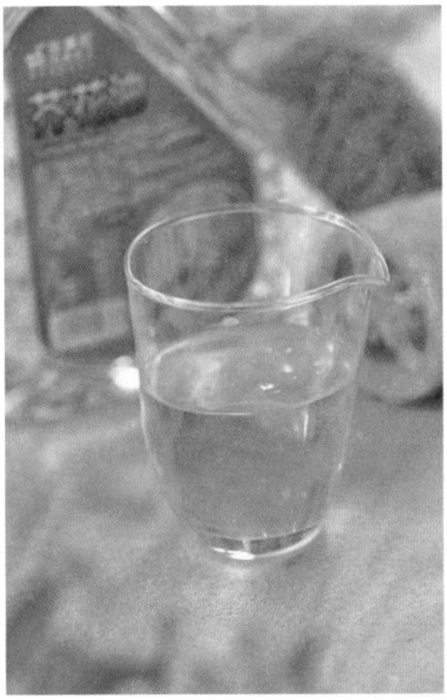
代謝力要好，選對油、吃對油最有效。

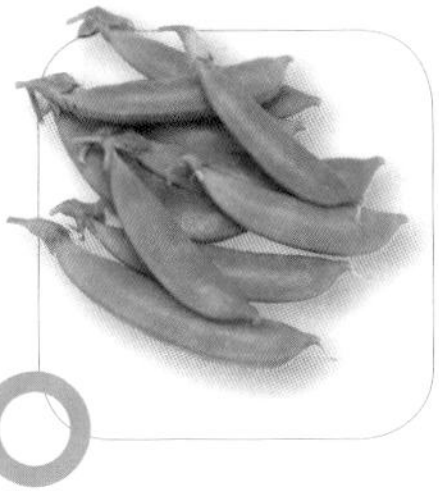

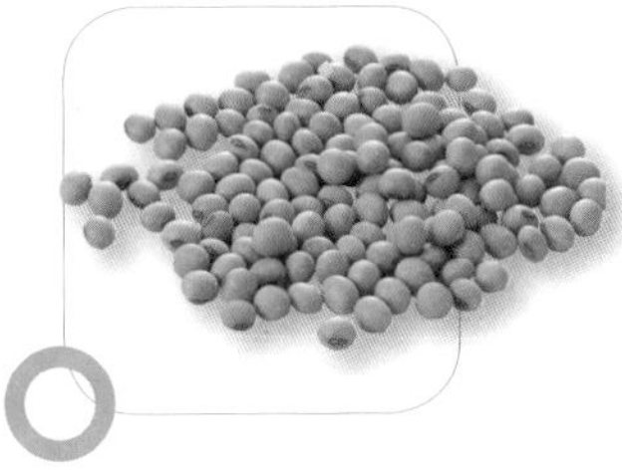

依不同的飲食內容及烹調方式，選擇合適的食用油，也是攝取好脂肪的重點之一。

涼拌：可多利用發煙點低，富含單元或多元不飽和脂肪的油類，例如橄欖油、麻油、葡萄籽油、苦茶油等等。

煎炒：適合用玉米油、葵花油、沙拉油等富含單元及多元不飽和脂肪的油脂。不需等到油熱到冒煙才下食物，用手在鍋邊上頭感覺稍微溫熱就可烹調。

油炸：棕櫚油或豬油等高發煙點的油脂最適合。其他植物油中的不飽和脂肪酸容易氧化，用來油炸會帶來更多自由基。話說回來，油炸食物與肥胖、老化都有密切關係，還是少吃為妙！

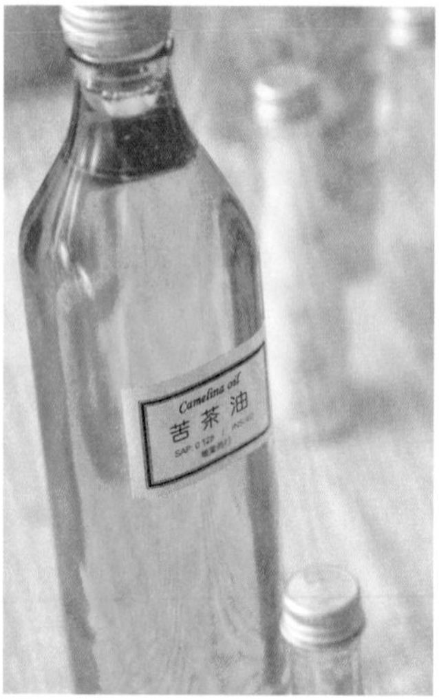

苦茶油富含單元或多元不飽和脂肪且發煙點低，適合涼拌。

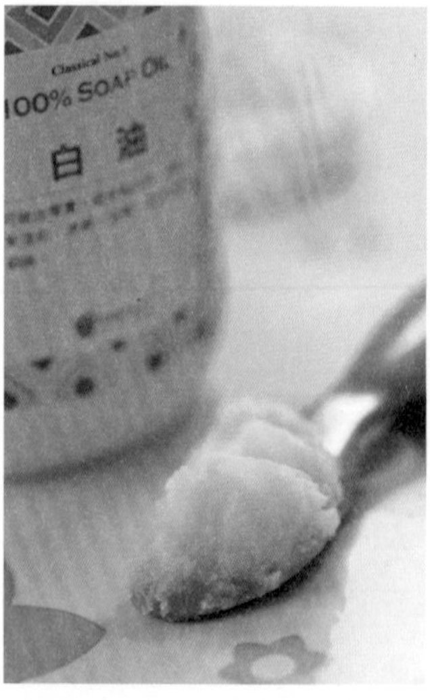

棕櫚油（白油）屬高發煙點油類，適合用來油炸。

第3招　乖乖按照行程表排毒

不用吃排毒藥、打排毒美容針，只要照著「十二時辰養生」調整好規律的作息，就能讓身體的排毒效應充分發揮！

時間	排毒器官	注意事項
早上5～7點	大腸	這是排便的最佳時機，有助清除宿便。
早上9～11點	脾臟	不宜吃冰及生冷食物，易使脾臟累積濕氣，消化、代謝出現障礙。
下午3～5點	膀胱	要多喝水幫助利尿。可以的話，進行適當的體能訓練、曬曬太陽，有助活絡氣血。
下午5～7點	腎臟	腎臟是負責處理多餘鹽分、水分及藥物的排毒器官，這時要避免吃過鹹或過辣食物。
晚上9～11點	免疫系統（淋巴）	同時也是女性內分泌系統最旺盛的時候，此時一定要休息，可聽點音樂、進行冥想，或做點簡單的頸部按摩幫助淋巴排毒，並準備入睡。
晚上11～1點	膽	要靠著深度睡眠來排毒，這時應已進入熟睡狀態。
凌晨1～3點	肝	在肝氣最旺的這段時間休息，有利消除疲勞。要是這段時間長期熬夜，會影響其他臟腑運作，健康不保，皮膚容易粗糙、暗沉。
早上3～5點	肺	呼吸道若有不適，這時的反應最劇烈，要保護好呼吸道，注意保暖。並加強排毒功能，可在5點起床後做點慢跑、健走或游泳等心肺運動。

第4招　向白色食物說NO！

白米、白麵包、白糖、白麵條這些經過加工後的精緻澱粉食物，在精製過程中去除了胚芽及穀糠，纖維質及營養素早已消失殆盡，吃進體內後很快就會被消化，使胰島素、血糖快速攀升，降低新陳代謝，也最容易被身體轉化成脂肪。

最好的澱粉食物攝取來源，依然要選擇粗食，也就是未經加工精製，仍保留麩皮、胚芽及胚乳的穀物，如糙米、紫米、大麥；以及玉米、地瓜等根莖類蔬菜，它們都能減緩血糖在餐後上升的速度。

除此之外，澱粉屬於碳水化合物中的多醣類，當身體缺乏時會出現精神不濟、情緒低落、免疫力下降及代謝異常等現象，甚至危害腎臟，絕不可完全不吃。

徐博士小提醒：

反之，適當的優質澱粉食物，不但能保護身體組織，還能調節脂肪代謝，健康更加分！

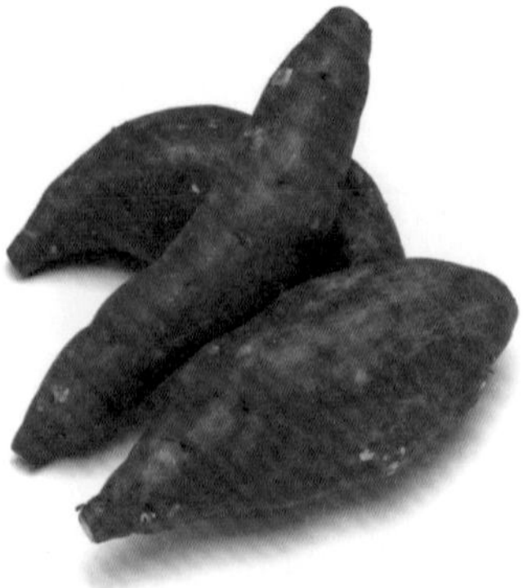

地瓜屬於低GI食物，能減緩血糖在餐後上升的速度。

第5招　從現在開始就動起來！

能坐著絕不站著，能躺著絕不坐著；回到家只想當沙發馬鈴薯；一到夏天只想待在室內吹冷氣……小心，這又是肥胖上身、代謝變差的致命關鍵。

皮膚是我們身體排毒另一個重要部位，透由汗液將血液裡的毒素廢物帶出去。以中醫來說，這是把體內聚集的濕氣排出的重要過程。「寒」是血液循環不良，「濕」則是體內水分過多，這兩者都是起源於陽氣鬱積體內無法宣發，所以人往往容易感到疲累、身體沉重，或是有水腫、怎麼睡都睡不飽的的現象；時間一久，還會在皮膚上長濕疹，或有腸胃功能失衡的問題。

藉由適當的運動，讓體表溫度上升進而發汗，使血流順暢，體內的寒氣與濕氣就能被排出；還能加速新陳代謝，幫助皮膚、肺臟排毒。

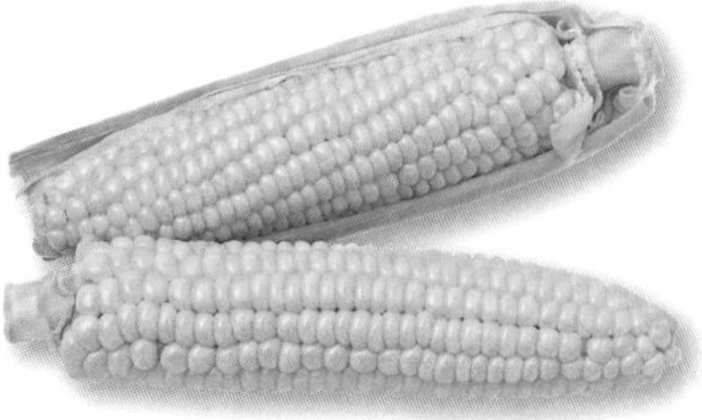
屬於好澱粉的玉米，升糖指數也緩慢許多。

以「十二時辰養生法」來看，最好的運動時間是太陽剛出來的早上約5～7點，以及下午3～7點，陽氣開始漸漸轉弱的時候。建議每次運動至少30分鐘，最好都能做到有點喘、會流汗的程度。汗出後要記得擦乾、避免受寒，也要避喝冷飲，以免寒濕症狀加重。

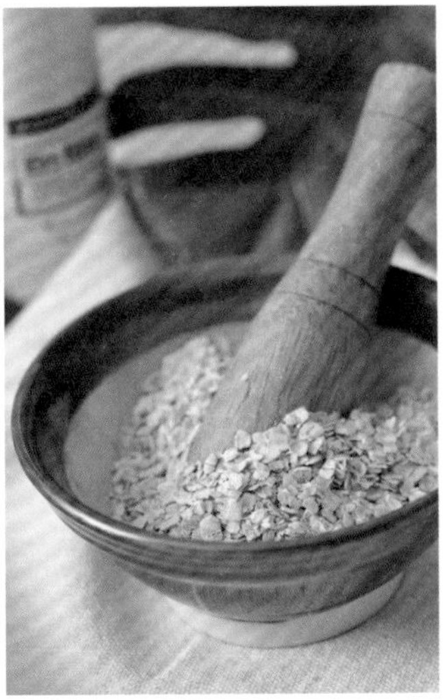
未精緻的食物，才能確保營養成份。

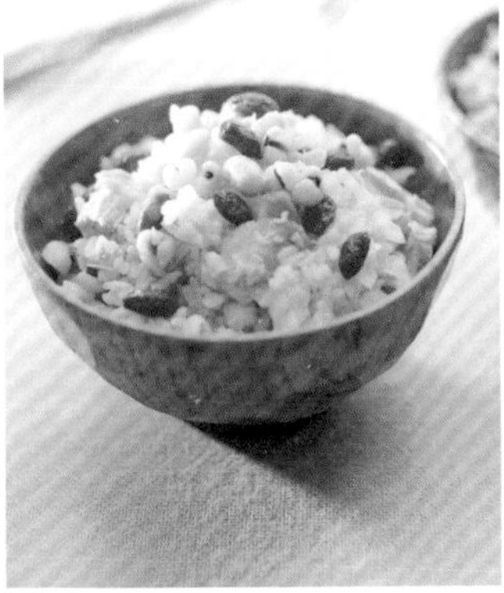
攝取好的澱粉，降低身體代謝負擔。

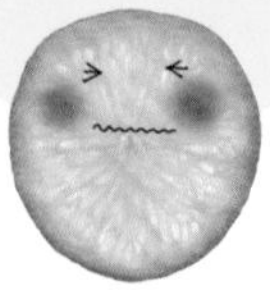

2-3 步驟三 強化免疫防護罩，老化因子全部out

在健康概念中，我們常用「免疫力」做為個體抗病的標準。如果說一個人的免疫力差，可能形容的是哪些症狀呢？感冒、喉嚨痛、發燒、過敏、咳嗽……這些都很常見。但要是你也有以下現象：常常頭痛、全身無力、長期倦怠、睡不好、煩躁易怒、精神無法集中……「慢性疲勞症候群」症狀，小心也是免疫力漸退的徵兆。

人體有一定程度的免疫能力，靠的正是分散身體各處的免疫組織，像是血液、淋巴、皮膚、心臟、肺臟、腦部等，一旦遇到病原體入侵，它們就會識別並採取防禦。當免疫細胞功能強大時，身體就能處在一個比較健康的狀態。

然而免疫細胞大約是在青少年至20歲左右就已發展成熟；過了30歲之後，身體便持續向先前儲存的免疫存摺支取所需，且隨著自然老化及飲食、作息的偏差，提領的速度越快，甚至呈現虧空。

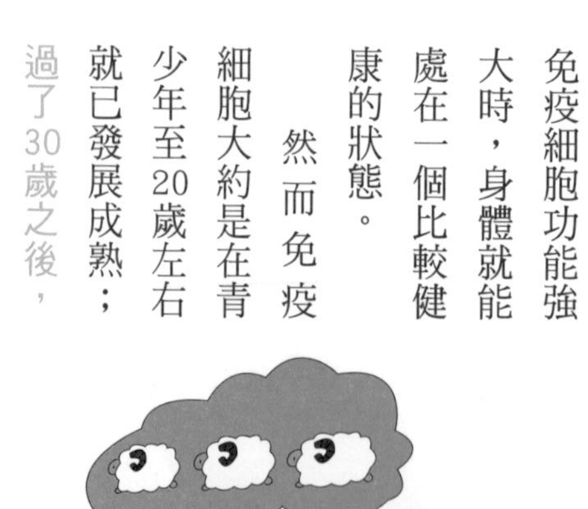

失眠、易作夢？小心這些都是免疫力差的警訊！

中醫學則認為免疫力的概念是以臟腑為主，連結身體組織、經絡、氣血、津液所形成的整體功能，反映出來則為正氣。正氣強，就能抵擋外邪（外來的致病因素、病原體）、調節陰陽，達到保護作用。

如何把免疫力這層防護網補得更牢固？中醫說要「強化正氣、滋補五臟、補氣血」，最根本的做法其實就是回歸到自然、正常的生活及營養均衡的飲食方式，讓各器官、組織恢復它原有的功能，就能有效阻絕「老」與「病」。

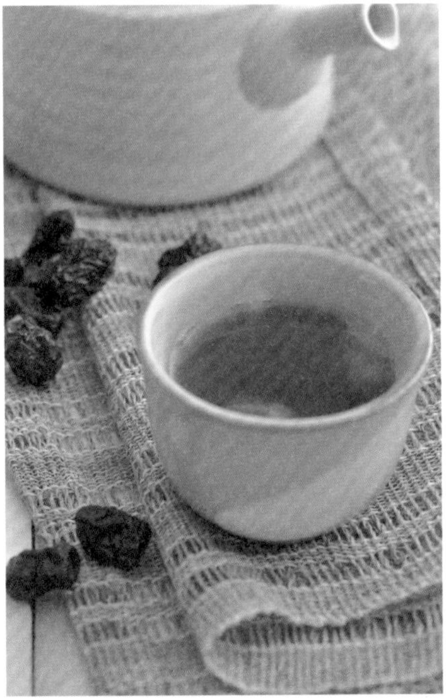

補對最重要！福圓紅棗茶具有養神安血的功效，可經常飲用。

免疫系統討厭你這樣做

絕對、絕對別濫用藥物，千萬不要一不舒服，就習慣用消炎藥、抗生素等成藥來解決。這些藥物雖能緩解一時的症狀，卻也可能讓人體產生抗藥性，對身體造成長久、不可彌補的傷害。而且要注意，往往藥效越強的藥物，副作用就越強大，對免疫系統有害無益。

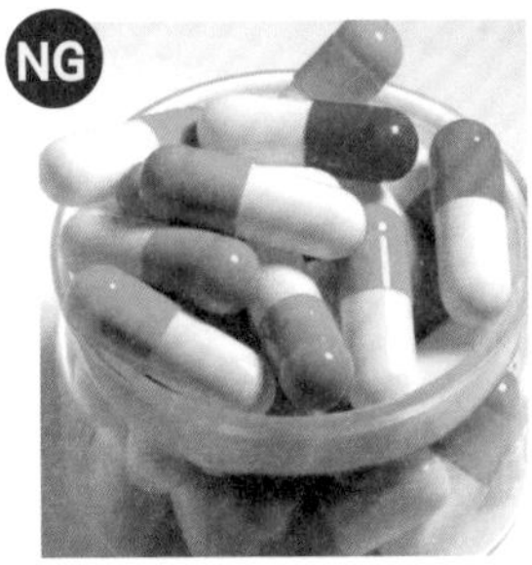

濫用藥物，恐傷腎又傷肝。

提升抗病自癒力，永保青春4招祕訣大公開

第1招　睡個好覺，搶救免疫力

你還在向睡眠偷時間嗎？到了該睡時還不睡，每天總覺得睡不飽……剝奪應有的睡眠，就等於卸下了免疫防護罩。

睡眠品質與抵抗力密切相關，根據研究，良好的睡眠品質能使血液中的淋巴細胞明顯提升，抵抗力自然較強；而睡眠不佳或是不按時睡覺的人，體內T細胞（負責對抗病毒與腫瘤的一種免疫細胞）數目比起睡眠充足者來得更少。

睡眠品質包括了充足的睡眠時間，以及良好的睡眠狀態。一般來說，正常人一天睡7～8小時就已足夠，有時更少也無妨，只要一覺醒來覺得精神舒暢即可。但有的人即使睡了10小時卻仍然覺得累，這就牽涉到睡眠的深淺度。不易入睡、睡眠較淺、多夢的人即使睡再久，免疫功能也不會提升。

此外，睡覺時也是人體蛋白質合成、製造肌肉的時機，充足的睡眠有助提升基礎代

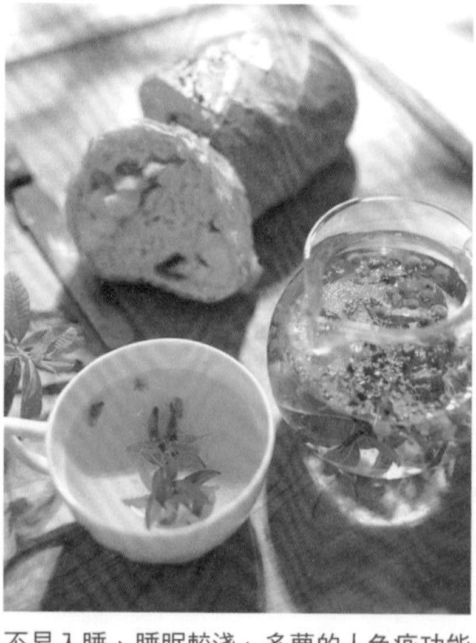

不易入睡、睡眠較淺、多夢的人免疫功能也較難提升。

謝率，對維持身材健美勻稱尤其重要。

第2招 提升免疫防護要「找茶」

衝著廣告說喝茶有助減少體脂肪，還能調節血脂的種種功效，所以你也隨手拿著一瓶無糖綠茶了嗎？

多喝茶確實能提高人體免疫力，功效來自茶多酚及維生素C兩項因子。但在紅茶、烏龍茶、花草茶等許多茶類裡，綠茶未經發酵處理，所以也保留了最多的營養素。

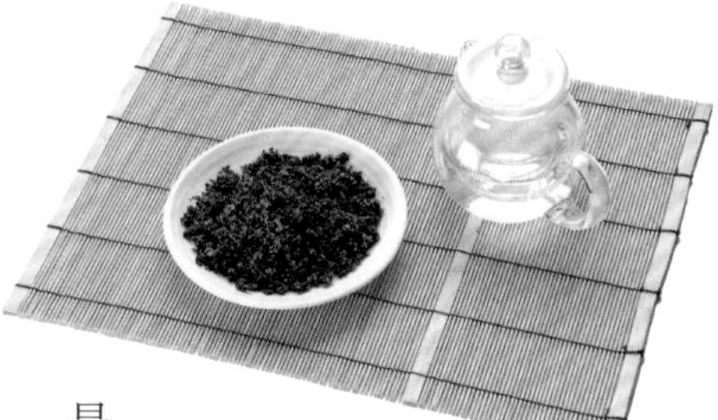

茶多酚是強效的抗氧化物質，能清除體內過多的自由基，抑制免疫系統及心血管系統的不良反應；加上同時含有的維生素C、E，聯合抗氧化的效果更是加倍。

經研究證實，茶葉浸泡或泡好擱置太久，茶多酚含量都會大為減少。所以，若真的想從綠茶裡獲得健康，建議還是使用茶葉自己沖泡現喝最理想。不過，因為綠茶未經發酵，茶性也比較強，容易刺激胃部，腸胃功能不佳者盡量別沖泡得太濃，也別空腹飲用。此外，喝茶過量容易影響鐵質吸收，因此一般人每天飲用600c.c.較保險。有缺鐵問題的女性，建議在餐後1～2小時再飲用，既不傷胃也不至於削弱了鐵質。

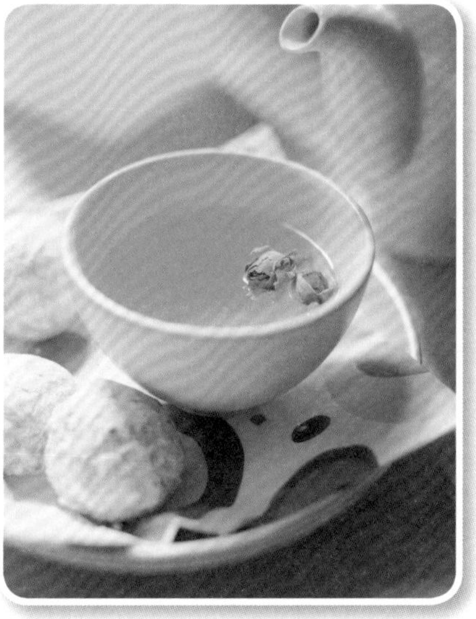

第3招　吃對營養，激發自癒力

問起很多身體尚稱健康的長壽者有什麼養生祕訣，你可能會很失望，因為他們過的是非常平凡的生活，吃的也多是尋常食物。然而，貨真價實的健康的確就藏在食物裡，吃對了營養，就能捍衛我們的身體。

食物裡最強大的抗氧化物質是維生素C、維生素E及β-胡蘿蔔素。維生素E可從各種植物油、堅果種子等富含脂肪的植物中找到；維生素C在大多數的新鮮蔬菜水果中就可取得；β-胡蘿蔔素則大多存在於黃綠色的蔬果裡。根據實驗，這三種營養素同時大量食用，效果遠比單單只攝取一種要多上好幾倍。

其他抗氧化成分還有酵素、多酚，以及天然植物化學成份（黃酮類、引哚類、茄紅素等胡蘿蔔素），種類既多，功能也不盡相同。所幸我們不必花費腦力記住食物含有哪些營養素，只要遵循一個最簡單的原則：每天均衡的攝取葉菜類、花菜、根莖類、瓜果、菇蕈類、海藻類、堅果、豆類等天然蔬果，就能全面補充抗氧化劑，消除專門破壞細胞、血管的自由基。

第4招　適度減壓，喚醒抗病力

適當且為期較短的壓力，能激發人的潛力與能量，還能刺激身體免疫系統來對抗外在的壓力。但若是長期承受過當的壓力，例如體力透支、焦慮、過度激烈的運動，反而會造成免疫力低下：倦怠、頭痛、消化不良、反覆感冒……，身體就會抗議給你看。

這是身體的腎上腺負擔過大、呈現疲乏，以至於我們無法好好對抗壓力，內分泌與淋巴

徐博士小提醒：

曾有研究顯示:壓力持續一個月以上,罹患病毒感染的機率會增加。

免疫系統都出現失調，導致體內抵抗力降低的結果。

過度依賴咖啡或提神飲料來振奮精神，得到的報酬可能得不償失。過量的咖啡因（建議一天不超過300毫克）反倒會使得思考力變差，還會引發心悸、焦慮等不適症狀。當身體向你發出「精神差、需要休息」的警訊時，還是偷個閒讓自己閉目養神一下吧！

此外，不將壓力帶回家裡，尋找一種自己最可行的減壓活動，像是適當的運動、泡澡、冥想，都能有助穩定心緒、活潑免疫功能。

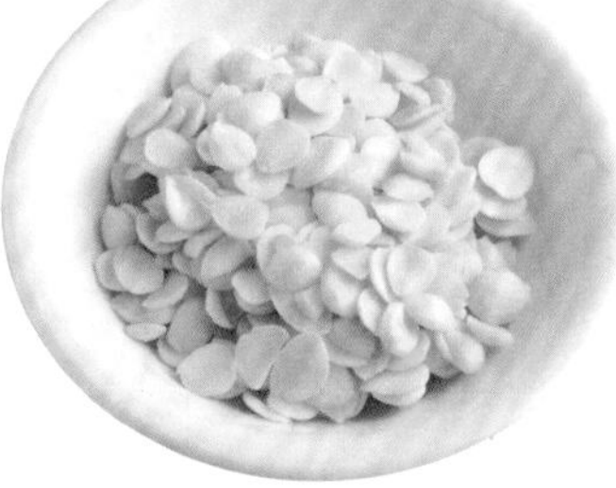

堅果類食物，具有抗氧化劑，可激發自癒力。

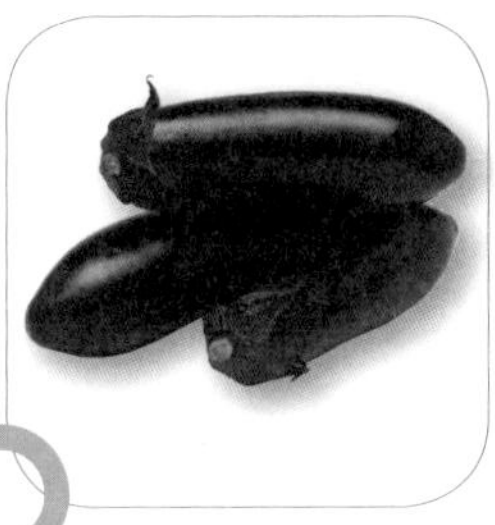
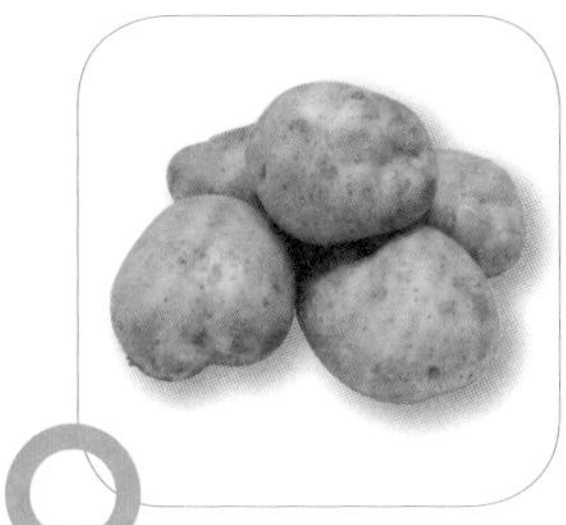
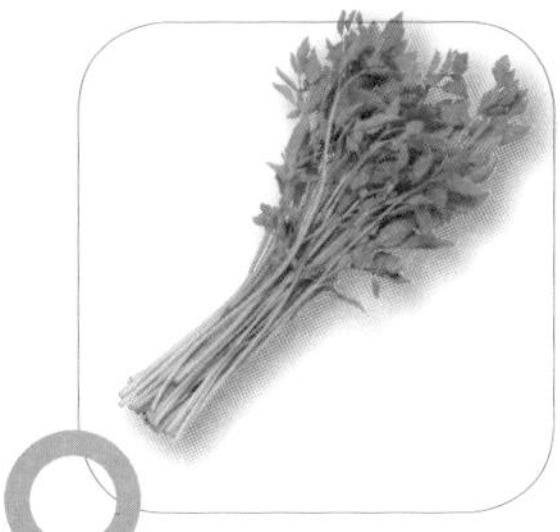

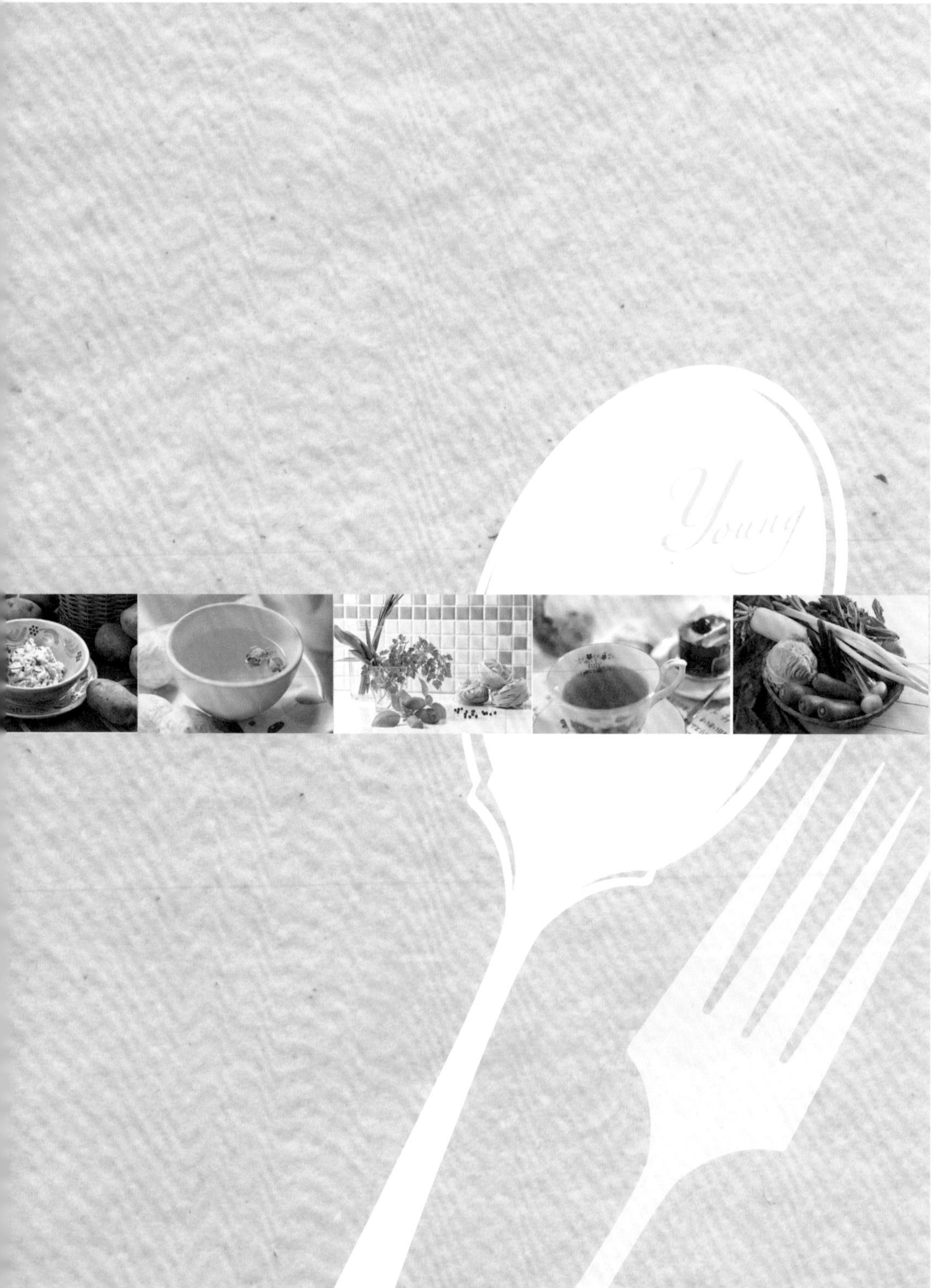
Young

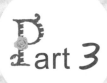

Part 3

擺脫初老症狀種種困擾，對症飲食法大公開

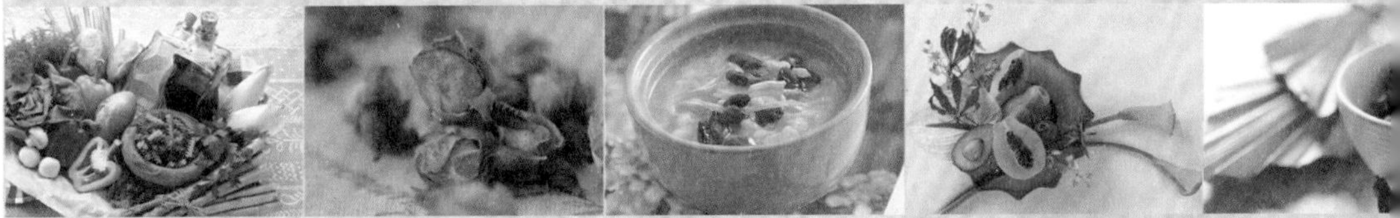

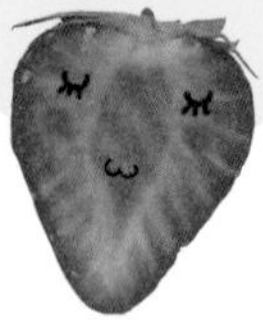

3-1 克服盜汗、自汗的對症飲食法

總是在睡覺時汗流個不停，或是白天稍一勞動就全身大汗淋漓，你也面臨這樣令人困擾的出汗現象了嗎？

所謂「盜汗」主要是用來形容入睡後異常的出汗現象，但醒來後就不再流汗的一種病徵；「自汗」則大多發生在白天。中醫認為前者是出於陰虛內熱，虛陽上亢；後者則是氣虛體質導致津液無法固攝的緣故。

「汗為心液」，若長期不正常出汗，將對心陰造成極度的耗損，心悸、失眠等症狀就會伴隨而來。因此，大量出汗後要及時補充足夠的水分，並建議可適量食用具有滋陰降火、生津止渴，能增強抵抗力的食物來緩解盜汗。

而現代醫學認為這些出汗現象是因為雌激素減少、內分泌

改善盜汗 OK 食材

可多吃一些屬性清涼、滋陰生津類的食物，蔬菜水果是很好的選擇，例如西瓜、水梨、蘋果、柿子、番茄、絲瓜、蓮藕、銀耳、蓮子、百合等；有補腎滋陰功效的食物也很適合，如山藥、桑椹、芝麻、黑豆、枸杞、腰果、豬腰，也可適量攝取。

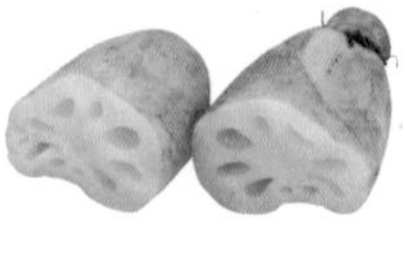

蓮藕屬性清涼、是滋陰生津類的食物，對峙盜汗非常好。

失調，造成血管擴張及收縮不穩定的關係。但有時夜間大量流汗的現象也會發生在糖尿病、甲狀腺機能亢進，或有心臟血管等自律神經失調的患者身上，最好先尋求醫師診斷，排除患有其他疾病的可能，再做適當的飲食及生活調整。

營養素調養 know-how

可額外補充鈣質，使停經後的反應降低，劑量大約一天1000～1200 mg即可。攝取足量的維他命E則可改善因雌激素缺乏而引起的熱潮紅及盜汗現象，補充營養錠以一天400～800 mg，最好在飯後服用，吸收效果更好；維他命E要注意標示，選擇天然萃取者為佳。

可多吃一些屬性清涼、滋陰生津類的食物，蔬菜水果是很好的選擇，例如西瓜、水梨、蘋果、柿子、番茄、絲瓜、蓮藕、銀耳、蓮子、百合等。

改善盜汗 NG 吃法

過於油膩、辛辣或刺激性的食物要忌吃，如蔥、蒜、韭菜、辣椒等；若有抽菸或飲酒習慣也要戒除掉。此外，性質偏溫燥，會助熱生痰的食物，例如生薑、胡椒、肉桂、羊肉要避免食用。

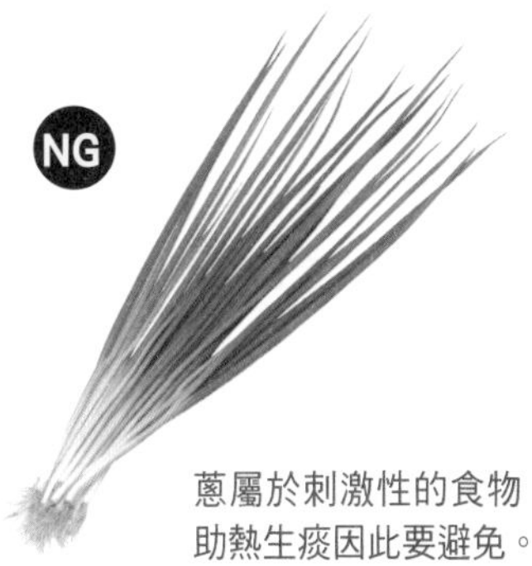

蔥屬於刺激性的食物，會助熱生痰因此要避免。

改善盜汗對症食物 1 西瓜

可解除燥熱、滋陰降火最有效

性味

寒 涼 平 溫 熱
辛 甘 酸 苦 鹹

營養成分解析

西瓜主要營養成分有醣類、鎂、磷、鉀，與維生素A、C及B群等物質，也包含了容易被人體消化吸收的葡萄糖、蔗糖及果糖，能維持身體代謝功能正常；加上纖維、果膠豐富，亦有利於腸胃蠕動。

保健效用：補充水分降火功效佳

西瓜素有「瓜中之王」美稱，水份就佔了九成以上。而這些水份不光只有清涼、消暑的作用而已，汁液中涵蓋了人體需要的重要養分。尤其在熱性發燒時，或感到煩躁、口渴、出汗較多的狀況，西瓜滋陰降火、生津止渴的特色，能發揮很不錯的效用。而且，西瓜裡所含的鉀質還有降血壓、防治腎臟炎症的功效。

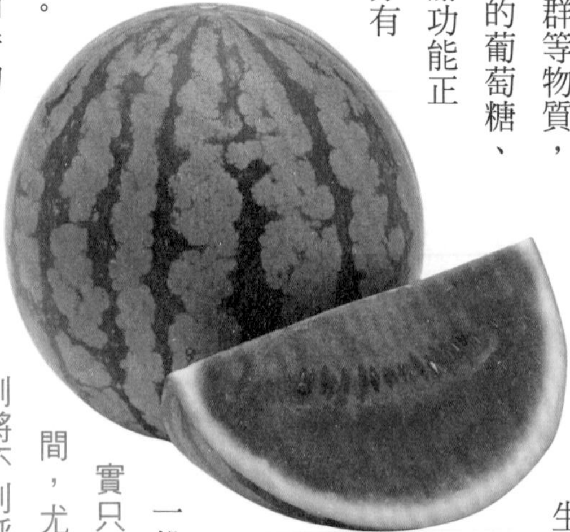

夏天的夜晚來上一盤西瓜固然清爽，但其實只要過了傍晚或晚餐時間，尤其睡前都要少吃，否則將不利呼吸系統及消化功能，還會有夜間頻尿現象，反而壞了睡眠。

營養搜查線

中醫認為水果富含汁液，具有養陰生津、除煩、消食等作用，每天均衡並適量食用，都能有增強人體抵抗力、消除體內火氣的益處；此外，大多數的水果屬平性食材，很適合更年期有盜汗困擾的婦女食用。

因為內分泌失調而引起的熱性現象，容易有盜汗發熱、口乾舌燥的人，也可以多吃梨子、木瓜、柳橙、桑椹、甘蔗等水果。

【這樣吃100分】

西瓜利尿作用一級棒，平日尿少者可攝取。若有泌尿道疾病，例如尿道炎、尿道結石、膀胱炎、腎臟炎，多吃可調節尿量。亦適合高血壓患者、急慢性腎炎患者或體溫高熱者食用。

【這樣吃不OK】

糖尿病患者絕對不要過量食用西瓜，以免短時間內血糖急速飆高。脾胃虛寒者也要限量食用，避免腹痛或腹瀉。

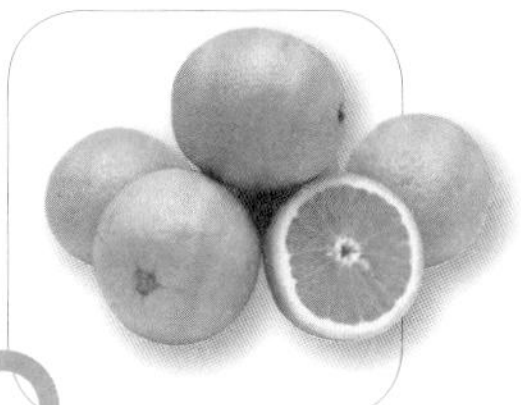

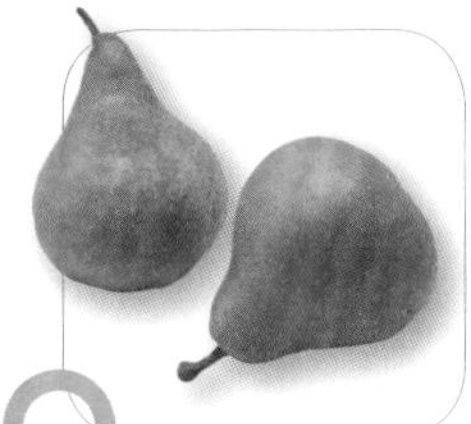

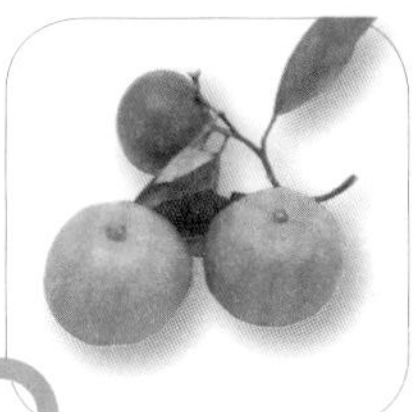

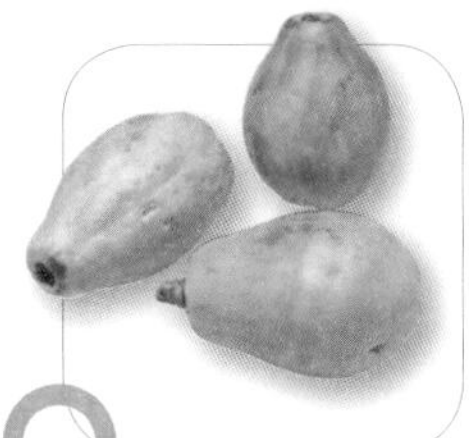

改善盜汗對症食物 2 浮小麥

能幫你消除煩躁、滋陰及補血

性味

寒 **涼** 平 溫 熱

辛 **甘** 酸 苦 鹹

營養成分解析

成份上與小麥相差無幾，含有大量澱粉質、維生素B、E，以及部分的蛋白質和鈣、磷、鐵等礦物質，主要做為藥用。

保健效用：收斂止汗的專用藥材

浮小麥是小麥未成熟的果實曬乾製成，因放在水中能浮起而得名。在中藥裡屬於收澀藥材，中醫說「固表止汗」，也就是被認為有益氣及收斂止汗的功能，專治人體異常的出汗，諸如自汗、盜汗、虛汗等症狀。

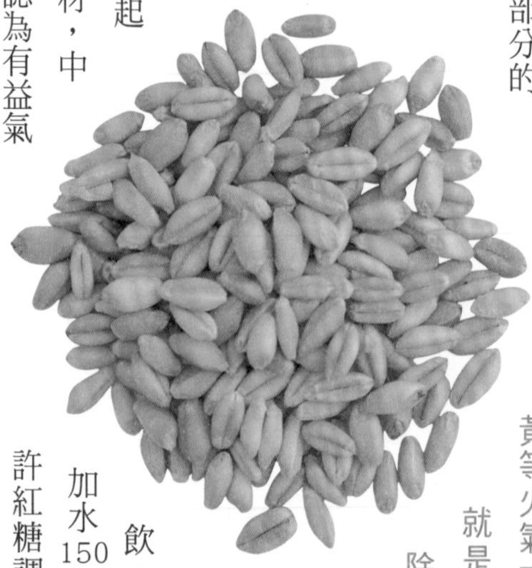

更年期的女性除了夜間盜汗，同時還可能伴有心煩不安、大便乾燥、小便赤黃等火氣大的現象，浮小麥就是很適合用來清熱除煩、滋陰及養心補血的好藥材。

睡前不妨飲用一杯浮小麥飲，將浮小麥15公克加水150c.c.熬煮入味，加少許紅糖調味，就能改善睡眠品質；孩童在盛夏時節若有睡覺容易出汗者亦適用。

營養搜查線

中藥材裡的牡蠣也是具有收斂固澀、制汗止渴的功能，常與浮小麥併用，加強收斂及解除煩躁情緒的效果。由於是取牡蠣殼曬乾製成，含有鈣鹽，對鎮靜、消炎有作用，還能增強免疫力。

其他臨床上常用的止盜汗中藥尚有麻黃根、五味子、糯稻根、熟地、五倍子等，建議還是要經過中醫診斷再選用較好。

【這樣吃100分】

浮小麥可加入甘草、茯苓、遠志、紅棗有助寧心安神的中藥材熬煮飲用，對於夜間盜汗且容易緊張焦慮、失眠的人有很好的緩解作用。

【這樣吃不OK】

浮小麥性質偏涼，虛寒體質者需慎用；沒有虛汗、盜汗，感到煩躁或有虛脫汗出者忌用。

雖與小麥同樣做為中藥，但藥效及使用方法不同，不宜合用。

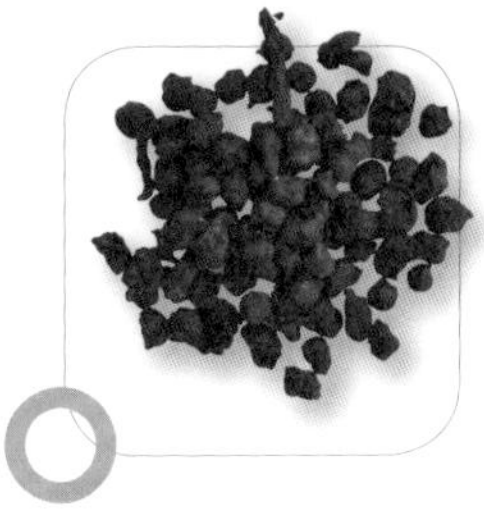
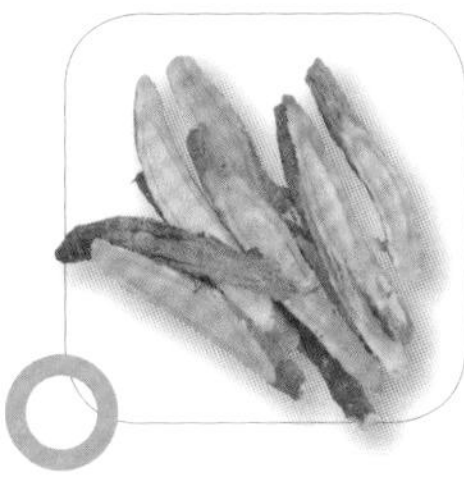
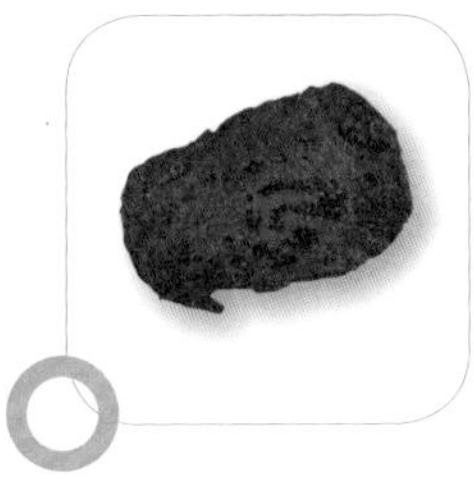
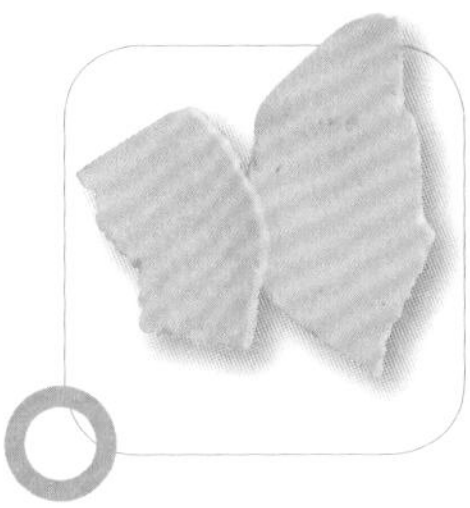

改善盜汗對症食物 3 百合

安撫焦躁的心神、緩解熱潮紅

性味

寒涼平溫熱
辛甘酸苦鹹

營養成分解析

含有脂肪、蛋白質、食物纖維及鈣、磷、鐵等礦物質；另有生物素、秋水仙鹼等生物鹼，具有止血及增加免疫力的功效，還能抑制腫瘤生長。乾百合通常做為藥用，新鮮百合亦具有食療效益。

保健效用：滋陰潤肺除虛火

百合入心、肺經，因此具滋陰潤肺、止咳、開胃、補肝安神的功效，對於更年期女性的出汗、熱潮紅、心煩驚悸等症，能達到緩解作用。

如果常感午後身體發熱，且有盜汗情形，多吃百合能改善此類虛熱體質。如果夏天火氣容易較大的人，加綠豆煮成湯品飲用也很有效。

百合的潤肺效果十分優異，多吃能保養呼吸系統，並抵禦秋天時皮膚乾裂、口乾咽燥的秋燥現象。加上它養陰滋補，有助促進新陳代謝，可說是最天然的皮膚保養品。

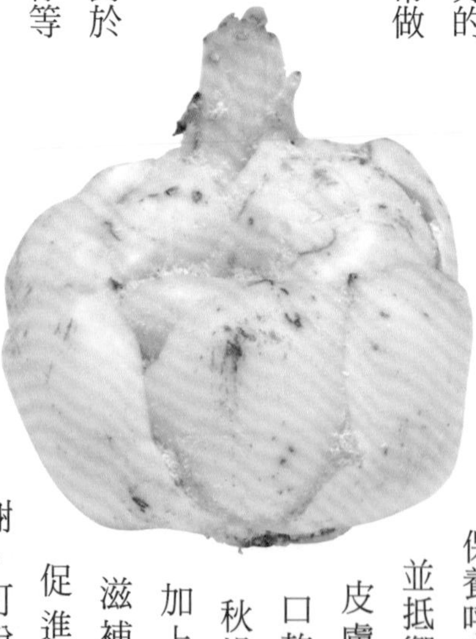

營養搜查線

乾百合宜挑選白裡帶黃者，品質較佳。若有色澤過白、聞起來帶有略微酸味的百合，很可能在加工過程中加入了二氧化硫，不宜採買。新鮮百合則以白淨、肉質肥厚者佳。

【這樣吃100分】

百合能清心潤肺、補養脾胃，搭配蓮子安神養心、固精益腎的療效，兩者合食對更年期煩躁情緒有舒緩功效。若再加點桂圓肉則兼有補血益處。

【這樣吃不OK】

若有痰多且痰色偏白的虛寒咳嗽症狀，或是經常腹瀉的脾胃虛寒者，不適合食用。且因鉀質含量略高，患有腎臟疾病者千萬不要生食新鮮百合。

國寶女中醫私傳關鍵食療方

百合蓮子湯

功效：可治潮紅、盜汗、健忘、心悸、喉嚨乾、不易入睡等症狀。

材料：乾百合3錢、乾蓮子5錢，冰糖1/2匙

做法：將所有材料洗淨，加水淹過食材，以大火煮滾，再轉小火煮至蓮子鬆軟，〈或可直接放入電鍋，外鍋加1杯水〉，最後再加少許冰糖調味。每日睡前可喝1碗，一般體質皆可飲用。

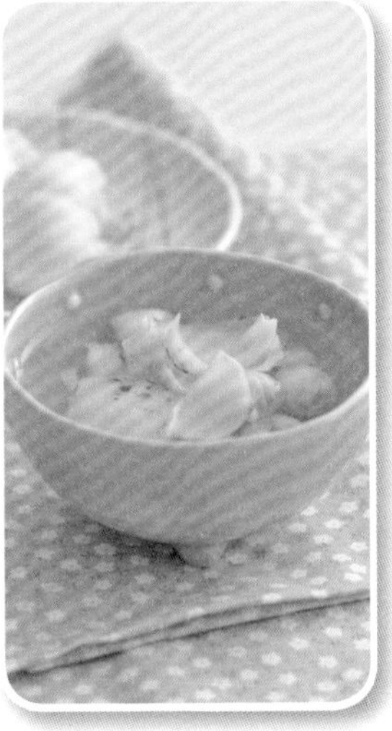

改善自汗對症食物 有效調節燥熱體質

4 黃耆

性味

寒 涼 平 **溫** 熱

辛 **甘** 酸 苦 鹹

營養成分解析

含蔗糖、黏液質、甜菜鹼、鋅、銅、鐵、葉酸及多種胺基酸成分，能提升新陳代謝，活化免疫力。其中特殊的微量元素硒，則有抗老、防癌作用。

保健效用：改善氣虛揮別自汗

黃耆是常見的補氣中藥，入脾經、肺經，能補益脾胃，強健呼吸系統、強化免疫功能，許多因虛弱體質而發的疾病透過它都能有不錯的治療。

在中醫典籍『本草備要』就提到黃耆「生用固表，無汗能發，有汗能止……炙用補中，益元氣」便說明了它治療自汗、盜汗及增強體質等療效。

所謂「氣血不通人易老」，有精神不振、容易疲勞、氣短懶言、臉色蒼白等氣血不通的人，服用黃耆可以補氣，使血行更通暢，人看起來就更有活力。

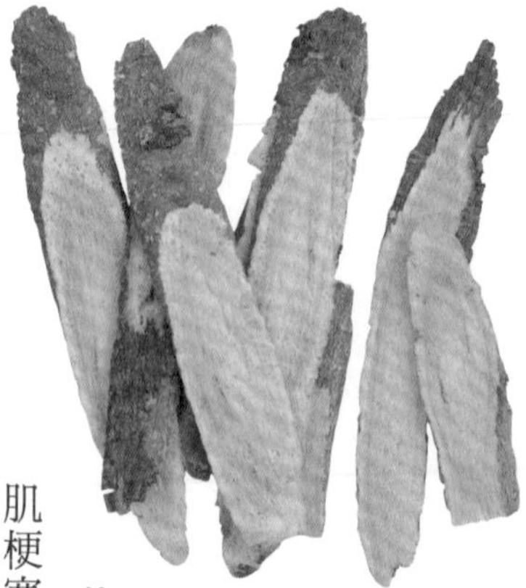

從現代醫學來看，黃耆有擴張血管的作用，對增進血液循環、降血壓、治療冠狀動脈硬化及心肌梗塞等症，是提高心血管功能的好幫手。

營養搜查線

身體異常的出汗現象，在中醫分為「盜汗」、「自汗」兩種。晚上睡覺時的出汗稱為盜汗；自汗則多發生於日間，非因穿著或氣候而不自主地汗流浹背的癥狀。

自汗多半發生在氣虛體質的人身上，氣虛者平時畏寒，很容易感冒，且倦怠懶言。黃耆的斂汗作用，就非常適合這一類型的患者。

盜汗則是起於陰虛火旺，體內津液受熱後從皮膚滲溢而出。他們的特色就是比較煩躁，同時伴隨手心、腳心發熱的現象。如果常單獨服用有助補氣升陽的黃耆反而更加上火，臨床上多以當歸、黃耆、生地黃、熟地黃、黃柏、黃連、黃芩組成的「當歸六黃湯」來做改善。

【這樣吃100分】

黃耆分兩種，生黃耆外表顏色淡黃，適合泡成茶飲日常保健用；特殊體質需要進補時，就要選深褐色的蜜炙黃耆，補中益氣效果更強。

【這樣吃不OK】

黃耆偏溫補、易助火，若有感染、發炎狀態、大便燥結或是高血壓患者都不適合食用。

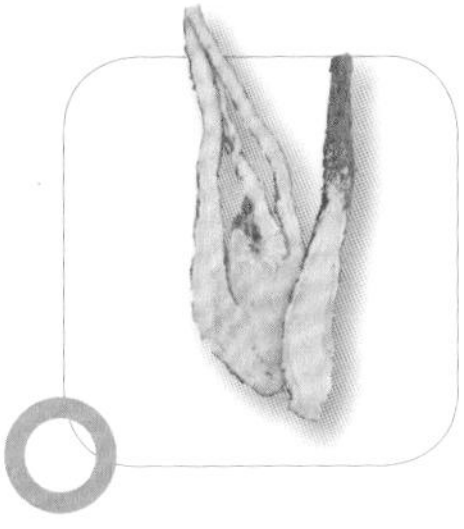
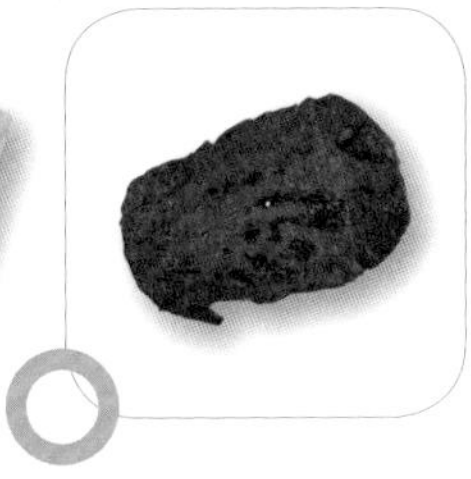
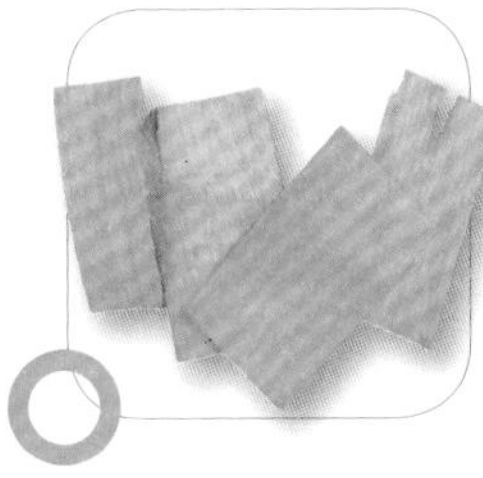
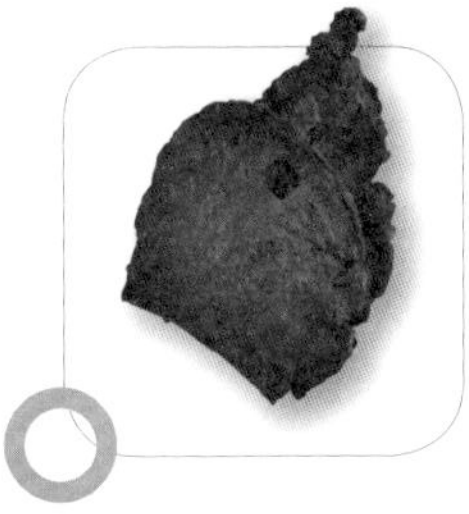

3-2 改善暴躁易怒對症飲食法

本來溫柔的少婦突然變成母老虎？明明EQ很高的，最近卻往往為了一點小事暴怒失控？一旦發火之後，事後又總是後悔、懊惱不已？

女性在更年期或是經期前，都是身心面臨變化的時刻，尤其更年期更是一個人生的轉折時期，面對壓力，難免有情緒波動較大的狀況。中醫認為這是因為肝氣鬱結、氣滯血瘀的關係，做好疏肝理氣有助消除肝火。

現代醫學主張女性的情緒化是與體內荷爾蒙失調相關，也與某些營養素攝取不足有關聯，例如缺乏鐵、鈣質，以及維生素B_6、B_{12}等。透過吃對食物就能良好的攝取到。

此外，發展興趣及維持正常的社交活動，都能讓人紓解壓

改善暴躁易怒 OK 食材

疏肝、健脾、理氣的食物，如蓮藕、陳皮、佛手、菊花、茉莉花等，有助減輕因為壓力而造成的不適。

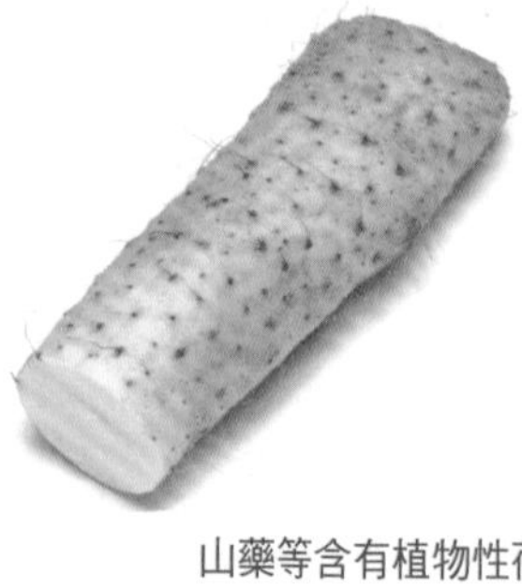

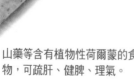

山藥等含有植物性荷爾蒙的食物，可疏肝、健脾、理氣。

力、保持心情愉快。培養規律運動習慣也是扭轉不良情緒的好辦法，尤其是瑜珈、氣功、太極拳等可調整呼吸、提升集中力的運動，有利調節大腦及神經系統，使人身心更放鬆。

營養素調養 know-how

鐵質、鈣質、維生素B群都有安定神經、使情緒維持穩定的功能。但隨著年齡增長，鈣質流失更嚴重，因此鈣質攝取每天以1200mg。鐵質及維生素B群可透過綜合補充錠補充，視廠牌劑量不同，每天服用約1～3錠。

有安神鎮靜作用的茯苓、小米、百合、紅棗、蓮子、枸杞。含有植物性荷爾蒙的食物，像是山藥、黃豆製品，亦可多補充。

改善暴躁易怒 NG 吃法

刺激性較強的食物，例如酒、濃茶、咖啡或含咖啡因的飲料，都有使人體興奮的作用，情緒不穩定者要避免飲用或慢慢減量，以免精神更亢奮。而高油、高鹽及甜食、燒烤油炸、冰冷的食物，是中醫所說的燥熱食物，會使情緒更加煩躁不安。

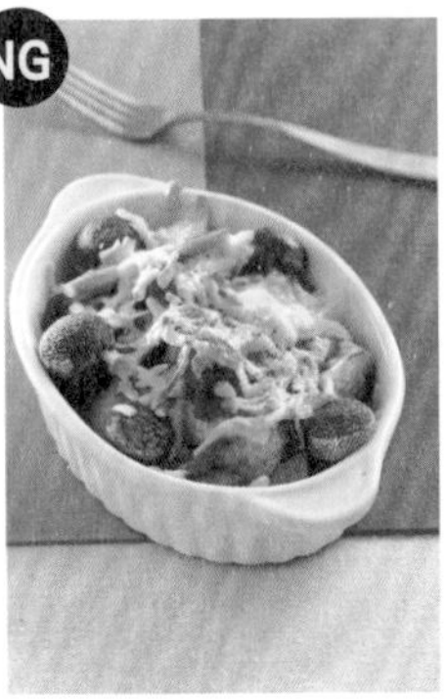

燒烤油炸的食物，在中醫認為屬於燥熱食物，會使情緒更加煩躁不安。

改善暴躁情緒對症食物 1 牛肉

有效預防貧血一級棒

性味

寒 涼 平 **溫** 熱

辛 **甘** 酸 苦 鹹

營養成分解析

在肉品中脂肪含量較低，且蛋白質含量較高；另含有維生素Ａ、維生素Ｂ群、鐵、鋅、鈣及胺基酸等。其中，維生素Ａ、Ｂ群能預防貧血，加上豐富的鐵質，防治缺鐵性貧血的功效更加倍。

保健效用：補充鐵質不動肝火

中醫認為牛肉有補中益氣、強健筋骨、消腫利水的功效；對補益肝臟、滋養氣血也有明顯好處。

而修掉肥肉後的瘦牛肉平均脂肪含量及熱量都較少。富含的蛋白質，其中的胺基酸組成比其他肉類更接近人體所需，能提高抗病力；加上鋅有強化免疫系統的功能，也是皮膚、骨骼的營養元素，能促進傷口復元，是許多術後病人或特別需要調養者最適合用來補血、修復組織的食材。

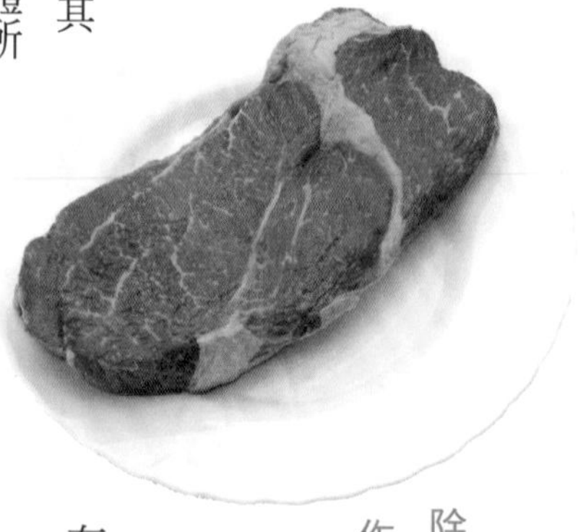

牛肉中的大量鐵質，除了對女性有預防貧血作用外，更有緩解更年期脾氣暴躁的現象；

此外，對於增加記憶、提升注意力，都有很不錯的效果。

營養搜查線

你發現自己精神不振、提不起勁、無法集中注意力，甚至情緒不穩，常常想發飆嗎？那麼你有可能需要補充鐵質囉！

現代醫學認為缺鐵會減少血液的攜氧量，影響到大腦氧氣、養分的供給，引發精神及情緒上的問題。像是動物肝臟、豬血、瘦肉等動物性食物，都是優秀的鐵質來源；植物性食材可多吃紫菜、海帶、綠葉蔬菜、堅果或全穀類。

【這樣吃100分】

盡量以燜、炒、煎的方式來烹調牛肉，可留住其中的維生素及礦物質。利用青椒、甜椒、花椰菜等富含維生素C的食物與牛肉一起烹調，鐵質吸收更好。

【這樣吃不OK】

牛肉屬於溫補食材，容易口感舌燥或皮膚乾燥的燥熱體質者要慎食，以免上火。市售的牛肉湯（麵）有脂肪多、熱量高的疑慮，最好少吃；以瘦牛肉烹煮較好。

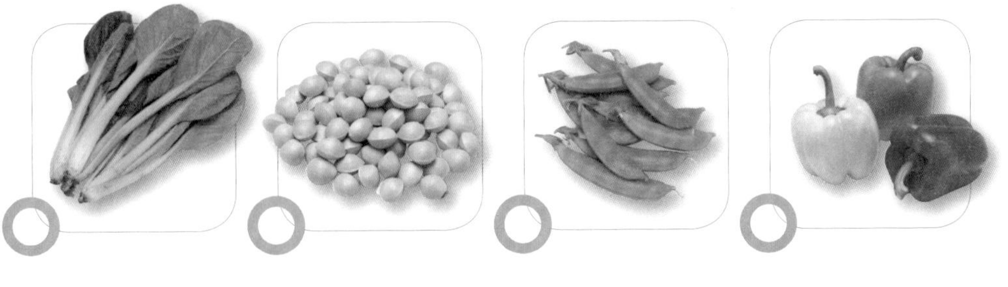

改善暴躁情緒對症食物

補血抗癌超滋補

2 蓮藕

性味：**寒**涼平溫熱　**甘**辛酸苦鹹

蓮藕還有緩和神經的作用，是健脾和胃、養心安神的代表之一，對緊張、焦慮不安的情緒有緩解功效。

營養成分解析

含有澱粉、蛋白質、維生素C、維生素B_1、膳食纖維、鈣、磷、鐵、丹寧酸，是非常營養的食材。加上它容易消化、生熟食皆可，適合各年齡層的人做為滋補之用。

保健效用：肝氣暢通少發怒

傳統中醫認為，生食蓮藕有涼血、散瘀功效，對體質易上火者是極佳的清熱食物；煮熟之後，性質由寒轉溫，滋補五臟效果顯著，尤其能補養氣血，還具有止瀉功效，很適合胃腸虛弱或消化不良者食用。

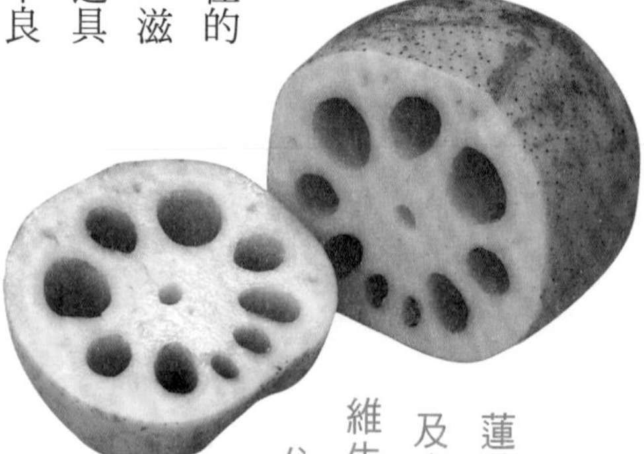

以營養學的觀點來看，蓮藕的含鐵量、維生素C及食物纖維都很優異，而維生素C因為被澱粉包覆住，不會因為加熱而喪失。所含的生物鹼可抑制腫瘤的成長；丹寧酸及兒茶素等抗氧化成分，可提高免疫功能、預防癌症。

營養搜查線

所謂「怒傷肝、喜傷心、思傷脾、憂傷肺、恐傷腎」這是中醫對人的情緒與分屬五臟的對應關係。常動怒就會傷及肝臟；如果肝氣不疏，也往往會透過情緒表現出來，兩者息息相關。

多吃些有助疏肝理氣的食物，例如白蘿蔔、山楂、柑橘類，或是白菜、菠菜等綠色蔬菜來調養肝臟，幫助你減少生氣發怒、情緒失控的場面。

【這樣吃100分】

蓮藕皮含有豐富蛋白質及營養，購回後只要輕輕刷洗、去除表面淤泥即可，對健康更有益。可加牛肉同煮，強化鐵質吸收，補血功效加倍。

【這樣吃不OK】

生蓮藕打成汁飲用有退熱、除煩、涼血之效，但因其生食性寒，若是脾胃功能欠佳、有腹瀉現象者可不能這樣吃，尤其女性碰到生理期間或有寒性痛經者忌飲。

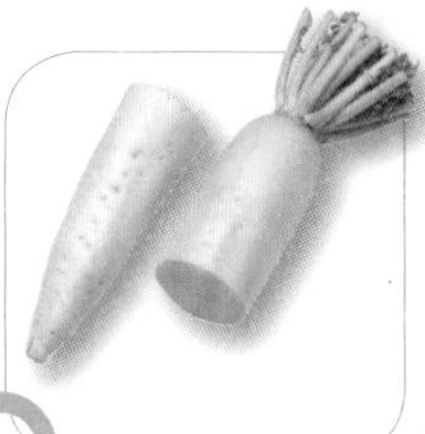
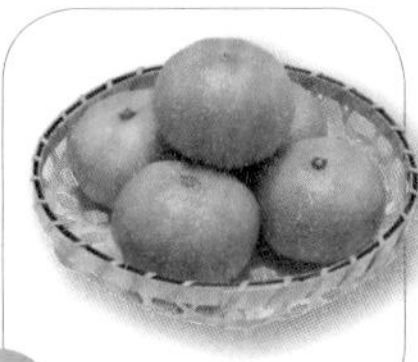
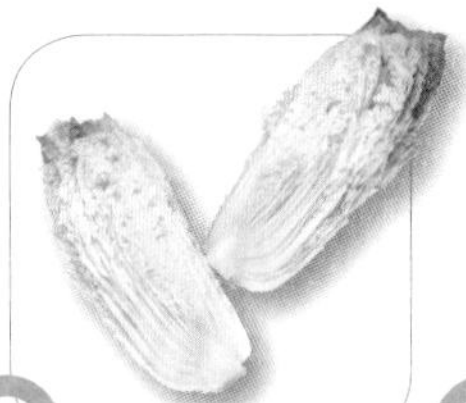
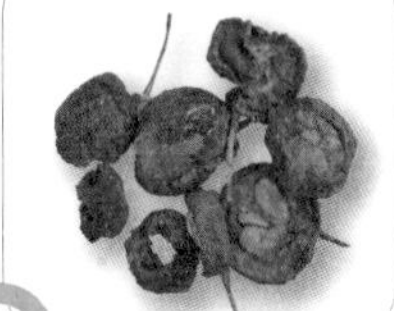

改善暴躁情緒對症食物 3 糙米

穩固血糖不飆高，有益神經系統

性味

寒 涼 **平** 溫 熱

辛 **甘** 酸 苦 鹹

營養成分解析

糙米是稻米去除穀皮後所保留的完整稻穀，比起白米含有更多的營養。包括豐富的維生素B群、維生素E、維生素K、蛋白質、纖維等，可促進新陳代謝、預防便秘。

保健效用：維生素B管好你的情緒

糙米包含了白米所缺少的米糠及胚芽，這些部位是維生素B、E的大寶庫。白米飯、麵食、糕點麵包等精製飲食，大多缺乏維生素B，而B群正是促進腦內化學物質合成，幫助神經傳遞訊息的重要物質。一旦人體攝取不足時，神經系統便無法正常運作，情緒就容易不穩定。另外，維生素B還能提高人體免疫力，促進血液循環。維生素E則有對抗自由基、防止老化的作用。

糙米的熱量比白米飯來得少，且口感粗糙，消化時間較長，可使大腦發出飽食訊號。此外，它還能有效預防中老年易產生的代謝症候群及三高慢性病。

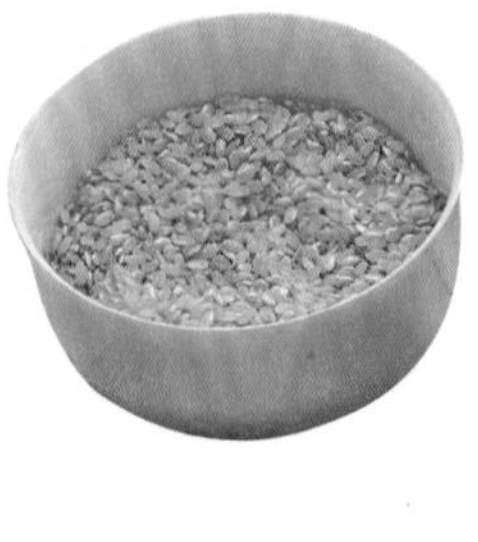

糙米及全穀類等粗食，屬於慢性碳水化合物，人體用來消化、吸收的時間都比較長，血液釋放葡萄糖的速度也較慢，因此攝食後能有效控制血糖，情緒就能保持穩定。像是麥片、全麥麵包、胚芽米等，均含有益神經系統健康的維生素B_1，還能促進醣類代謝，轉變成能量，有效消除煩躁、重拾活力。

含有維生素B_1的食材還有：

植物性——燕麥、酵母、堅果類、芝麻、芹菜、馬鈴薯、香菇。

動物性——肝臟、瘦肉、蛋黃、牛奶。

營養搜查線

【這樣吃100分】

糙米不易消化，當成主食時最好先少量替換，再慢慢增加分量；還要記得細嚼慢嚥，以利腸胃消化。

【這樣吃不OK】

腸胃消化功能不好、患有腸道疾病，需食用軟質食物，或是有纖維質食用限制者，較不適合食用。

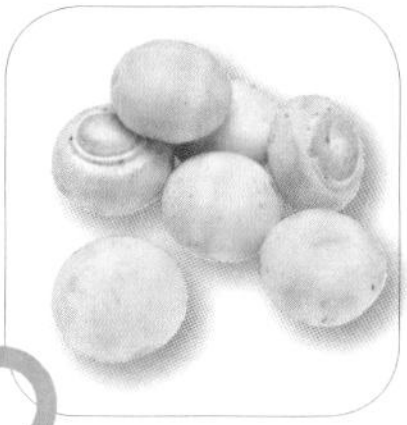
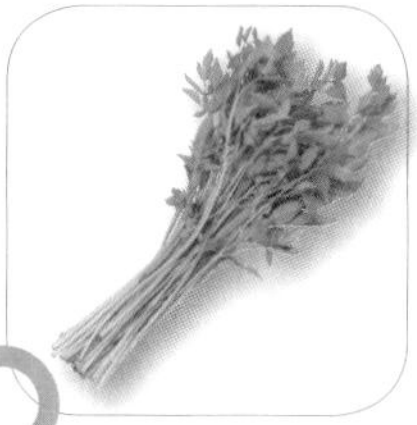
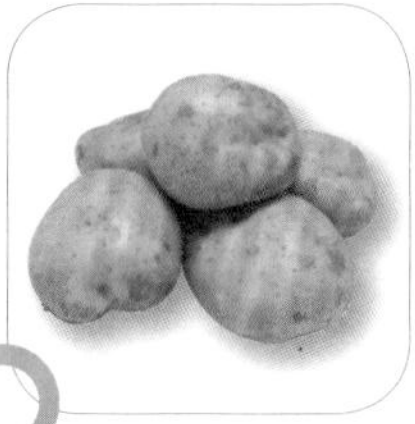
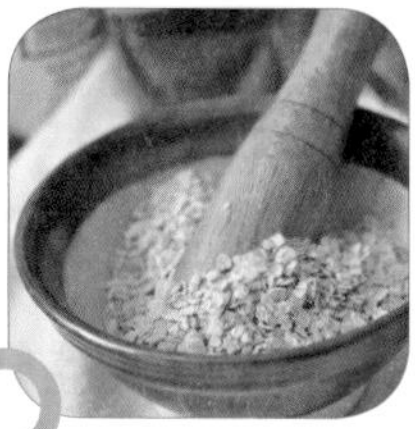

改善暴躁情緒對症食物 4 紅棗

能撫平焦慮、去除猜疑心

性味

寒 涼 **平** 溫 熱

辛 **甘** 酸 苦 鹹

營養成分解析

紅棗含有豐富的蛋白質、脂肪、多種維生素，以及鈣、磷、鐵等礦物質。尤其維生素C含量十分可觀，甚至有人將它比喻為天然的維他命丸。

保健效用：鎮靜心神安定不發飆

紅棗是很家常的中藥材，除了它甜甜的味道非常可口外，也因為它補而不竣，藥性溫和的特性。用在補虛益氣、養血安神、健脾和胃，效果顯著。

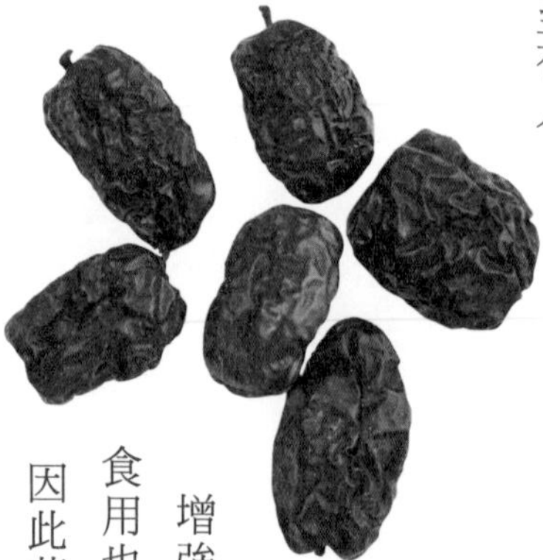

女性更年期時產生的熱潮紅、心悸、情緒不穩等症狀，中醫常會將紅棗添加在處方裡，就是因為它有助鎮靜心神。紅棗還能滋補氣血，可以改善臉色蒼白、手腳冰冷、貧血現象。

多吃紅棗還能提高體內吞噬細胞系統的吞噬功能，能有效保護肝臟、增強體力。但紅棗雖好，過量食用也容易導致水濕積在體內，因此若是肥胖、容易疲倦，常感胸悶、痰多的痰濕體質者需適量攝取；體內濕熱者，吃太多則會出現寒熱口渴、胃脹等不良反應。

【這樣吃100分】

紅棗、黃耆、枸杞是免疫三寶，將黃耆4錢、紅棗3錢、枸杞子3錢加水1000c.c.煮滾轉小火煮入味飲用，可補元氣、增強抵抗力；若有感冒或上火症狀則不宜。

【這樣吃不OK】

月經期間若出現眼皮浮腫或四肢水腫的濕重現象，不適合服食紅棗。

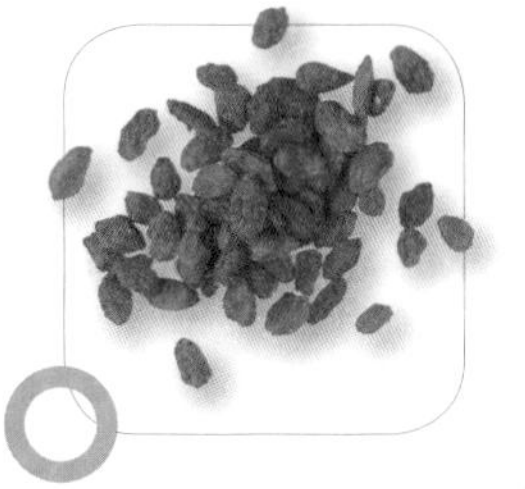

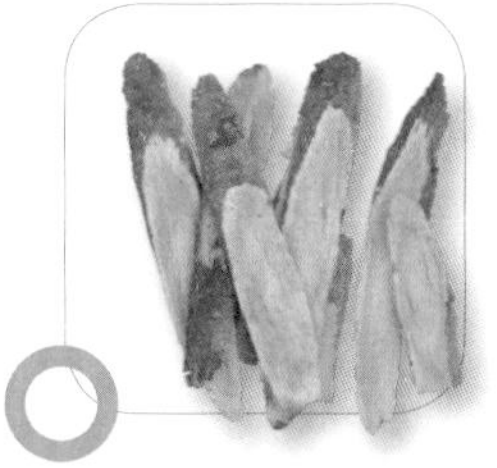

國寶女中醫私傳關鍵食療方

黃耆紅棗雞湯

功效：養血安神，平時較神經質、容易焦慮、發怒、猜疑心大者可用。

做法：雞腿1隻切塊、汆燙去血水，放入鍋中加百合1兩、紅棗10枚及淹過食材的水量，放進電鍋中燉2小時即可。

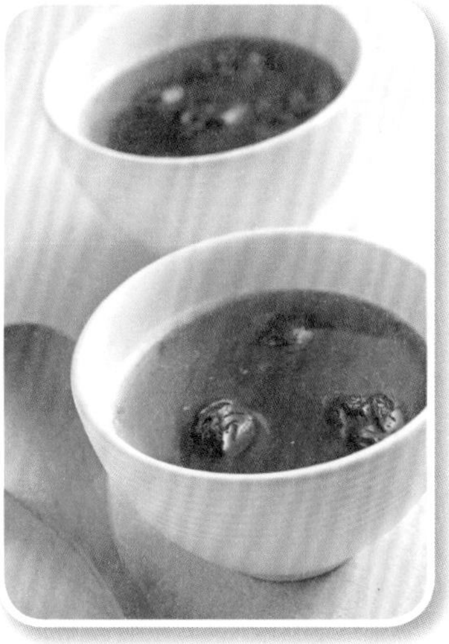

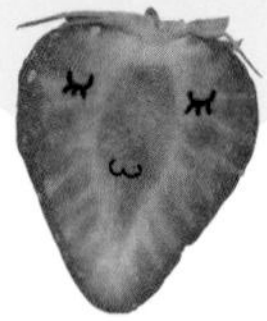

3-3 調節陰道功能對症飲食法

為什麼尿道炎一再復發？陰道發炎、性交疼痛真難過！頻尿、尿失禁讓人真尷尬！這些問題都是因為你的卵巢功能開始萎縮，女性荷爾蒙正在作祟的緣故。

而在中醫看來，是因為陰虛導致腎氣減退、循環不佳，使表皮血液供應不足，出現皮膚乾燥，合併不同部位的乾澀現象。例如在眼睛則目乾，在陰部則為陰部乾澀。

更年期時由於女性荷爾蒙濃度降低，使得控制膀胱平滑肌和括約肌的自主神經系統調節能力受損，同時陰道上皮和尿道上皮變薄、萎縮，造成陰道和尿道容易發炎。生殖器官開始萎縮後，陰道黏膜變薄，抵抗力跟著減弱、酸度降低，使陰道特別容易受傷，尤其發生在性交或過度沖洗陰道時。典型的特徵就是陰道搔癢、有灼熱感或白帶。

改善生殖系統 OK 食材

女性荷爾蒙減少，使得分泌物相對減少，導致陰道特別乾澀，而造成性交困難或疼痛。食用牡蠣、山藥、豆漿、蜂王漿等，有助改善。

在發炎時期，可以吃冬瓜、薏苡仁等具有清熱利濕效果的食物。等發炎情況改善後，改吃能調節荷爾蒙的豆腐、豆漿、山藥等。

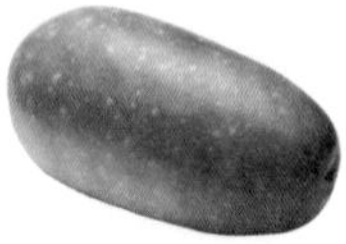

冬瓜具有清熱利濕的效果，在生殖系統發炎時食用，可改善症狀。

而停經後的婦女缺乏雌激素，也會使尿道、膀胱有萎縮現象。因為尿道變窄、括約肌鬆弛、容易潰瘍，所以容易覺得尿急、漏尿，當水喝得不夠時還會出現尿道炎的症狀。

運動調養 know how

凱格爾運動：強化骨盆腔底部肌肉群，改善頻尿與尿失禁，重拾美滿性生活。

1忍尿動作：在解小便時，坐在馬桶上，用力收縮憋尿，不一次解完，分幾次解，會有尿道口及陰道收縮的感覺。每天作3次，持續半年，可幫忙收縮陰道附近的括約肌，預防尿失禁，也能強化陰道肌肉。

2提肛運動：在平躺或坐著時都能做。利用睡前躺在床上或坐在沙發看電視時，輕輕將肛門括約肌做提肛收緊運動，同時可收緊陰道口。

改善生殖系統 NG 吃法

有頻尿現象者要儘量避免紅茶、咖啡、可樂等含有咖啡因的天然利尿劑；晚間避免攝取大量的水份，晚餐少吃白蘿蔔、竹筍及瓜類水果；睡前1個半小時內盡量不要喝水。蝦、蟹等海鮮會助長濕熱，不適合正處在有尿道炎、陰道炎等發炎狀態者食用。

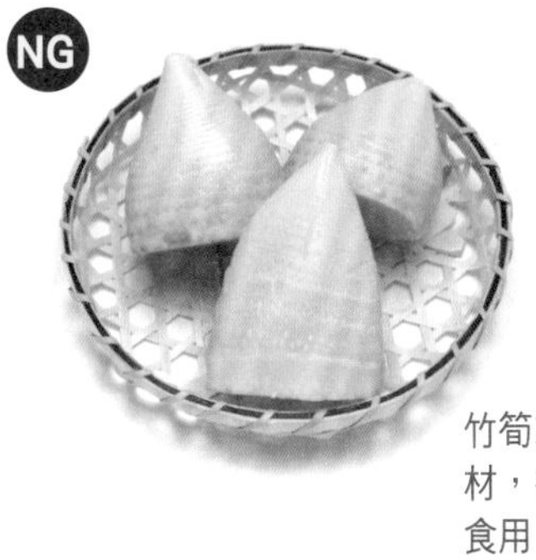

竹筍或是含水量高的食材，在晚上要儘量避免食用。

調節陰道對症食物 1 優酪乳

助你調整體質、減少生殖道感染

性味

寒 涼 平 溫 熱
辛 甘 酸 苦 鹹

營養成分解析

以牛奶為原料製成的優酪乳，含有牛奶中的蛋白質、脂肪、乳糖、維生素、礦物質及鈣；且發酵後的優酪乳含有更多的游離胺基酸，在乳酸菌的作用下，能在人體內轉化成更容易被吸收的乳酸鈣。

保健效用：改善腸道生態降低害菌

優酪乳有生津止渴、開胃潤腸、降血脂及抗癌等好處，尤其很適合女性飲用，可達到滋潤皮膚、美容養顏的功效。

在預防陰道炎的問題上，優酪乳中的嗜酸乳桿菌可以抑制念珠菌生長，還能使陰道維持正常的酸鹼值，預防念珠菌感染。

優酪乳或優格中的乳酸菌，是對人類腸道有益的菌種，能改善腸道環境，促進新陳代謝、增加腸胃蠕動能力。乳酸菌會分解牛乳中的蛋白質及乳糖，促進人體吸收率，能降低過敏及乳糖不耐症的發生率。

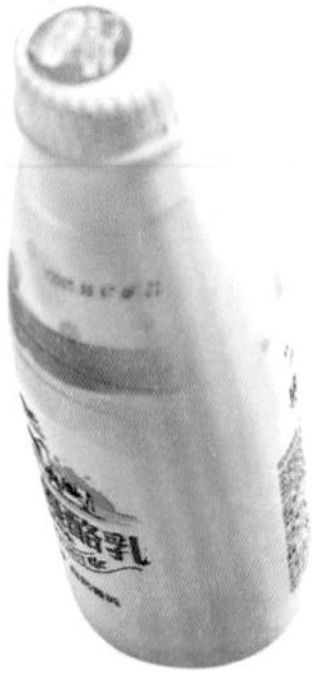

除此之外，優酪乳中的鈣濃度高，多多飲用有助防止骨質疏鬆，例如素食者、停經後的婦女或較少運動者，喝優酪乳或食用優格都是好辦法。

營養搜查線

研究顯示長期喝優酪乳，能強化腸道生態，使好菌增加、抑制害菌，不但減少了大腸內的念珠菌等害菌，還能大大降低陰道因排出糞便而感染發炎的機會。另外，乳酸菌代謝後能使陰道維持弱酸性，包括黴菌等多種有害的病原菌不易滋長，因此能預防並減輕泌尿道、生殖道感染。

除了優酪乳之外，可多多攝食以下食物：

具清熱效果的食材——鳳梨、西瓜。

要避免攝取的食材——少吃蔥、薑、韭、蒜、辣椒等，過多性味辛熱的刺激物。

【這樣吃100分】

不喜歡過冰的話，可放置室溫回溫半小時後再飲用；或可以微波爐、隔水加熱方式加溫，但不可超過40℃，以免乳酸菌被殺死。

【這樣吃不OK】

胃酸過多者或腎臟病、糖尿病患者需少喝。空腹時不宜飲用，最好是飯後1～2小時再喝，胃裡的酸鹼值此時較適合乳酸菌生長。

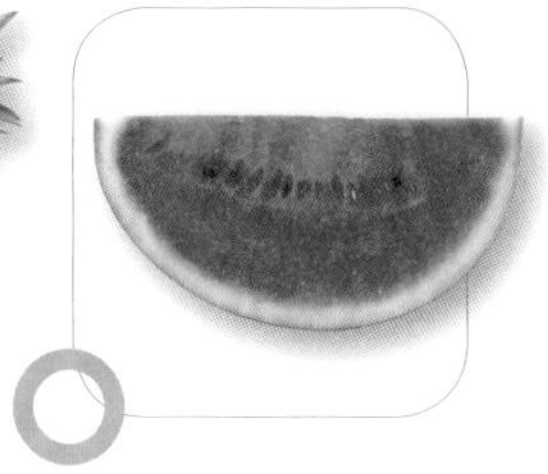
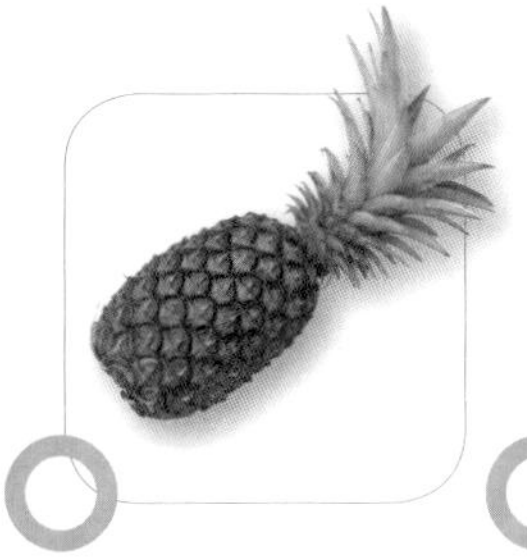

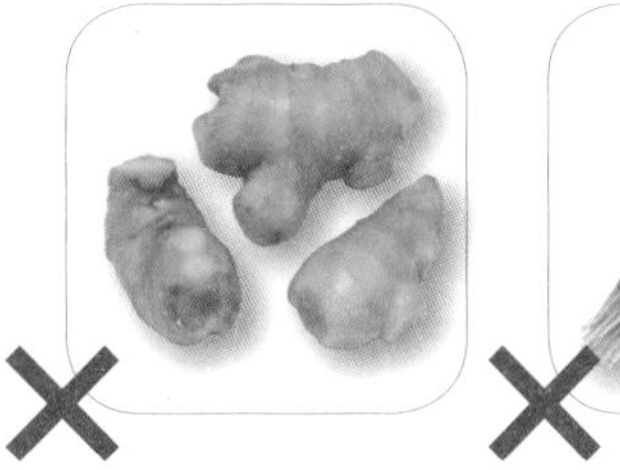

調節陰道對症食物 2 藍莓

抗氧化效果、降低尿道炎最讚

性味

寒 涼 平 溫 熱

辛 甘 酸 苦 鹹

營養成分解析

熱量、脂肪均低的藍莓，含有15種以上的花青素，對抗氧化超有效。人體所需的維生素、胺基酸、鐵、鈣、鋅、纖維素、果膠等，在小小一顆藍莓裡都能找到很高的含量。

保健效用：初花青素防止尿道感染

深藍色的藍莓，最特殊的營養就是花青素，它有很棒的抗氧化作用，能抵銷自由基對細胞、膠原蛋白的損害，因此能使人擁有好眼力，預防眼睛黃斑部、白內障等退化毛病。高含量的果膠，能降低膽固醇、減緩血管硬化；維生素C有助保護心臟，還可抵抗病菌、病毒的感染。

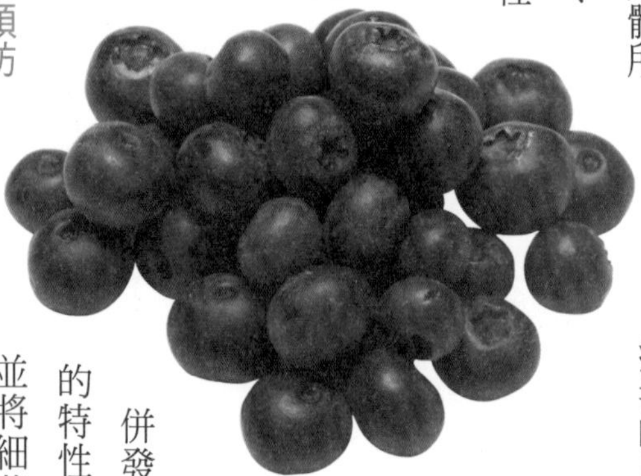

當細菌（尤其是大腸桿菌）沾附在泌尿道內或有增生現象時，就會引起尿道發炎，造成小便時有灼熱感或產生膀胱炎等其他併發症。藍莓恰巧就有抗菌的特性，可以抑制細菌生長，並將細菌藉由尿液排出，有效預防感染，促進泌尿道健康。

與大家熟知的蔓越莓一樣，藍莓對感染也有治療效果，並可讓細菌無法停留、黏附尿道，就是因為含有初花青素Pacs的緣故。此外，藍莓富含的多酚化合物有強大的抗氧化作用，能增強免疫系統，自然也能防止泌尿道感染，適合反覆感染泌尿道問題者食用。

由於藍莓在本地不易取得，飲用藍莓果汁或以蔓越莓（果汁）替代，效用不減；或是服用以藍莓萃取而成的藥錠，也很方便。

除了藍莓，葡萄皮、茄子皮、草莓、洛神花、玫瑰花、紫米、紅椒等等，也同樣有含量豐富的初花青素。

營養搜查線

【這樣吃100分】

每天一杯馬克杯份量的藍莓汁（蔓越莓汁）能降低尿道炎的發生率；即使是正在接受尿道炎治療的人，喝藍莓汁也有輔助的治療效果。

【這樣吃不OK】

新鮮的藍莓果實有輕微的助瀉效果，若有腹瀉症狀者暫時勿食。

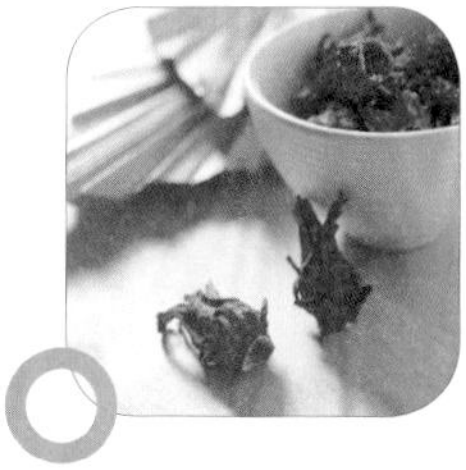

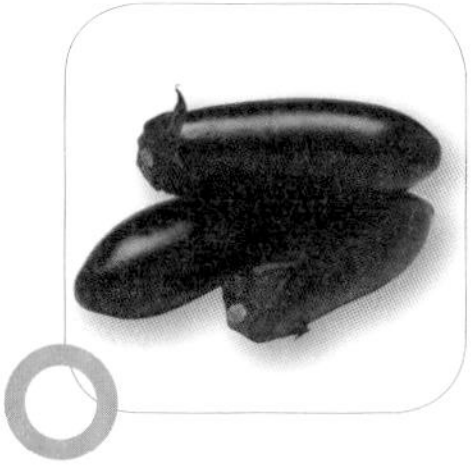

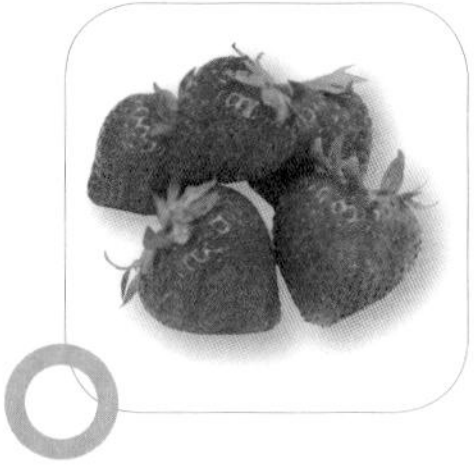

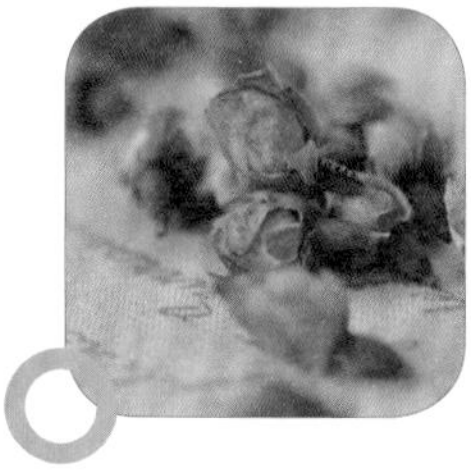

調節陰道對症食物 修護受損的皮膚

3 香菇

性味

寒 涼 平 溫 熱

辛 甘 酸 苦 鹹

營養成分解析

香菇是高蛋白、低脂肪的食物，蛋白質含量遠超過一般蔬菜，並含有20多種人體必需胺基酸。另外也含碳水化合物及鈣、磷、鐵；維生素B_1對解除壓力、對抗疲勞、促進代謝有顯著作用；維生素B_2可防止口角炎、嘴唇乾裂現象發生。

保健效用：維生素B_2保護黏膜

中醫典籍中記載香菇有益氣補虛、健脾胃等功效，適用於久病體虛、食欲不振、貧血、腫瘤、動脈硬化等病症。

香菇所含的維生素B_2，能促進黏膜細胞正常代謝，是增進皮膚、頭髮及指甲健康不可或缺的營養素。對緩解陰道乾澀、增加黏膜彈性及水分含量有幫助。

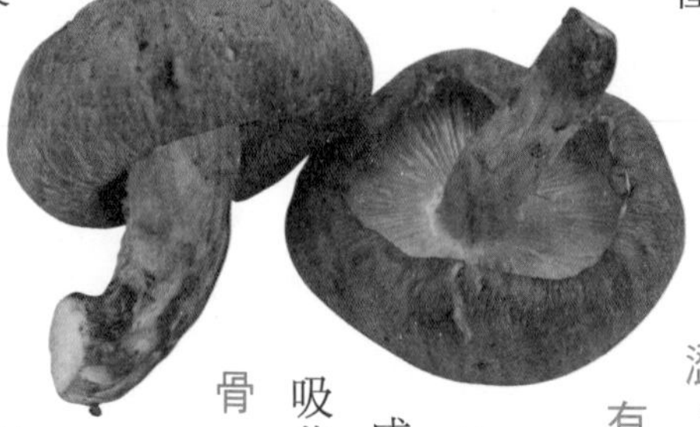

香菇經過日曬後，其中的麥角固醇就會轉換成維生素D，能讓鈣質的吸收率更好，有利於強筋健骨，預防骨質疏鬆；還可鎮定神經，解除失眠症狀。

豐富的多醣體則有提高免疫力的卓越功效；香菇中有多種可降血脂的物質，適合高血脂患者當作平日保健的好食物。

營養搜查線

當人體缺乏維生素B_2時，黏膜層就會出現變薄、易受損傷且傷口不易癒合等狀況，像是口角皮膚龜裂、潰爛或有脂漏性皮膚炎；發生在女性生殖器官則會造成陰道壁乾燥、黏膜充血，導致性交疼痛、性慾減退。

從奶製品、動物肝臟、蛋黃中攝取維生素B_2是最理想的食療方式，其它含有維生素B_2的食物還有胡蘿蔔、香菇、全穀類或堅果等。

【這樣吃不OK】

泡發乾香菇不可用溫水、熱水浸泡或久泡，營養成分會跟著流失。此外，香菇含有的胺基酸會在體內轉換成普林、形成尿酸，痛風患者攝取過多，會引發關節疼痛。

【這樣吃100分】

山藥同樣也有滋潤人體黏膜、滋陰的功效，與香菇及雞肉熬煮雞湯，潤滑皮膚效果更優，還能增進脾胃的消化功能；若擔心熱量過高，燉煮完撇掉上層浮油即可。

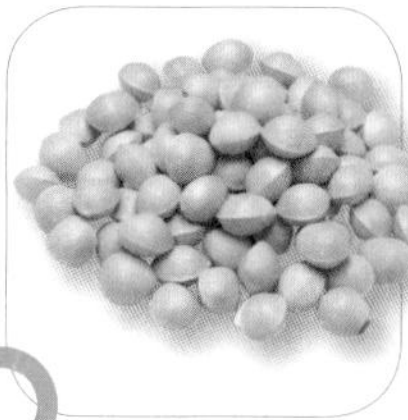
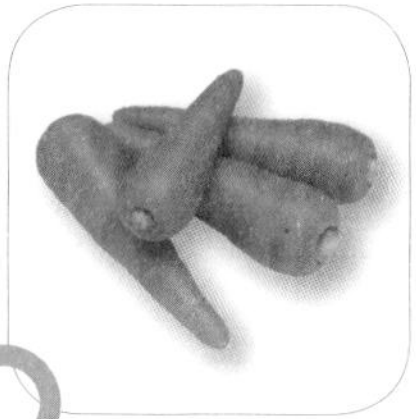
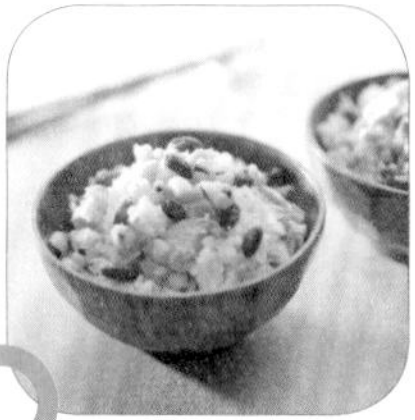
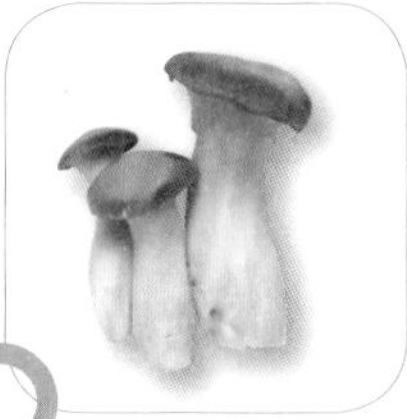

3-4 揮別憂鬱沮喪對症飲食法

對任何事都提不起勁、感到意興闌珊；不再關心社會或家裡以外的事，成天只想著自己；看待任何事情總是負面觀點，忽略快樂或正向的一面……當發生這些現象時，要小心已經有了憂鬱傾向！

這樣的情緒問題就是中醫說的「情志不舒、氣機鬱滯」，長期下來就是引發憂鬱症的根源。不過傳統醫學並無憂鬱症的病名，比較接近的說法是「臟躁」、「鬱證」，治療上大多用補腎調肝並兼治心脾的方式；若是因更年期引起者，則著重在滋腎養陰、清熱涼血方面。

更年期出現憂鬱情形，另一部分是心理性的因素，可能是因為孩子長大離家的空巢心態，或是自己面臨退休、失去重心

改善憂鬱OK食材

含鈣、鎂的食物：乳酪、豆製品、海藻類、五穀、深綠色蔬菜、蚵仔、小魚乾，有助減輕焦慮。用薰衣草或是玫瑰花等草本植物泡茶飲用，能放鬆身心、提振精神。

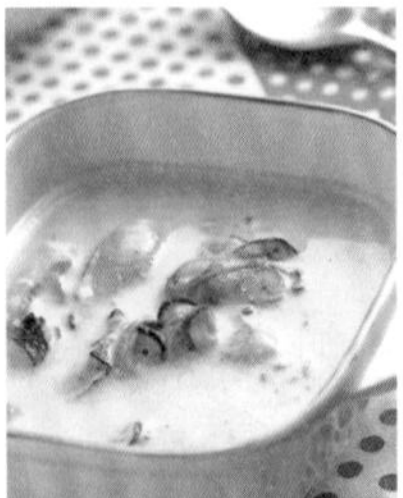

蚵仔含有豐富的鈣與鎂，有助減輕焦慮。

等變化，加上荷爾蒙下降，心情突然間無法調適，衝擊也就特別大。

當意識到自己正面對這樣的處境時，除了要趕快調整心態，漸進式的改變生活型態外，透過長期且正確的飲食調理，有時候甚至比服用藥物更能見效呢！

營養素調養 know how

可另外服用蜂王乳，它除了是女性養顏美容的營養補充品外，還有促進荷爾蒙分泌平衡的作用，對改善精神抑鬱、神經衰弱、慢性疲勞症候群等都有效用，有助舒緩更年期種種不適症狀。

富含維他命B6食物，如核桃、葵瓜子、酵母、牛奶、紅蘿蔔、豆類，可改善沮喪。

改善憂鬱NG吃法

會上火、破壞腸胃吸收或影響腸道平衡的食物不可食用，例如過度加工的食物（精緻飲食、醃漬食品）、不當的補藥、辣椒、酒及碳水化合物飲料等。

另外，適度的糖份有助心情愉快，但過多的甜食，會使血糖一下飆高又突然下降，造成體內醣類調整失衡，情緒反而更blue。

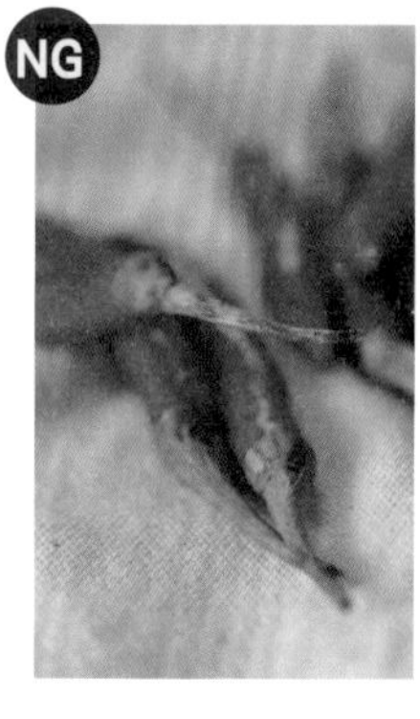

辣椒、過甜的食物，吃多了會上火且破壞腸胃吸收，切忌多食。

揮別憂鬱對症食物 1 玫瑰花

紓解你的抑鬱心情

性味

寒 涼 平 溫 熱

辛 甘 酸 苦 鹹

營養成分解析

含豐富的葡萄糖、蔗糖、檸檬酸、蘋果酸、單寧酸，及維生素A、C、B、E、K等。中藥裡疏肝用的玫瑰花是紅色的，粉紅玫瑰主要作用為消脂。

保健效用：理氣活血解鬱悶

玫瑰花甜香的氣味，往往讓人有心情舒暢的感覺，而食用玫瑰花也確實能達到這樣的食療效果。中醫認為玫瑰花的藥性溫和，有理氣解鬱、活血化瘀、調經止痛的功效。尤其它能溫補血氣，有助抒發鬱氣，對鎮靜、安撫情緒、對抗憂鬱有明顯作用。當女性在生理期間面對情緒上的煩躁困擾，或有子宮收縮產生的不舒服感時，喝杯玫瑰花茶也可以得到緩解。

此外，它疏肝理氣的特點對腸胃不適症狀也有緩和效用，若是常感胸悶、食欲欠佳或有胃腸脹氣等症狀，加點陳皮一起沖泡成茶飲，舒緩作用更好。

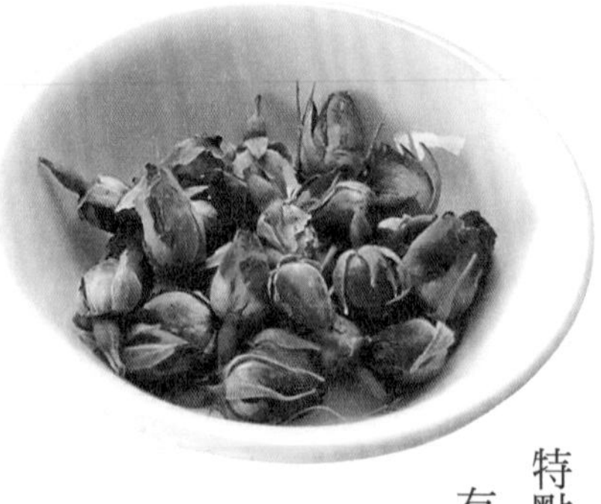

玫瑰花也是女性美容養顏的好幫手，它能消除因內分泌失調引發的面部暗瘡，並消除沉澱的色素、去除黑斑。

營養搜查線

其他常用來疏肝理氣且藥性較平和的藥材，還有：

橘絡－由橘子內層包附的網狀白膜乾燥製成，味甘、苦，性平，還有化痰功效。同樣也可泡成茶飲，緩解更年期的鬱悶症狀。

山楂－利於順氣活血、化食消積。如果是血瘀體質造成的氣鬱，用山楂加水熬煮，加點紅糖調味，就是很好的食療方。不過，胃酸分泌較多者需慎用。

【這樣吃100分】

取玫瑰花5g～10g，加一杯80℃熱水沖泡加蓋燜約5分鐘即可。如果需要與其他藥物煎煮，最好是在藥汁快煮好前加入玫瑰花燜泡，以免所含的玫瑰精油揮發、失去效用。

【這樣吃不OK】

玫瑰花具有收斂作用，有便秘現象者不可飲用過量。又因有活血、散瘀的功效，行氣疏經的作用明顯，孕婦及平時生理期經血量較多的女性不宜飲用。

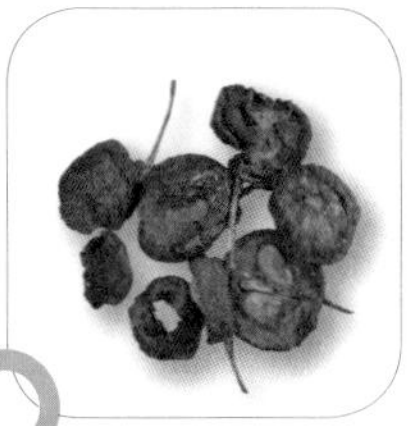

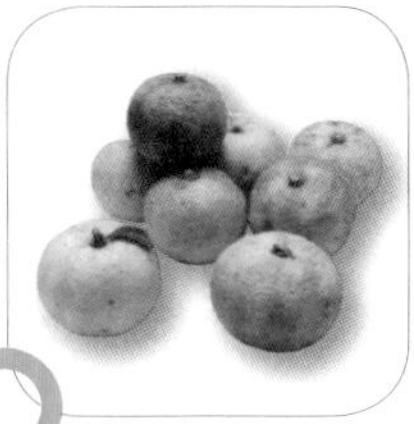

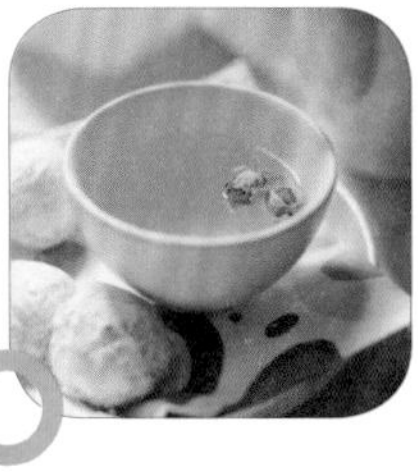

揮別憂鬱對症食物 2 秋刀魚

助你塑造年輕體質、消除不安

性味：寒 涼 平 **溫** 熱
辛 **甘** 酸 苦 鹹

營養成分解析

含有優良蛋白質，食用後易被人體消化吸收；維生素B_{12}、E預防老化及貧血功效好；DHA、EPA等高度不飽和脂肪酸，能降低膽固醇，並能阻絕高血壓、動脈硬化等心血管疾病。

保健效用：Omega-3脂肪酸減壓抗憂鬱

秋刀魚入脾、胃二經，是補氣虛、強健脾胃的好食物，適用於身體虛弱，需要補充營養者食用。

所含有的維生素B_{12}對神經組織代謝有重要作用，能幫助集中注意力及記憶力，並消除煩躁不安的情緒。豐富的omega-3不飽和脂肪酸同樣也具有對抗憂鬱的功效。

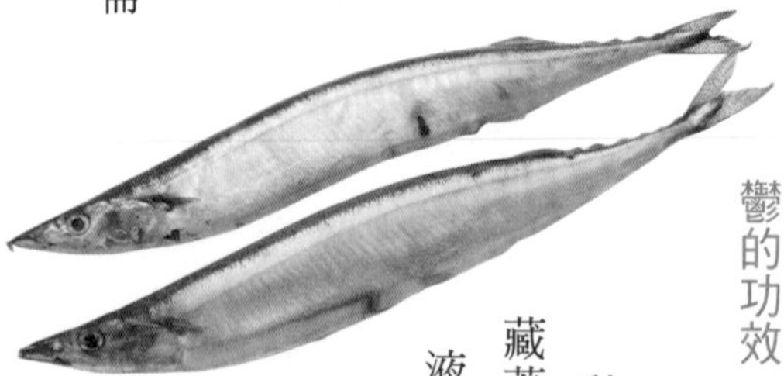

秋刀魚雖然油脂豐富，但卻蘊藏著DHA、EPA這兩種能淨化血液、通順血液循環的不飽和脂肪酸，不但能提升體內膽固醇品質，還可活化腦力、預防老年癡呆。它的蛋白質含量也很可觀，有助消除疲勞，增強抵抗力；維生素D則可使骨骼強健、防止老化提前報到。

營養搜查線

我們大腦中的荷爾蒙分泌與情緒的調節息息相關。當腦中血清素分泌不足或失去作用時，就很容易產生憂鬱。而存在於深海魚油裡的Omega-3脂肪酸恰巧就是增進血清素分泌的重要因素。

多吃以下這些富含Omega-3脂肪酸的食物，對健康有十足的好處。

魚類—鰻魚、鯖魚、鮭魚、沙丁魚、鮪魚等深海魚種。

堅果類—各式核果、葵花籽（油）、亞麻仁籽等。

【這樣吃100分】

秋刀魚在秋季特別肥美，烹調時最好保留它原有的油脂一起食用。例如油煎時少放點油，利用魚體滲出的魚油烹調即可，食用時滴入檸檬汁，其維生素C有助分解，亦可解膩。

【這樣吃不OK】

千萬不要直接用火燒烤，富含脂質及蛋白質的魚皮可能會形成致癌物質。另外，患有痛風、高血脂及糖尿病者應適量攝取。

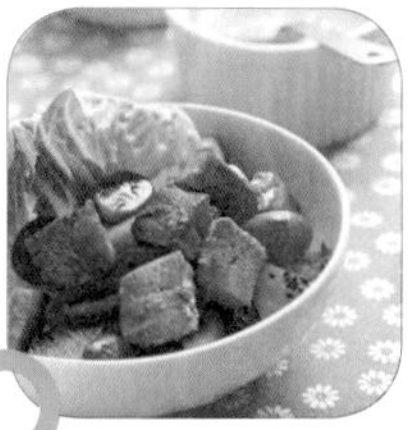

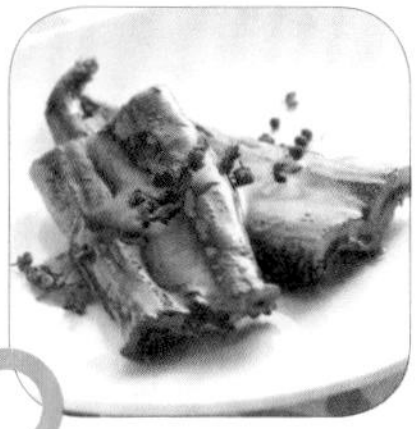

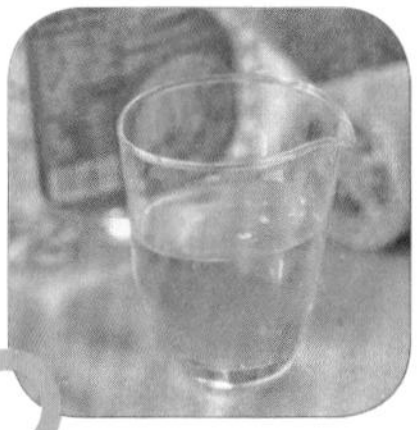

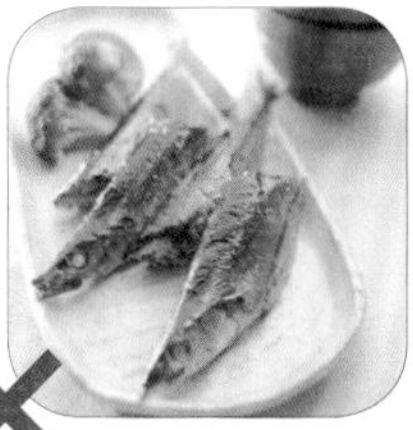

揮別憂鬱對症食物 3 金針花

有助忘憂解煩、穩定情緒

性味
寒 涼 平 溫 熱
辛 甘 酸 苦 鹹

營養成分解析

含有大量的醣類、蛋白質及纖維質，鈣、磷、鐵、維生素A、B_1、B_2等含量都很高，脂肪含量則極少。其中乾燥金針因水分較少，維生素A含量相對比新鮮金針更多。

保健效用：減壓關鍵在於維他命B群

金針花入肝經、心經，具潤肺，清熱、利尿、消水腫功能。既可當一般蔬菜食用，中醫亦把它拿來入藥。

從「忘憂草」的別名，就可知道金針花的主要功效。若有情緒不穩定、常感憂鬱、焦慮者，適量攝食金針花，就可以讓心情恢復平靜；又因金針花入肝經，有鎮靜作用，夜間難以入睡的人，吃一些金針花有助忘憂好眠。

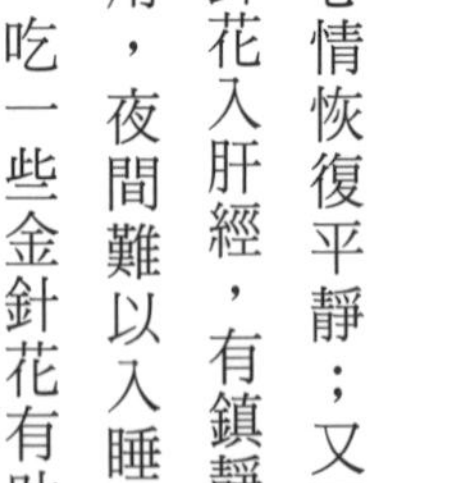

從營養素來看，金針中的維生素B群及豐富的鐵質，是維持神經系統及大腦機能的重要物質，自然能有效對抗憂鬱、降低緊張感。

因為含有大量鉀質，清濕熱、通利小便的功效亦佳。碰到尿色偏黃、有尿道炎或是小便短少、頻尿時，服用金針花湯很有療效。

營養搜查線

維他命B群是維持體內細胞新陳代謝、預防卵巢退化、調節內分泌的營養素，補充足夠就能達到提振精神、緩和情緒、抗焦慮的功用。

可多吃以下食物：

動物性食物—牛奶、蛋黃、豬肝、瘦肉。

水果類—草莓、橘子、蘋果、梨子、鳳梨、木瓜、棗子。

蔬菜類—菠菜、金針花、花椰菜、芹菜。

其他—綠茶、酵母、麥片、全穀類、大豆類。

【這樣吃100分】

為去除新鮮金針花的毒性——秋水仙素，必須徹底煮熟，否則食用後可能會引發腸胃問題。乾金針則要先泡水半小時以上，以免殘留二氧化硫。

【這樣吃不OK】

經過乾燥後的金針花，鉀含量比鮮品相對更高，飲食限鉀的腎臟病患，不可過量食用。其良好的利尿效果，不適合攝護腺腫大男性，吃多了會使排尿更頻繁。

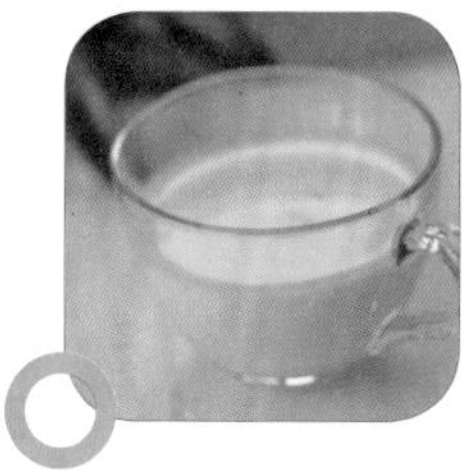
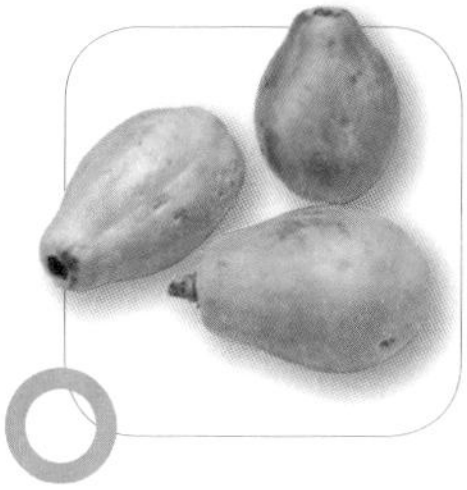
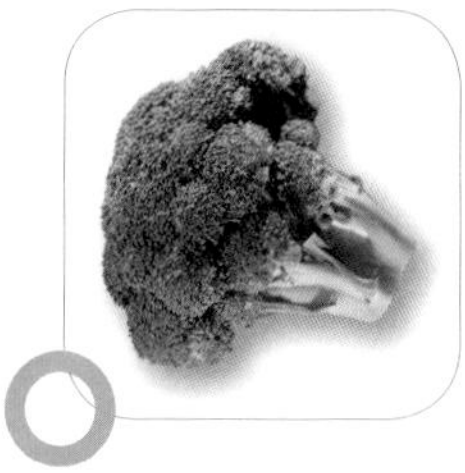
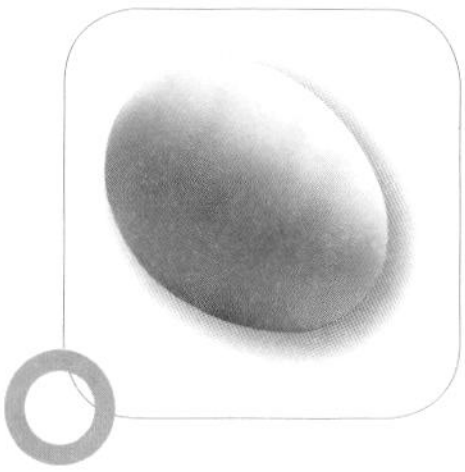

揮別憂鬱對症食物 4

讓你快速補元氣、解煩燥

雞肉

性味：寒 涼 **平** 溫 熱 ／ 辛 甘 酸 苦 **鹹**

營養成分解析

含有高蛋白質、醣類、維生素A、B群及鈣、磷、鐵、銅等營養素。脂肪含量是肉類中較低的，且多是不飽和脂肪，是低卡、低脂的食物。所含有的蛋白質非常適合老年人、體質虛弱，病後或產後者攝取。

保健效用：維生素B_{12}調節神經系統

雞肉對五臟都有滋補作用，能補虛健脾、益氣養血、強健筋骨。中醫認為公雞壯陽及補氣的作用較好，適合壯年男性食用；母雞則較適合陰虛、氣虛的人用來調養，特別是對產後血虛、正值生理期的女性。

維生素B_{12}能維護神經系統的健康，對解除煩躁不安有益，亦有消除疲勞、保護皮膚的效用。維生素B_{12}又以雞胸肉部位含量最多。

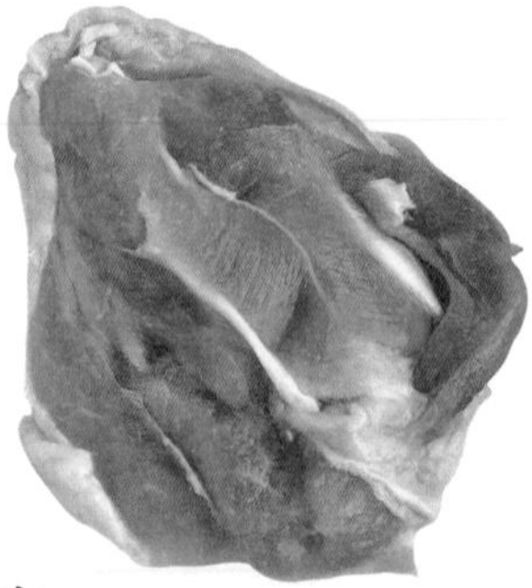

而雞腿部位富含鐵質，對防治缺鐵性貧血有幫助；雞翅膀是膠原蛋白的來源，能強化肌肉及血管。雞肝則含有豐富維生素A、C及鐵、磷、鈣等礦物質，是改善視力、虛弱體質及女性貧血的滋補食材。

營養搜查線

維生素B_{12}主要存在於動物性食材中，例如各種肉類及肝臟、雞蛋、乳酪，含量最豐富。在植物性食物中幾乎找不到，因此吃全素者要特別注意維生素B_{12}攝取的問題。

維生素B_{12}是神經系統能正常運作，且幫助製造紅血球的重要營養，當我們體內缺乏時，就會出現惡性貧血、食欲不振、躁動、記憶力減退或是憂鬱症狀。

【這樣吃100分】

雞湯固然營養好喝，但脂肪含量高，會使血中膽固醇升高，建議在熬好雞湯後，待稍涼後將表面浮油撈除，享受美味、健康無負擔。

【這樣吃不OK】

濃稠的雞湯中有高含量的普林，痛風患者最好勿過量。而有些人特別愛吃的雞屁股，其實是多種致癌物質及毒素匯聚的部位，最好少食，以免影響健康。

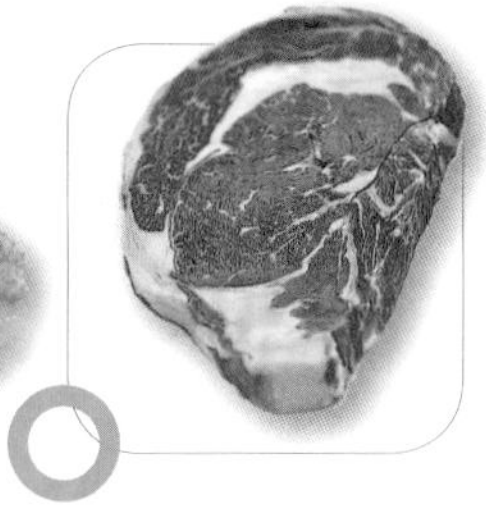
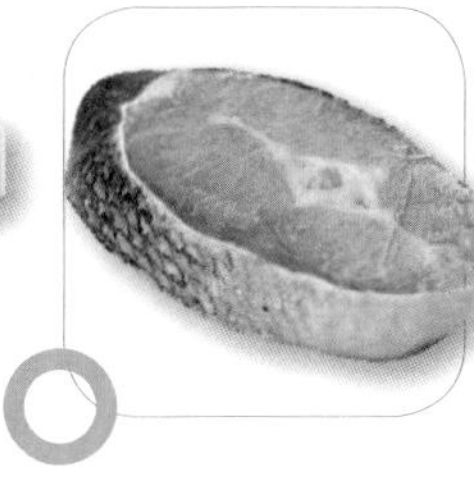
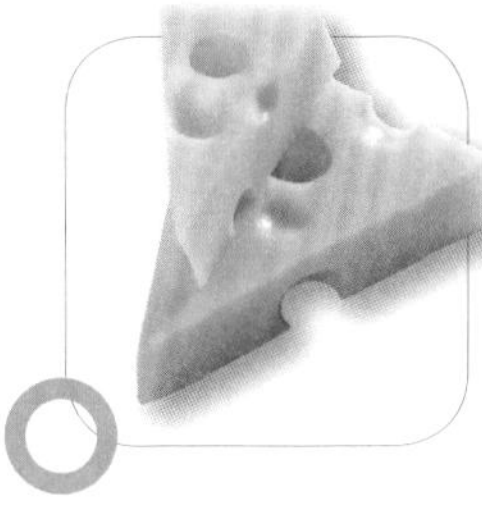
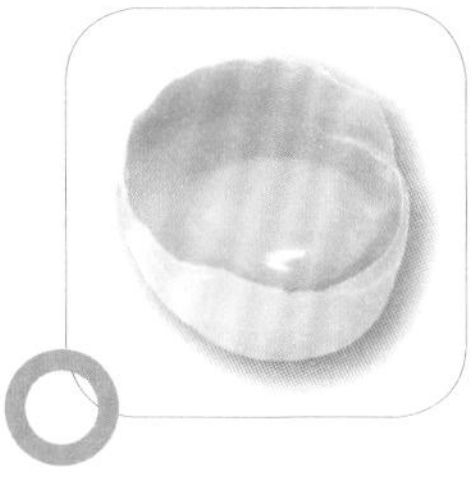

3-5 緩解熱潮紅對症飲食法

有更年期症狀困擾的女性10個有8個首先會有的共同症狀就是熱潮紅。這是體溫瞬間急遽上升，流汗完熱潮立即減輕的狀態，舉例來說就像是瓦斯突然打開一樣，火一下子被點燃的狀態，中醫又稱「烘熱汗出」。

烘熱汗出是因為陰虛火旺而造成陰陽不協調的現象。除了有潮熱的症狀外，還容易口乾舌燥、煩躁易怒。伴有手足心發熱、小便黃赤的腎陰虛者，必須滋腎益陰；有時烘熱汗出，有時又畏冷的腎陰陽俱虛者，就要採陰陽雙補方式治療。

而荷爾蒙的改變，會造成中樞神經裡控制體溫的中樞失去平衡，血管會突然收縮或放鬆。當體溫突然上升時，為了排除這些突然而來的熱量，血管就會放鬆、擴張，並且流汗，因此

改善熱潮紅 OK 食材

可以多吃富含植物性雌激素的豆類，以及含黏液質高的食物，如黑木耳、海帶芽、香菇、地瓜葉、皇宮菜等，有滋潤養陰的作用。

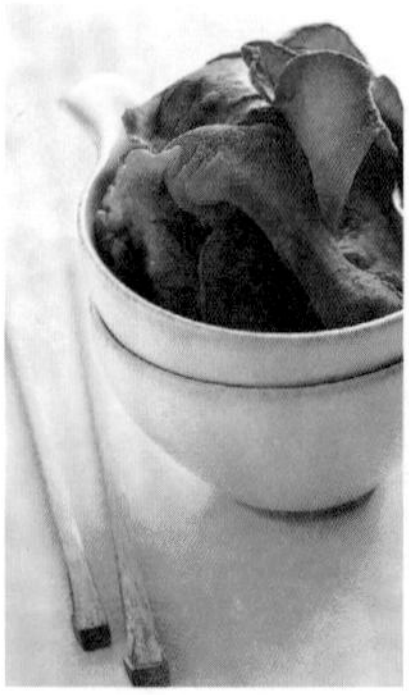

黑木耳的植物性雌激素非常豐富，對女性來說滋潤養陰的效果佳。

整張臉或身體一下子就變紅了，伴隨有出大汗的情況。發熱的情形維持一到兩分鐘後，血管又會開始收縮，使血流量減少，體溫下降，然後恢復正常，就像在短時間內洗了一次三溫暖一樣。有的人會滿身大汗，有人只是微微出汗；有人發作的時間只有幾秒鐘，有的則長達幾分鐘。

建議身體有發熱不舒服時，可用濕毛巾擦拭幫助散熱；也要記得將熱潮退掉後消散的水分趕快填補回來；環境保持通風或使用空調，都能緩解體溫升高時的不舒服。

營養素調養 know how

由植物萃取而來的大豆異黃酮，能緩解更年期熱潮紅、心悸、失眠、憂鬱及關節疼痛等症狀。症狀輕微者每天補充40mg即可；要是症狀較嚴重，最多攝取70mg。

改善熱潮紅 NG 吃法

避免咖啡、茶葉、巧克力等含咖啡因的食品，以免加重熱潮紅、心悸及失眠等陰虛的症狀。酒精、辛辣或過甜、過鹹食物也不適合。香菸中的尼古丁會使血管收縮，加強及延長熱潮紅時間，要避免。

此外，盡可能不要吃大餐，因為大餐後血管容易放鬆擴張，會更加重熱潮紅症狀。

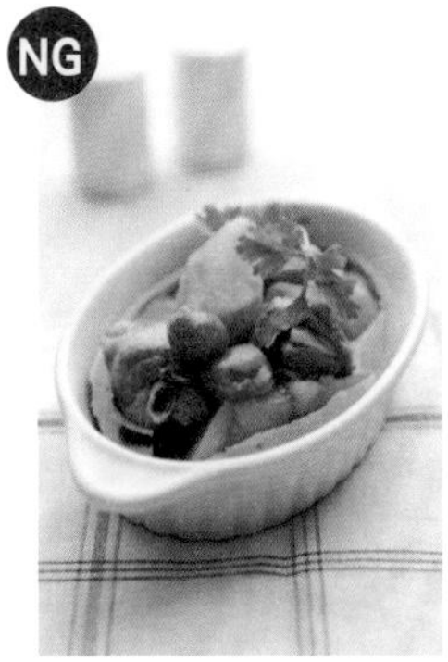

過鹹食物會加重熱潮紅、失眠等症狀，要避免經常食用。

緩解熱潮紅對症食物 1 水梨
滋陰潤肺效果第一

性味
寒 涼 平 溫 熱
辛 甘 酸 苦 鹹

營養成分解析

水梨中的水分就佔了90％，富含糖類、膳食纖維、磷、鉀，另含維生素B_1、B_2、C及少量的有機酸成分。對促進胃酸分泌、幫助消化、維護心血管都有很好的功效。

保健效用：清熱降火滋養津液

水梨具有生津止渴、益脾止瀉的食療效果，向來就被視做調理呼吸系統及肺功能的好物之一。生熟食還有不一樣的保健好處：生吃能清熱，煮熟吃則有滋陰之效。所以要是有口乾咽燥，因肺熱引起的咳嗽者，可食用新鮮水梨；因為受涼而引起的咳嗽，適合蒸煮梨子來吃，尤其加入川貝母效果更棒。

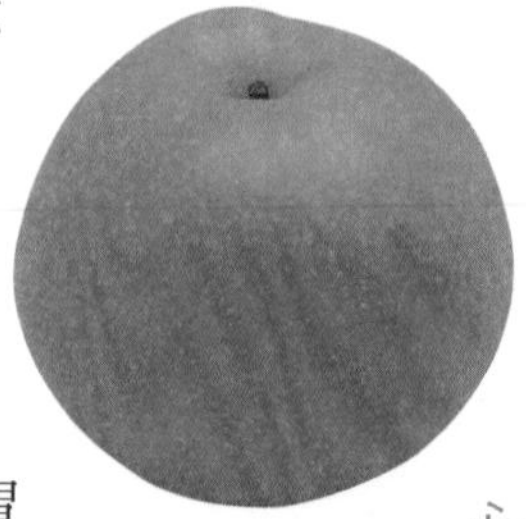

水梨清熱、降火及解毒的特色，正是消除更年期熱潮紅現象的關鍵，食用後能增加身體各部位的津液，既能清心又可潤肺。它所含的豐富鉀離子，亦有助人體細胞組織的運作正常，達到安定神經、穩定血壓的功效。

此外，多吃梨還能促進胃酸分泌、增進食欲；含量亦佳的膳食纖維還能幫助腸胃蠕動；維生素C則可使尿液的PH值維持弱酸性，防止泌尿道感染及膀胱炎。

營養搜查線

水梨品種眾多，有豐水梨、新興梨、雪梨等等，從五月到十二月都能吃到。加上它可耐久保存，即使產季過後仍能品嘗得到。

想要保養支氣管，改善膚質，可用水梨加入白木耳、百合一起燉煮，最後再調點蜂蜜；希望補養氣血，與桂圓肉同煮，還能解除水果的涼性，具有溫補效益；因上火引發的發炎、痰多現象，加上膨大海熬煮茶飲，有很好的鎮熱作用。

除了水梨之外，豆腐與黃豆類食品、燕麥、堅果類是緩解熱潮紅的最佳解藥。

【這樣吃100分】

將寒涼性質的水梨加熱後再食用，可減低寒性，但是要記得燉煮水梨時，務必連皮帶籽切塊一起蒸煮，並飲用其湯汁，潤燥止咳的功效最好。

【這樣吃不OK】

有畏寒、腹瀉或腸胃不佳者，不可空腹吃；胃酸較多者，也要慎食；久病或產婦因體質較虛弱，生食恐不易消化，有可能引起腹瀉、脹氣的現象。

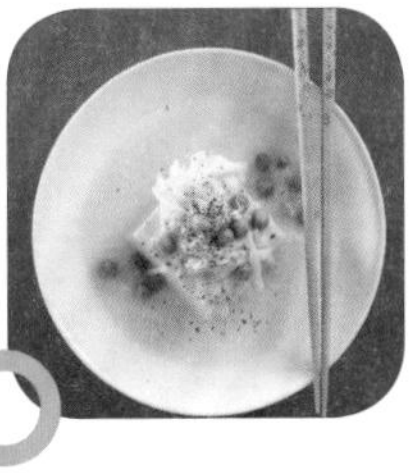
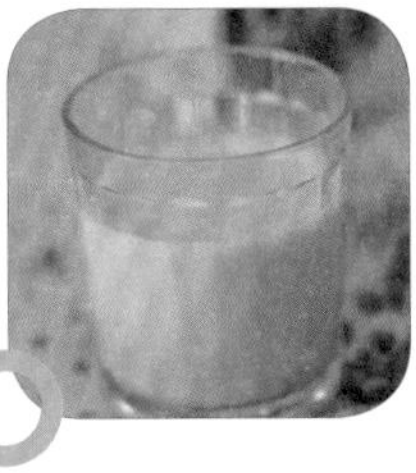
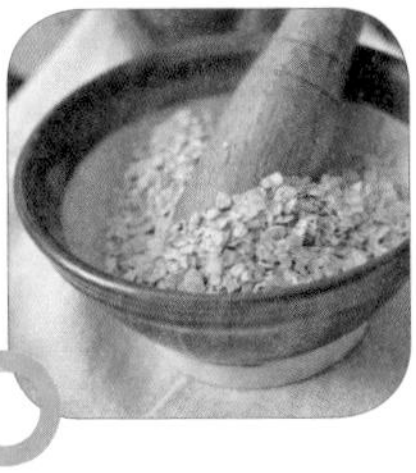
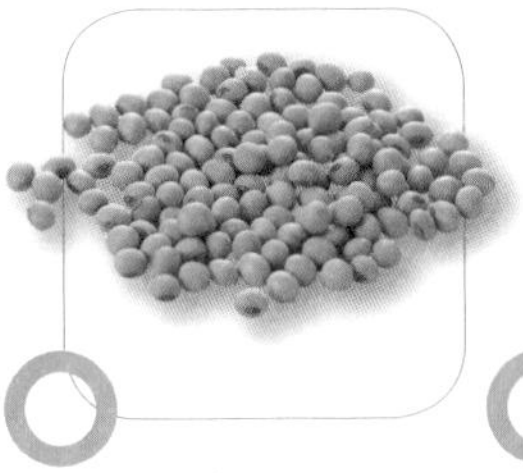

緩解熱潮紅對症食物 2 牛蒡

鞏固元氣解肝毒、循環佳

性味：寒 涼 平 溫 熱｜辛 甘 酸 苦 鹹

營養成分解析

含有豐富的碳水化合物、蛋白質、纖維素，並含有微量礦物質及維生素C、B群，是營養價值極高的一種蔬菜，並且有「台灣人參」、「大力參」的美稱。

保健效用：透過菊糖紓解潮紅

本草綱目記載：「傷寒、寒熱汗出、逐水，久服輕身耐老。」充分說明了牛蒡增強免疫力與消除水腫、利尿，以及抗衰老等種種有益身體的保健功效。

除了當作一般蔬菜食用外，牛蒡的果實、根和莖葉也都被拿來入藥，用來解熱、消腫、解毒，功效良好。中藥裡的牛蒡子疏散風熱、治咽喉腫痛的效果更好。

牛蒡所含的寡糖及大量纖維，是改善脹氣、健胃整腸、預防便秘的來源；它有助清理體內廢物及宿便，強化循環與新陳代謝，有效防治直腸癌的發生機率。

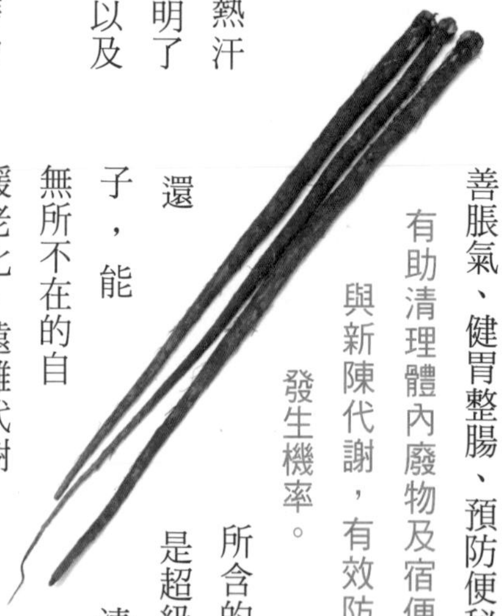

所含的多酚類成分還是超級的抗氧化分子，能清除生活中無所不在的自由基，對延緩老化、遠離代謝症候群提供絕佳的保護力。

營養搜查線

牛蒡中的「菊糖」為精胺酸，即胺基酸的一種，是促進荷爾蒙分泌、活化免疫系統的成分。女性的熱潮紅、心悸等症狀，多為荷爾蒙分泌變少、調節不適所產生，透過飲食中攝取菊糖可以改善，同時還有增強體力的作用。另一方面，菊糖對調整血糖也有很好的效果，極適合糖尿病患者食用。而綠色蔬菜、小麥、大蒜、洋蔥、蘆筍等等也同樣富含這類營養成分。

【這樣吃100分】

牛蒡皮含有許多可對抗氧化的成分，若是用來燉煮，料理前只要用濕布擦洗乾淨，保留外皮一同食用，營養更完整。建議將牛蒡加入適當油脂烹調，例如牛蒡排骨湯、牛蒡炒肉絲，其中的纖維還能化解油膩感，牛蒡也更易入口。

【這樣吃不OK】

因纖維含量豐富，有腹瀉、胃潰瘍者，暫不適合食用。

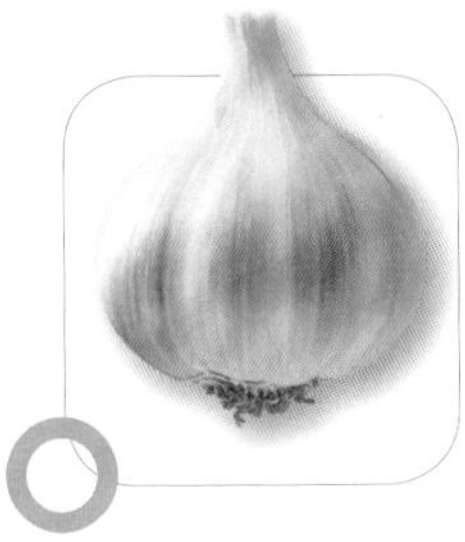
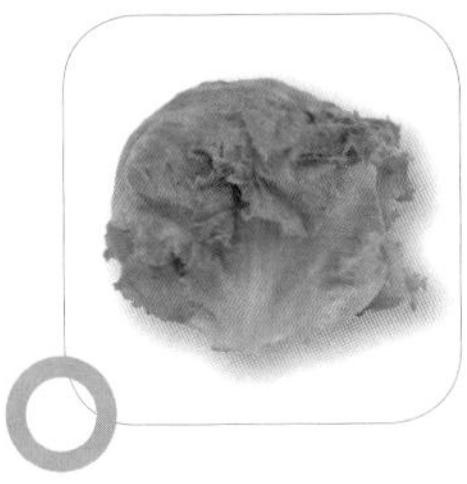
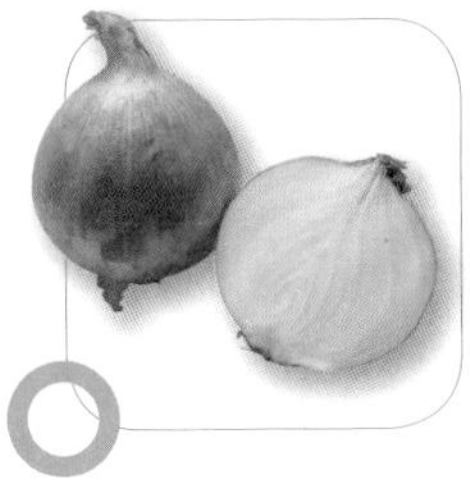
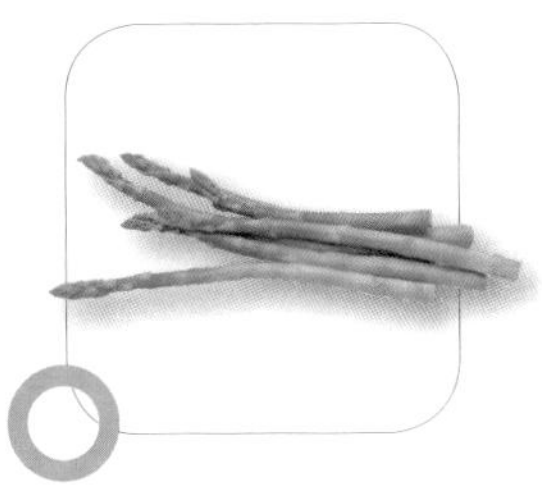

緩解熱潮紅對症食物
強化你的代謝力

3 髮菜

性味

寒 涼 平 溫 熱

辛 甘 酸 苦 鹹

營養成分解析

為藻類植物，含有為數不少的維生素A、E、B_1、B_2、菸鹼酸，以及鈣、鐵、鉀、碘、磷等營養素。蛋白質含量比例居所有海藻類食物之冠，且易於被人體吸收。

保健效用：管好代謝解燥熱

髮菜入肺經，具有清熱利水、化痰、利尿、補腎養心的功效。『本草綱目』裡說它可「治熱氣」，當感覺燥熱或是夏天暑氣難消時，多吃紫菜能有效消除暑熱。

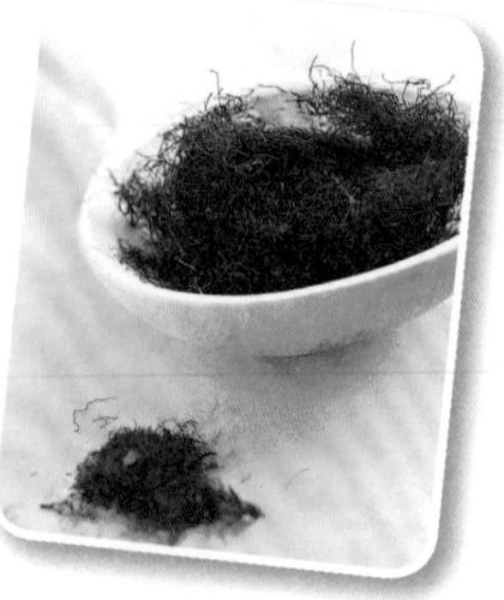

髮菜含有質量極佳的水溶性纖維，可降血脂、幫助腸道有益菌的生長，使致癌物質排出體外。豐富的鐵質能改善貧血；鈣可強固骨骼、牙齒，提防骨質疏鬆。

大家所熟知髮菜調節甲狀腺的功能，主要是所含的碘能改善因缺碘而引起的甲狀腺腫大問題，但若是其它甲狀腺疾病，就不見得有療效了。甚至有甲狀腺機能亢進者，反而要避免食用，以免病症惡化。富含水溶性纖維的食物還包括：蘋果、四季豆、桃子、瓜類、菇類、黑白木耳等等。

髮菜中的維生素B_1及B_{12}可協助神經系統正常運作，維生素B_2能紓緩緊張情緒，這些營養素對紓解更年期的熱潮紅症狀或是對抗波動的情緒都有幫助，同時還有預防心血管疾病的功效。

同時它所含的礦物質能調節細胞代謝，像是鈉就有助平衡細胞內外的水分；鉀離子能穩定體液的平衡……長期缺乏這些微量元素，會造成新陳代謝失調，過渡時期的不適症狀就會一一來向你報到了。

平時可適量攝取紫菜、群帶菜、海菜、昆布、或海帶芽等海藻類家族，提前強化體質。

營養搜查線

【這樣吃100分】

屬性較寒涼，適合燥熱體質者食用。由於髮菜不具特殊味道，所以最常用來製作成羹湯或與具有油脂的肉類烹調，增加香氣及口感，營養也加分。

【這樣吃不OK】

由於髮菜軟堅散結（使身體的結塊現象由硬變軟，並逐漸消散）的效果明顯，所以經常排軟便的人並不適合多食用；脾胃虛寒易腹瀉者要少吃。

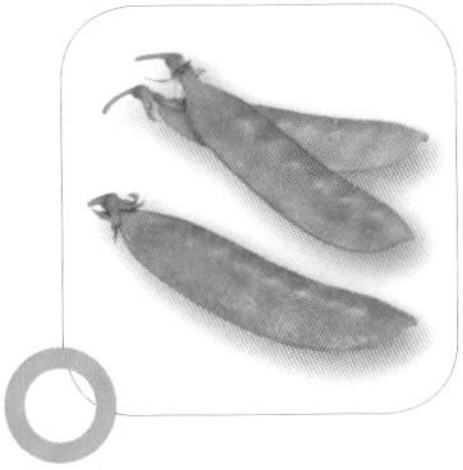

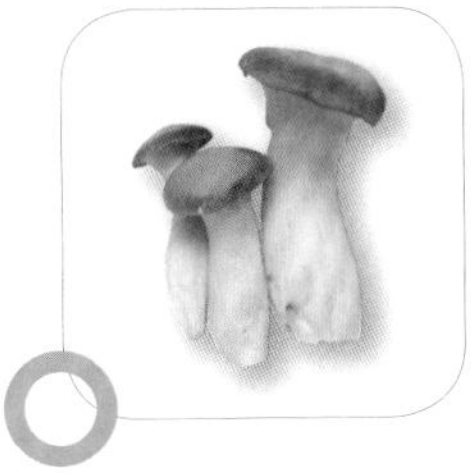

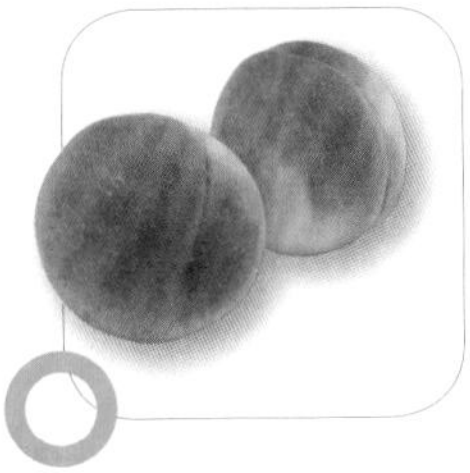

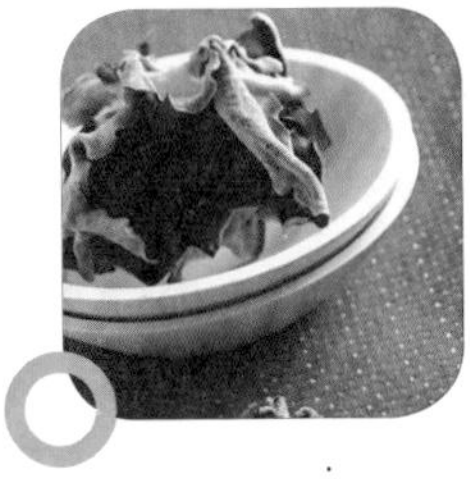

3-6 舒緩頭暈頭痛對症飲食法

頭暈、頭痛不僅是女性更年期才會發生的現象，很多原本只有偶爾發作或是疼痛很輕微者，因為身體及荷爾蒙失調，頭痛程度會加重，發生得更頻繁；某些女生則是因心情過度緊繃而產生緊張性頭痛；尤其當併有熱潮紅及失眠情形時，睡眠品質不佳，也會讓頭痛更加惡化。

中醫在治療更年期失調的頭痛，講究滋腎補腎、調和陰陽，兼以疏肝解鬱、健脾和胃為主。天麻、鉤藤是很常見的治頭痛用藥。

而醫學上認為頭痛、失眠是自律神經失調的結果，過度的壓力、情緒上無法順利轉換，是影響自律神經運作的最大因素，因此，頭痛、焦躁、睡眠差等症狀就經常出現了。

有些頭痛症狀會在停經後獲得改善，有些則可能是患有高

改善頭暈頭痛 OK 食材

多吃含鎂的食物，如香蕉、堅果、海帶、洋菜等。

富含維生素B群的食物，像甘藍菜、菠菜、豌豆、全麥製品或穀物、柳橙汁、啤酒酵母亦可多食。

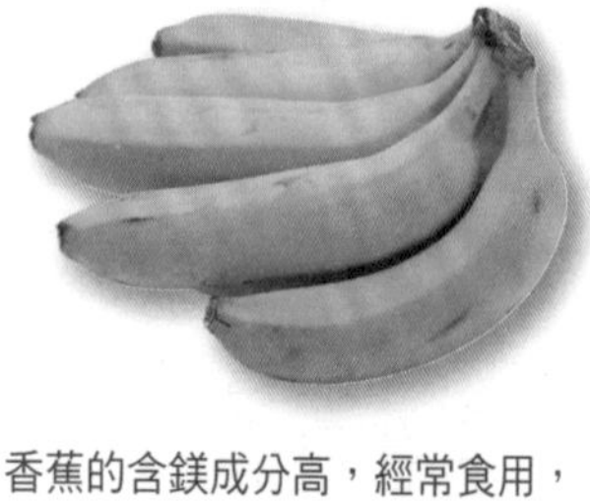

香蕉的含鎂成分高，經常食用，可以緩解頭痛所帶來的不適感。

血壓或青光眼的徵兆，所以若有持續性頭痛時，要注意是否有其他異常並及早就醫，千萬不可有「反正就是更年期到了」的忽視心態。

營養素調養 know how

因維生素缺乏而引起的頭痛，服用合成的維他命B群補充錠可有效改善及預防，或是補充一顆綜合維他命也很好。不必迷信一定要服用高單位劑量的營養補充品，普通劑量的維他命B群同樣有助穩定神經。

頭痛程度較嚴重的話，可利用具有活血、疏風、安神功效的中藥調理，例如白芷、菊花、防風、川芎等。

改善頭暈頭痛NG吃法

加工過的罐頭、冷藏食品，香腸、火腿類等含有亞硝酸鹽成分的食品中，也是誘發頭痛的劣質食物。體質若是屬虛屬寒者，生冷食物或瓜果類等較寒涼的食物要少吃。

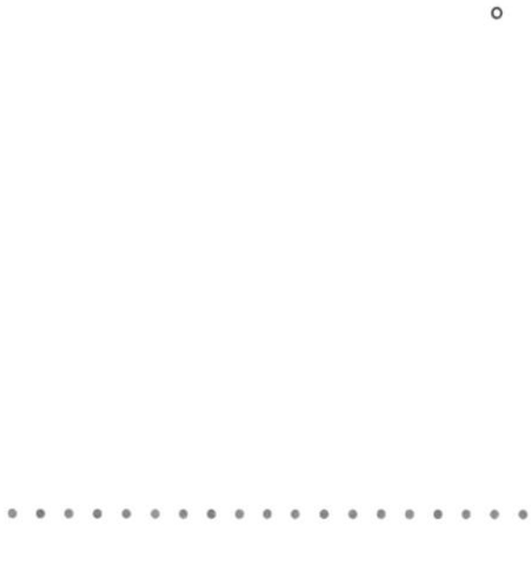

瓜果類或生冷食物，對於體質較虛屬寒者，平時要少吃。

舒緩頭暈頭痛對症食物
顧好你的肝和眼

1 菊花

性味

寒 涼 平 溫 熱
辛 甘 酸 苦 鹹

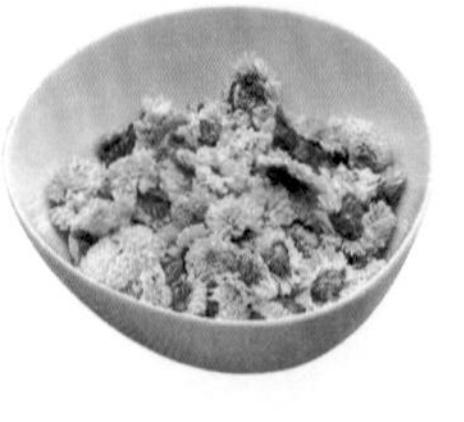

菊花茶能有效降低血脂及膽固醇，調節心肌功能；且因具有鎮靜神經作用，也很適合睡不好的人服用。

而治療眼睛疲澀、疲勞，恢復視力更是菊花的顯著功效之一，尤其加上決明子、枸杞一同泡茶飲用，對長期用眼過度的電腦工作者，是最佳的護眼法寶。

營養成分解析

含有胺基酸、維生素、鐵、鋅、銅、硒等，以及菊色素、菊甙、揮發油、腺嘌呤、黃酮類等對人體有益的微量元素。

保健效用：養肝清熱治頭痛

傳統醫典中記載，菊花能治頭痛、眩暈、失眠及眼睛腫痛等症。因它入肝經，能幫助血脈運行順暢，因此有清熱平肝、治頭暈、疏風、解毒的良好效果。

現代醫學則認為，菊花能抑制病菌、對抗發炎、擴張冠狀動脈，長期飲用

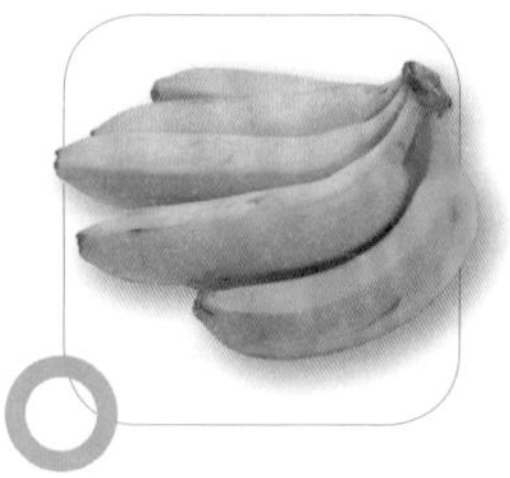

營養搜查線

因荷爾蒙失調因素而容易頭痛的現象，可多吃有助滋陰降肝火的黑豆、蓮子、黑木耳或白木耳；綠豆、芹菜、蘿蔔、百合等具有清熱除煩功效的食物，也能對抗風熱型的頭痛症狀。

將菊花搭配同樣有清熱解毒作用的金銀花、茉莉花沖泡茶飲，紓解頭痛、改善口渴煩躁的效果更好。與夏枯草一起熬煮服飲，能調節高血壓，也很適合心煩氣躁，壓力大、頭痛者做為保健。

【這樣吃100分】

菊花種類不同，功效亦不相同。若想疏散風熱，可多用杭白菊泡茶；希望眼睛更明亮，滋養肝臟效果更佳，就要選擇白菊花（滁菊）。沖泡完不加糖直接飲用最健康。

【這樣吃不OK】

菊花性涼，平時怕冷，手腳容易發冷等虛寒體質者，不宜經常飲用菊花茶；有經常性腹瀉的脾虛胃寒症狀，或是受寒引起的感冒，亦不適合服飲。

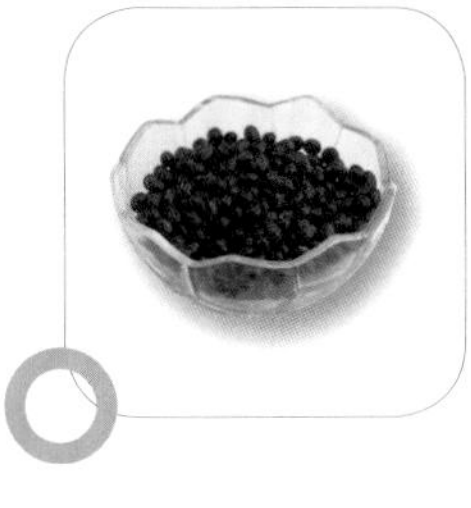
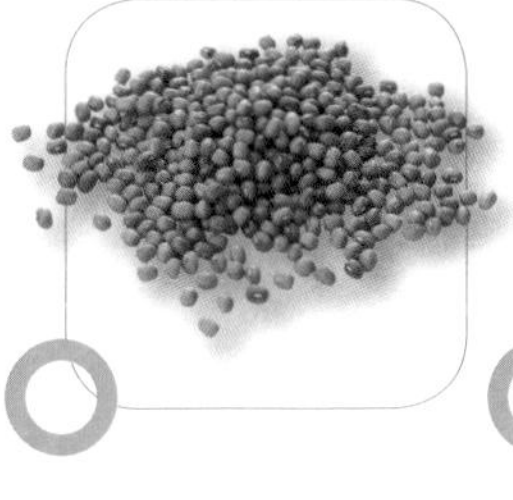
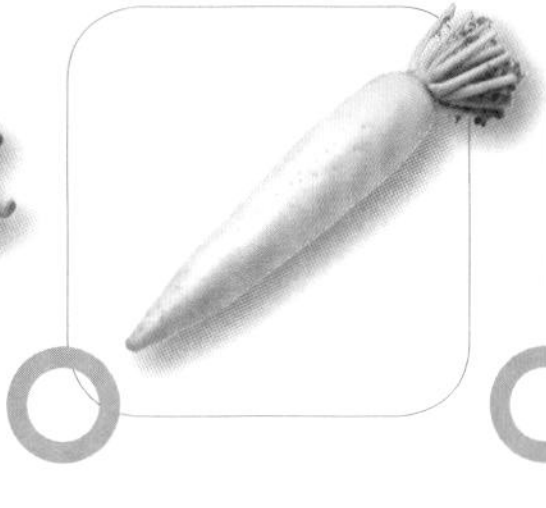
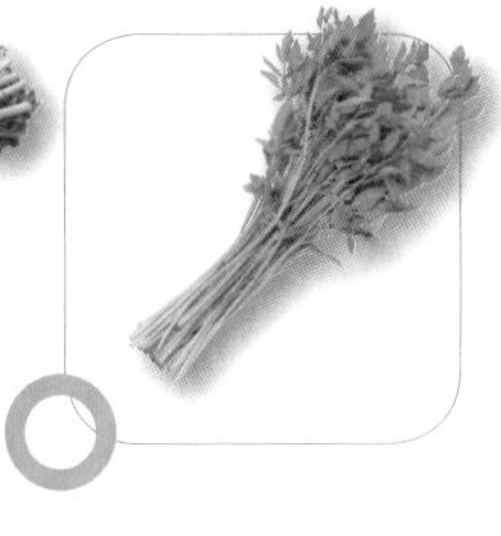

舒緩頭暈頭痛對症食物
讓你擁有好氣色

2 菠菜

性味

寒 **涼** 平 溫 熱
辛 **甘** 酸 苦 鹹

營養成分解析

含有維生素A、B、C、D及胡蘿蔔素、蛋白質、鈣、磷、鐵、草酸，尤以鐵質及纖維質最豐富。營養價值極高，是最具代表性的深綠色蔬菜。

保健效用：補鐵安撫貧血頭暈

菠菜入肺、腸、胃經，有滋陰止渴、養血、通利腸胃、潤腸通便的功用；也是中醫認為滋養肝臟的上好食材，對肝氣鬱結所引發的頭痛目眩及貧血有不錯的療效。

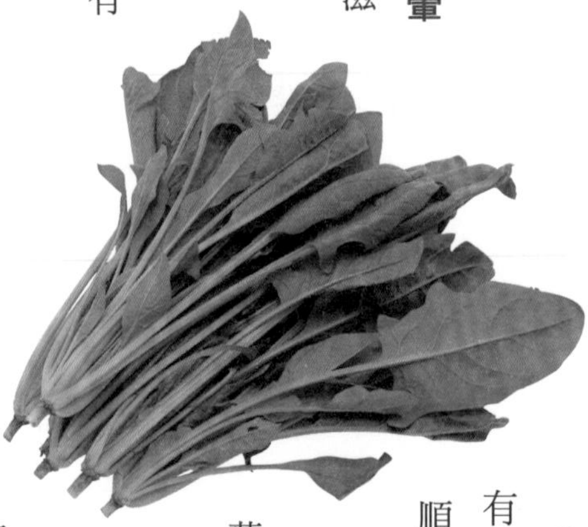

從營養成分來看，菠菜比起其他蔬菜有較多的鐵質，正適合缺鐵性貧血者補充，加上它所含的維生素C及葉酸有協同的作用，能強化鐵質吸收。

此外，菠菜的大量纖維有助淨化腸道，使排便更順暢；並能使多餘的膽固醇代謝排出體外，維持血管的良好彈性。胡蘿蔔素則有延緩老化及保護眼睛的益處，其中更有60%為β-胡蘿蔔素，可增強免疫細胞的活力、抑制癌症的發生。

鐵質不足所造成的貧血也會使人感到頭暈乏力，或是特別疲倦、看起來臉色蒼白等。要活化體內造血功能，平時餐桌上應多多備好以下食物：

肉類－紅肉、內臟、瘦肉（顏色越深含鐵越多）。

海鮮－貝類、牡蠣、紫菜、髮菜、海帶。

蔬菜－綠葉蔬菜、莧菜、金針、蘆筍、紅鳳菜。

核果及其他－紅棗、黑棗、葡萄乾、芝麻、杏仁、紅豆、全穀類、葡萄。

鐵質搭配維生素C一起攝取，吸收更好。可在餐中安排番茄、芭樂、柑橘類水果一起進食。

營養搜查線

【這樣吃100分】

先汆燙再冰鎮的涼拌料理，最適合用來保留菠菜完整的營養成分。用少許油快炒幾下，則可增加胡蘿蔔素的利用率。或可與動物肝臟烹調，預防貧血指數更升級。

【這樣吃不OK】

腸胃虛寒的腹瀉患者應少吃。而攝食鐵質同時喝咖啡或茶則會抵消功效。

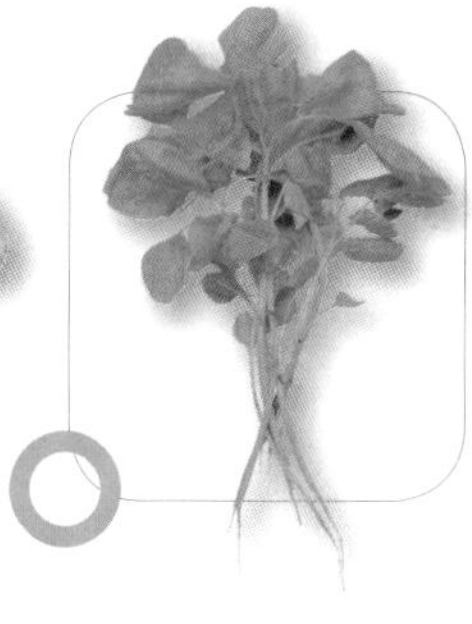

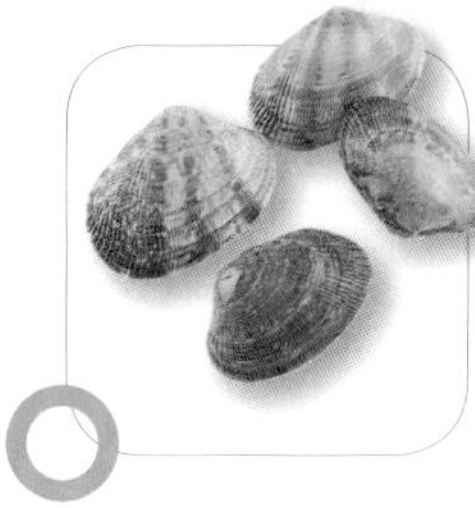

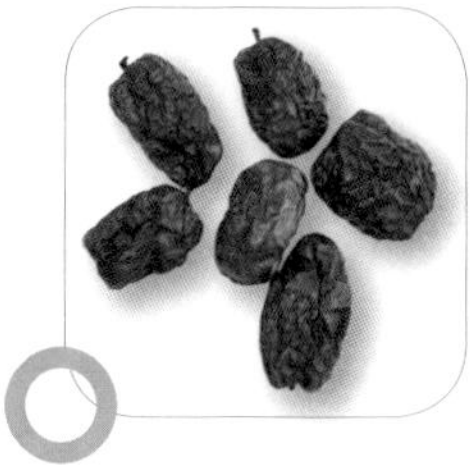

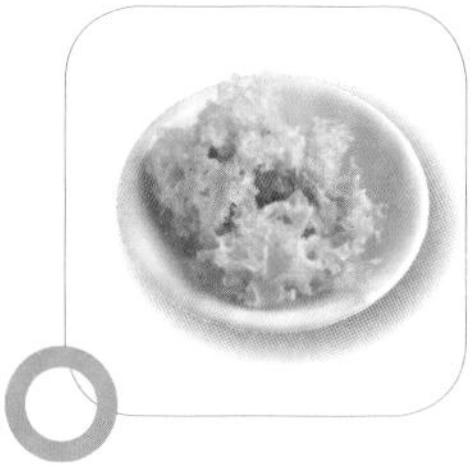

舒緩頭暈頭痛對症食物
可活化瘀滯的氣血

3 當歸

性味：寒 涼 平 溫 熱／辛 甘 酸 苦 鹹

營養成分解析

含有揮發油、水溶性生物鹼、蔗糖、維生素A及B_{12}、亞油酸等等。另含阿魏酸、丁二酸、菸酸等有機酸成分。

保健效用：血虛頭疼就靠它

名列補血藥材之首的當歸，是由植物根部經乾燥製成。女生朋友們常飲用的四物，當歸便是其中一配方，乃因它有補血活血、調經止痛的良好藥效。如果是因為血虛而造成的眩暈、心悸，當歸能發揮極佳的效用。

它可說是治療女性病症的超級藥材，對氣血停滯或有瘀血的婦科腫瘤有療效；且同時含收縮子宮及鬆弛子宮的成份，有雙向的調節作用，但孕婦或月經量過多者要小心慎用。

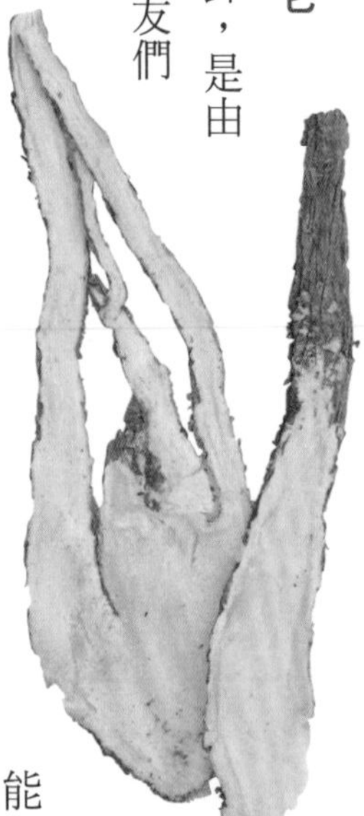

當歸亦有助潤滑腸道、刺激腸胃蠕動，能改善慢性血虛的便秘或是腸燥便秘症狀。所含的阿魏酸有消除自由基、抑制氧化的功用，可防治腫瘤、癌症，或用在化療後減少副作用、活化免疫力。

營養搜查線

當發現有唇色淡白、臉色蒼白或萎黃、體形瘦弱，容易頭昏眼花、心悸，且多夢失眠的話，很可能就是中醫所說的血虛症狀了。這與西醫所稱的「貧血」很類似，但貧血與否還是要經過抽血才能診斷。

有血虛者可服飲加了當歸的四物、八珍湯；當歸加入養陰補腎的熟地熬煮，既可養血也可滋陰，治頭暈目眩的成效更好；川芎配上當歸，活血止痛效果更強，有利改善體質虛弱者的頭痛症狀。

【這樣吃100分】

當歸與其他藥材或食物燉煮時，若有便秘者，當歸可同時下鍋，以釋出軟便成分；無便秘困擾的人，在起鍋前10分鐘再加入同煮即可。

【這樣吃不OK】

當歸很容易上火，易發痘瘡等體質燥熱的人不宜多吃。盡量少在夜間或睡前服用，以免它行血的功效影響睡眠品質。

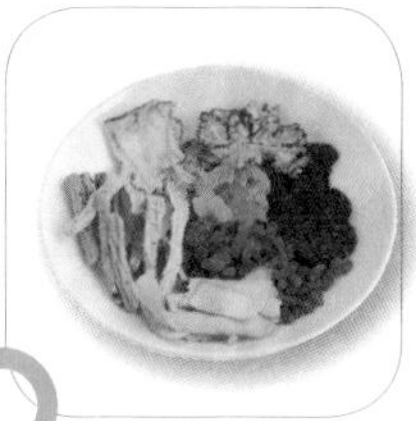
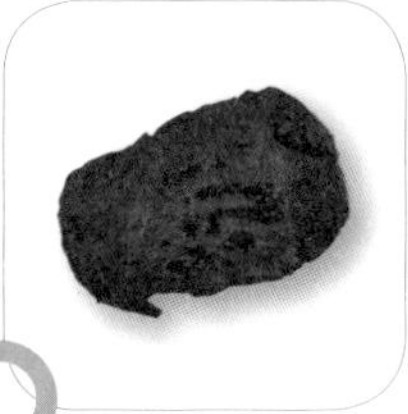
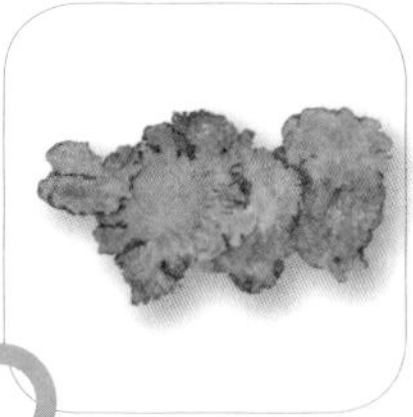
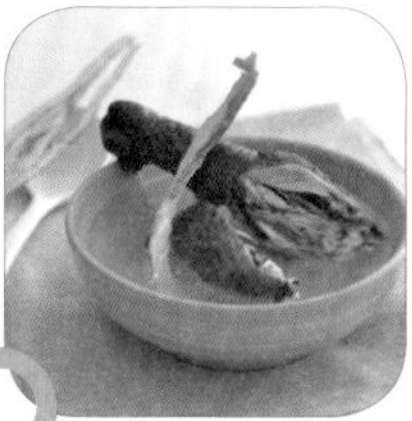

3-7 拒絕肌膚粗糙對症飲食法

好像大地萬物缺水一樣，你的皮膚也開始出現粗糙、龜裂、脫屑現象了嗎？就連頭髮也漸漸失去光澤？隨著年歲增長，能不能只長智慧，不長皺紋呢？

當皮下組織水分與軟組織的膠質減少，皮膚黏膜就會萎縮，於是便造成女性最擔心的「青春美麗」不再。最典型的症狀就是皮膚乾燥鬆弛，臉部、頸部和手佈滿細紋，尤其嘴角和兩眼外圍更明顯。還有毛孔粗大、臉部色斑加深、肌膚暗淡無光澤等令人困擾的問題，有時後還會脫皮、發癢。

中醫認為這是起於陰虛火旺，因為「陰虛」，所以腎氣不足、津液虧虛，使皮膚乾燥、暗沈；「火旺」，所以燥熱生風，皮膚會覺得麻木、搔癢，好像小螞蟻到處亂爬。臨床上會使用滋陰降火、潤燥祛風的藥物，如生地、知母、玄參、黃柏

改善皮膚粗糙OK食材

胡蘿蔔、魚肝油、豬肝、菠菜等含有維生素A的食物，可促進皮膚細胞的再生。記得配合少許油脂一起食用。

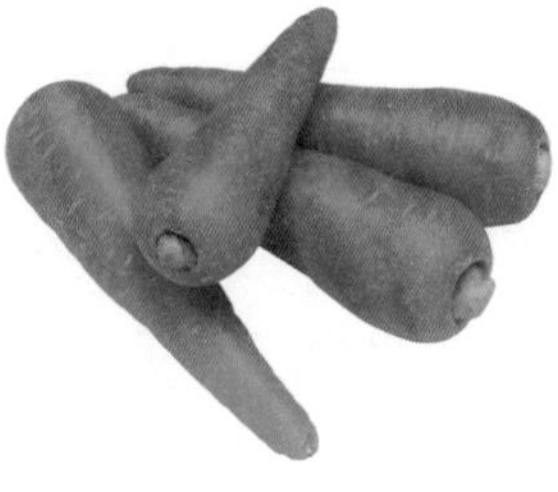

胡蘿蔔含有豐富的維生素A，可促進皮膚細胞的再生。

等，來緩解症狀。

其次，在日常生活中也要注意皮膚的保養，飲食中經常補充水分與油脂來保持皮膚的濕潤；洗澡後也要塗抹含有保濕與添加有油脂成分的乳液。如果有做三溫暖習慣的人，記得在烤箱中用濕毛巾蓋著頭，臉部水分才不會蒸發掉，毛孔也才不會變粗。

營養素調養 know how

月見草油對更年期皮膚的調理有益，能使停經後乾燥的皮膚重現光澤水噹噹。維生素C則是合成人體膠原蛋白的重要物質，能恢復肌膚彈性。輔酵素Q10則可避免肌膚受到紫外線侵害，並有效撫平細紋。

富含膠質的食物，例如魚皮、雞腳、牛筋、豬皮、山藥、木耳、秋葵、蓮子等，可使皮膚乾燥獲得改善。

改善皮膚粗糙 NG 吃法

大量的肉食及油炸食品，會增加體內的自由基，加快老化速度。刺激、燥熱性質食物不要吃，像是辣椒、蔥、薑、蒜、胡椒，都會加重肌膚乾燥的現象。

只吃蔬菜或過度節制飲食，導致營養不均衡的人也往往容易出現皮膚粗糙的症狀。

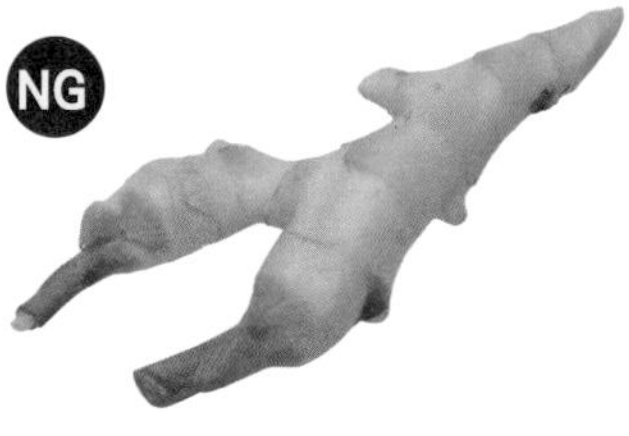

薑屬於刺激、燥熱性質的食物，有皮膚乾燥症狀者，要避免經常食用。

拒絕肌膚粗糙對症食物能重現皮膚生機

1 蚵仔

性味
寒 涼 平 溫 熱
辛 甘 酸 苦 鹹

營養成分解析

素有「海洋牛奶」美名的蚵仔，含有十多種胺基酸，並有維生素B群、牛磺酸及鈣、磷、鐵等營養成分，是含鋅最多的食物之一，適量食用能提高免疫力。

保健效用：鋅元素維持肌膚活力

李時珍所著『本草綱目』說蚵仔肉「能細潔皮膚，補腎壯陽，並能治虛……」，在中醫臨床上，食用蚵仔確實有滋陰養血、清熱解毒及美膚的功效。而蚵仔外殼磨粉以後做為藥用，有鎮靜安神、收斂固澀（如斂汗）作用。

蚵仔中含鈣、鎂、鋅、鐵等礦物質，其中鋅的含量特別豐富，除了可幫助男性增強精力外，對降低傷口感染、加速癒合亦有作用；加上它大量的蛋白質，能達到消除痘疤、養顏美容的效果。

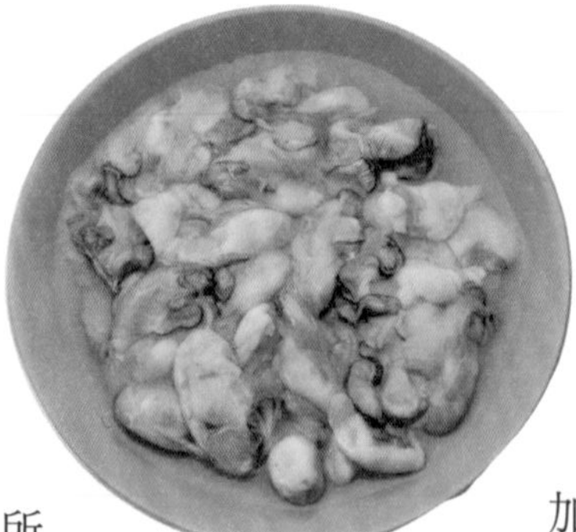

其鮮美味道的來源，是因為它所含的醣類主要為肝醣，兼有提高肝機能、增加活力的功能。含量可觀的牛磺酸可消除疲勞、降膽固醇、預防動脈硬化、保養肝臟，也是促進腦部機能的必備營養素。

營養搜查線

發現皮膚毛囊的皮脂容易有堆積，皮膚及頭髮開始枯燥、失去光澤時，可能就是身體在告訴你要補鋅了！鋅有對抗氧化的作用，有助強化細胞，修護皮膚、毛髮、指甲等受損情形。

我們平常吃的雞蛋、奶或奶製品、豬肉及動物肝臟都可發現鋅的存在，在海鮮裡尤其豐富，例如生蠔、鮮蝦、螃蟹……。其他含鋅的食物還有大豆、芝麻、麥芽、全麥製品、啤酒酵母、小麥胚芽、南瓜籽。

【這樣吃100分】

每天只需吃3顆蚵仔就足以提供一整天所需的鋅。另外可與富含維他命C的食物搭配，強化人體的免疫系統，預防感冒效果佳。

【這樣吃不OK】

屬高普林含量食物，會增加尿酸濃度，痛風患者不宜。另外，也不建議生食吃法，會有寄生蟲的問題，而且若是存放過程稍有疏失，還會潛藏其他病菌。

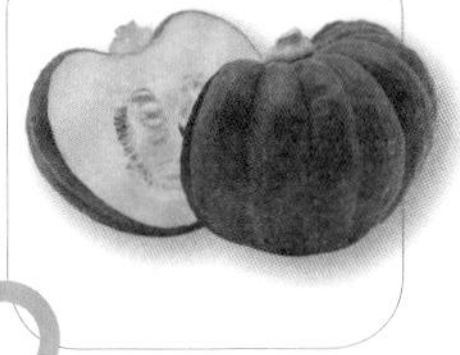
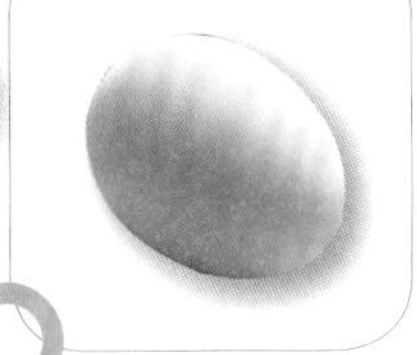
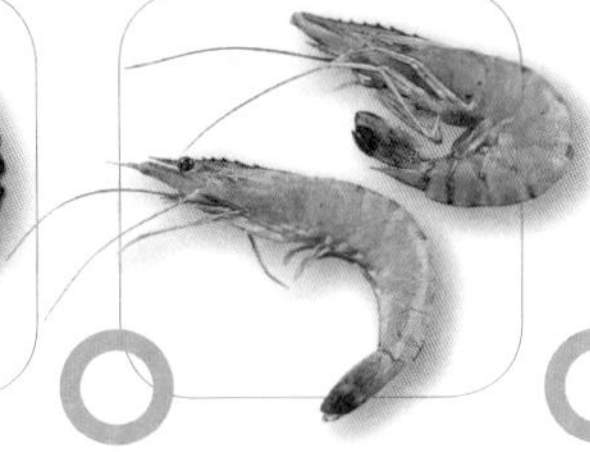
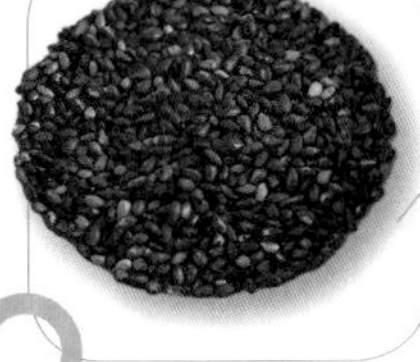

拒絕肌膚粗糙對症食物
補充你的膠原蛋白

2 山藥

性味

寒 涼 **平** 溫 熱
辛 **甘** 酸 苦 鹹

新鮮山藥中豐富的黏液含有醣蛋白，能幫助消化，對健胃整腸及養顏美容有很棒的效果；也可防止心血管系統沉積脂肪，讓血管維持好彈性；還能保護呼吸系統、消化道及關節，具有非常好的潤滑、抗菌、預防發炎作用。

營養成分解析

含有皂甙、黏液蛋白、多酚氧化酶等成分，以及維生素A、B_1、B_2、C及鈣、磷、鐵等，營養豐富，是調節人體免疫系統的上好食物。

保健效用：黏液質有助對抗老化

山藥有益肺腎，『本草綱目』認為它「益腎氣，健脾胃，止瀉痢，化痰涎，潤皮毛」可見其祛痰止瀉、養陰潤燥、滋補脾胃的良好效果。山藥同時也是藥食兩用的典型食材，鮮品既可熟食也能生吃，經乾燥製成入藥後便稱淮山。

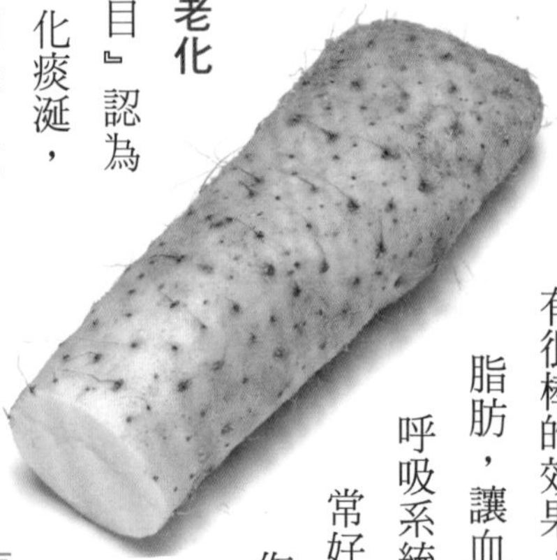

山藥中特殊的薯蕷皂甘是促進荷爾蒙分泌的重要成份，能增生膠原蛋白，滋潤皮膚，幫助對抗肌膚老化現象，還可有效預防或延緩因老化帶來的各種健康問題。

營養搜查線

維生素B_2又稱核黃素，有「皮膚的維他命」之稱，主要就是它能促進成長及細胞的再生，使皮膚、指甲、毛髮正常生長，維持良好的新陳代謝。

最常見缺乏維生素B_2的現象是口角、唇、舌的發炎，或有口角潰爛、口唇腫脹伴有脫屑，以及出現在眼、鼻、口四周的脂漏皮膚炎。飲食中需多攝取含有核黃素的食物，動物內臟（肝、腎、心）最多，其他如奶蛋類、綠葉蔬菜、豆類中亦不少。

【這樣吃100分】

每週至少吃2次山藥，有助提升肌膚保濕度，恢復光滑彈性，增加身體活力。黏液質久煮易化開、營養降低，烹煮將起鍋前的2分鐘前再加入山藥略煮即可。

【這樣吃不OK】

山藥具補益收斂作用，常有大便祕結、排便不順、腸胃易脹氣的人過量食用，症狀會更嚴重。山藥中的黏液生吃時含量最豐，但腸胃欠安者生食易引起腹瀉。

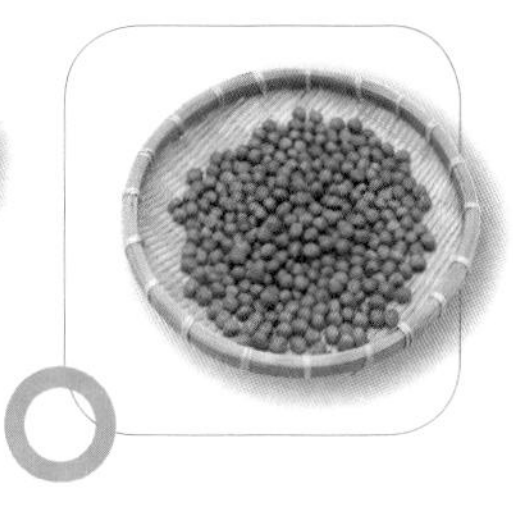
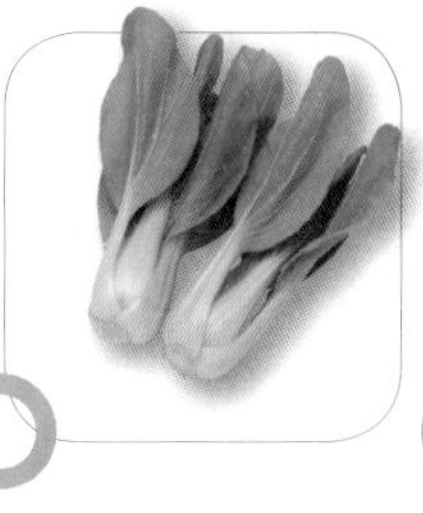
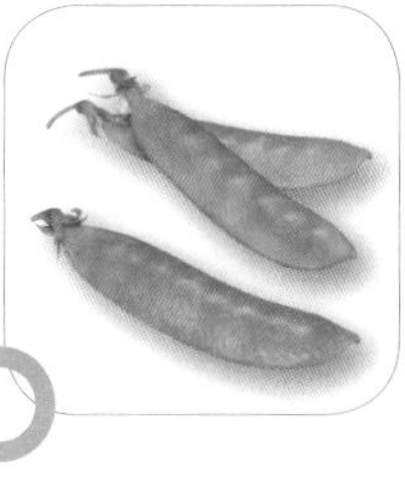
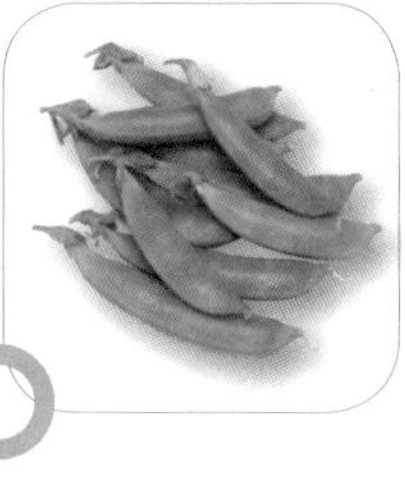

拒絕肌膚粗糙對症食物 3 紅蘿蔔

滋潤失水的肌膚、改善粗糙

性味

寒　涼　**平**　溫　熱

辛　**甘**　酸　苦　鹹

營養成分解析

含有醣類、膳食纖維、胡蘿蔔素、維生素A、B群、C、D、E，以及葉酸、鈣、鉀、磷、鐵等，有益人體健康，又有小人參的別稱。

保健效用：好膚質來自維他命A

中醫典籍提到紅蘿蔔有補中下氣，健脾，化滯，消食，令人開胃等效用，且認為食之有益無損。消食、化滯的看法正是因為紅蘿蔔含有大量的纖維質，可清理腸胃、幫助蠕動有關。

紅蘿蔔裡的維生素A、C、E、及β-胡蘿蔔素及大量木犀草素，這些營養成分都是強效的抗氧化劑，能提升免疫力，抵擋病毒、腫瘤的入侵。其中的維生素A本來就有強化上皮組織生長，促進膠原合成的作用，再加上β-胡蘿蔔素又能在人體中轉化成維生素A，對美化肌膚、防止乾裂更有加乘效果。

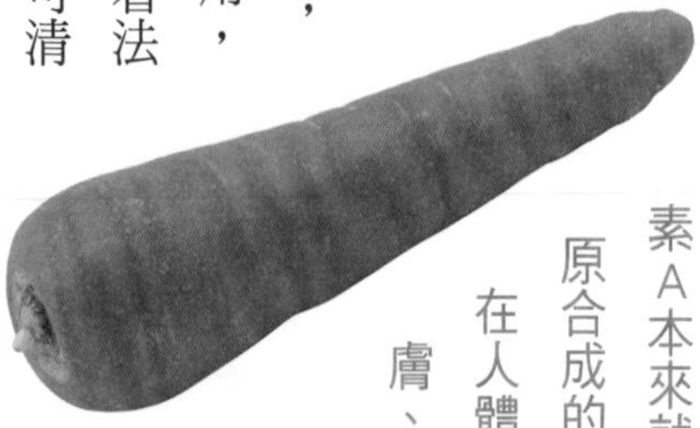

關於紅蘿蔔對眼睛有好處的說法，是因為維生素A有助提高眼睛對光線的適應力，所以能防止夜盲症。其實紅蘿蔔在平衡血壓、活化肝臟機能方面也有很不錯的成效。

維生素A的主要作用就是維持皮膚、黏膜、骨骼、牙齒及毛髮等的健康，多吃可使粗糙肌膚獲得改善。除了紅蘿蔔外，色澤鮮豔的南瓜、木瓜、芒果、番茄及深綠色蔬菜，都有很豐富的含量。

或許有人會擔心吃多了紅蘿蔔，皮膚會變黃。類胡蘿蔔素的確在大量食用後會有色素沉澱的現象，使得四肢皮膚發黃，所幸這個現象在暫時停止食用後就能慢慢「還你本色」。建議將橙黃色蔬果與深綠色蔬菜互搭食用，同樣能獲取足夠的類胡蘿蔔素。

營養搜查線

【這樣吃100分】

紅蘿蔔所含的β-胡蘿蔔素及維生素E均屬脂溶性，必須與含有油脂的食材一同烹煮，才能提高營養利用率。例如油炒紅蘿蔔、紅蘿蔔炒蛋、紅蘿蔔燉肉等。

【這樣吃不OK】

很多人喜歡用紅蘿蔔加其他蔬果打成果汁飲用，但其實紅蘿蔔並不適合生食，不但養分不易吸收，其中所含的酵素還會破壞他種蔬果裡的維生素C。

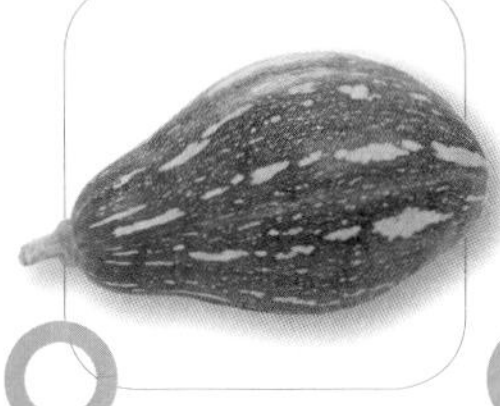
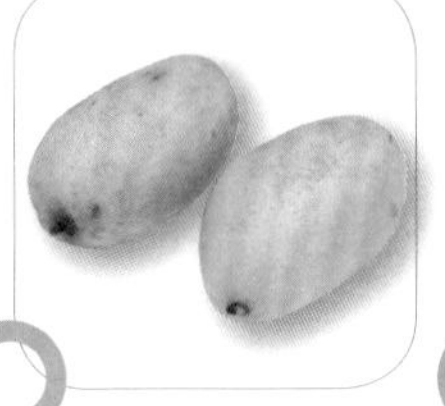
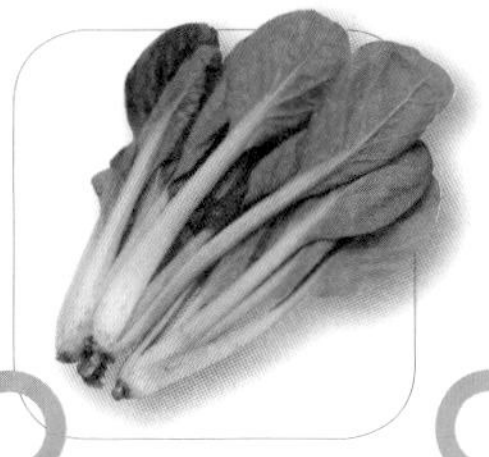
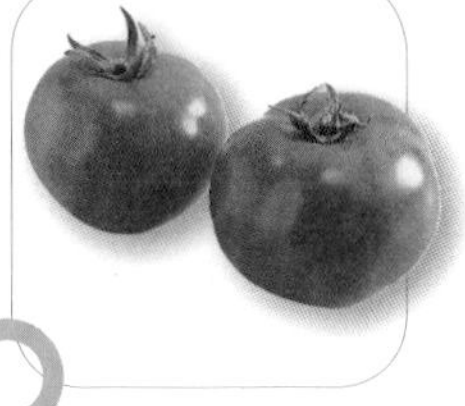

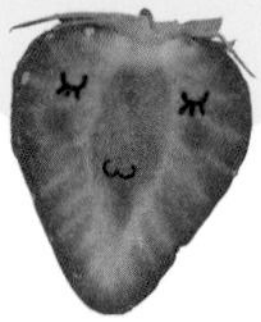

3-8 減緩視力衰退對症飲食法

拿在手上的報紙，漸漸看不清楚；眼睛常有發疲、乾澀的感覺；小心眼睛已經開始朝向老化發展。

除了年齡增長會造成眼睛功能衰退外，用眼過多、長時間接觸電腦、缺乏戶外活動等，都會讓眼睛提早退化。

中醫認為眼睛老化的問題與五臟失調都有連帶的關係，所謂「五臟六腑之精氣皆上注於目而為之精」。但最有直接關係的，則屬肝經、腎經，因此在調理眼部功能時，多從疏肝、養肝來進行。

對燥熱體質引起的眼睛發紅、腫脹，且有口乾舌燥、便秘的人，要採清肝退火的治療方式。因陰虛火旺導致的虛火體質，眼睛則是乾澀，伴隨五心煩熱，就會使用滋陰清熱的方式解除症狀。

改善視力OK食材

動物肝臟、瘦肉、牛奶；胡蘿蔔、綠色蔬菜；糙米、全穀類食物，豆類、堅果；奇異果、橘子、草莓等食物。

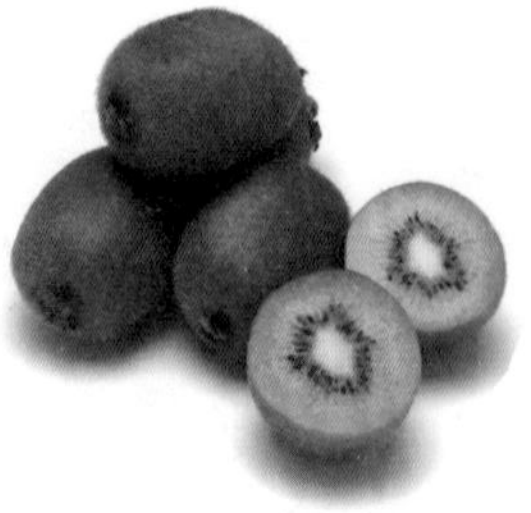

奇異果含有豐富的維他命C，所以多吃可以達到明目護眼的效果。

要是必須從事近距離且長時間的閱讀、文書或電腦工作時，盡量多做眨眼動作以促進淚液分泌，可預防乾眼症；且每隔40～50分鐘，就要休息10分鐘，並做眼球上下左右轉動的護眼操；每天抽出一段時間到寬闊的戶外盡量凝視遠方，均有助調節眼睛、解除疲勞。

營養素調養 know how

可補充山桑子萃取物，山桑子又稱歐洲藍莓，可加強眼睛在黑暗中對光的感應度，有效預防夜盲症、白內障、乾眼症及視力減退等。一般人可食用標準含量百分比25％OPCS的萃取物約80 mg；若是有視力已經衰退老化者，可提高到2～3倍的劑量。

護眼中藥材：枸杞、菊花、決明子、車前子、山楂、黃耆、女貞子等，可泡熱水作日常茶飲，有助減緩視力衰退。

改善視力NG吃法

有營養專家警告，常吃甜食會影響眼睛健康，因為糖分在人體內代謝時需要大量的維生素B_1，如果糖分攝取過多，有益眼睛健康的維生素B_1就會相對不足。

另外，傳統醫學有「大蒜有百益而獨害目」的說法，建議有眼睛方面疾病的人在治療期間要避開辛辣食物。

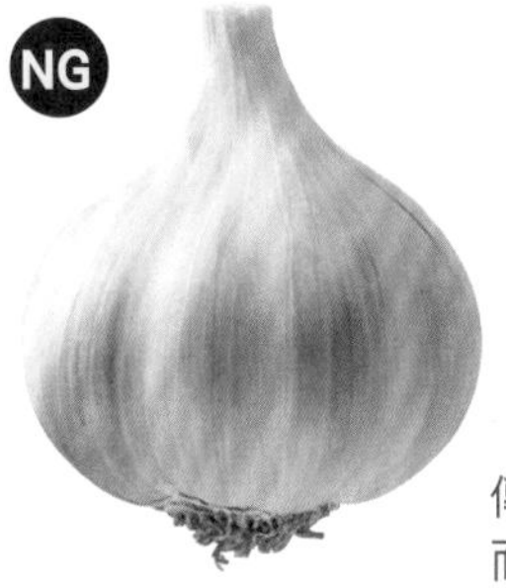

傳統醫學有大蒜有百益而獨害目的說法，視力差者要儘量避免。

減緩視力衰退對症食物 拯救你的靈魂之窗

1 枸杞

性味

寒 涼 **平** 溫 熱

辛 **甘** 酸 苦 鹹

營養成分解析

含有十多種胺基酸成分，也有大量的胡蘿蔔素、維生素B、C以及甜菜鹼、煙酸、牛磺酸、鈣、磷、鐵等物質。

保健效用：玉米黃素降低眼睛受損

枸杞具滋補肝腎、補精血、明目之效，在中醫臨床上常用於治療血虛萎黃、腎精不足、腰膝痠軟、肝腎陰虛、眼目昏糊、雲翳遮睛等症狀。

小小一顆枸杞看似不起眼，在古代醫書中卻認為它「久服堅筋骨，輕身不老，明目安神，令人長壽」，除了大家都知道的護眼功效，對體質虛弱、抵抗力較差的人能起到滋補健體的效用。

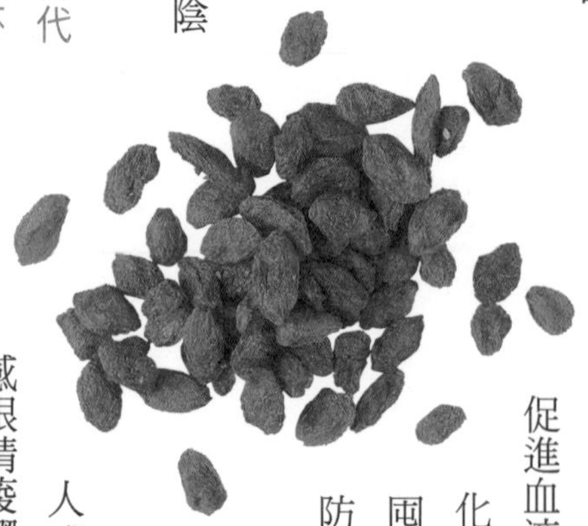

現代醫學也證明了枸杞促進血液循環、防止動脈硬化、減少肝臟內脂肪囤積的益處，能用來防治糖尿病、高血脂症、肝病及腫瘤，醫療價值極高。

對忙碌的現代人或是用眼過度、常感眼睛痠澀者，取枸杞一匙加上幾朵菊花泡茶飲用，有助消除疲勞，養護肝臟降火氣。

營養搜查線

枸杞護眼的功效來自一種名叫玉米黃素的類胡蘿蔔素，此營養素會集中在眼睛黃斑部的中央區域，保護神經不受損害，因而達到有益眼睛的作用，有效預防中老年因眼睛老化易發生的黃斑部病變。

玉米黃素多存在一些呈橙黃色的蔬果中，如黃椒、黃玉米、蛋黃、哈蜜瓜、芒果、柳丁等食物。

【這樣吃100分】

體質較弱、常患感冒的人適合每天食用。枸杞可直接當零嘴食用，每天約一小把即可；亦可加入同有護眼效果的決明子泡茶，功效更加倍。

【這樣吃不OK】

枸杞溫熱身體的效果好，但有紅腫熱痛、正在感冒發燒或有發炎現象者不可吃。平常容易腹瀉或是舌苔特別厚膩、火氣大的人，也不適合長期食用。

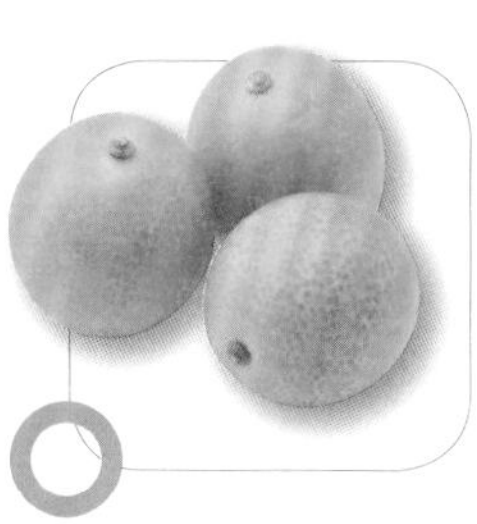
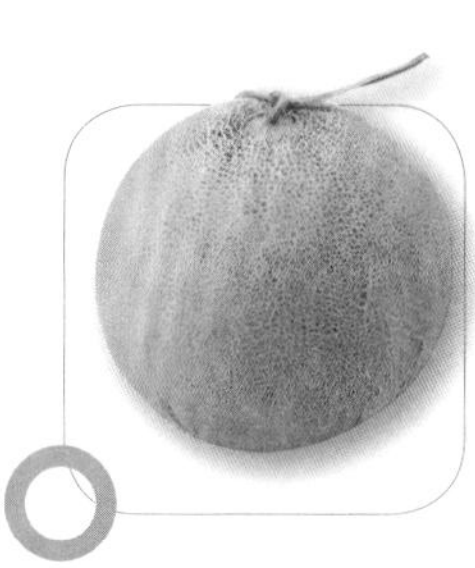
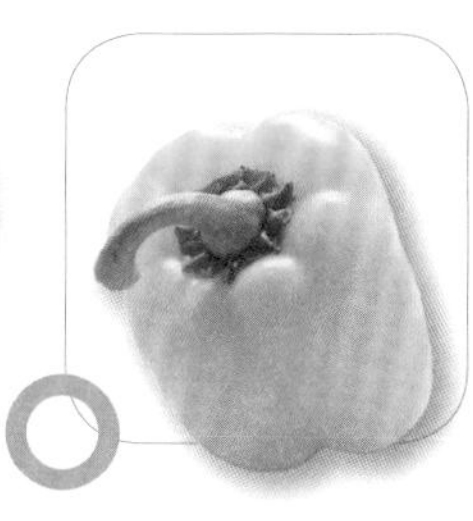
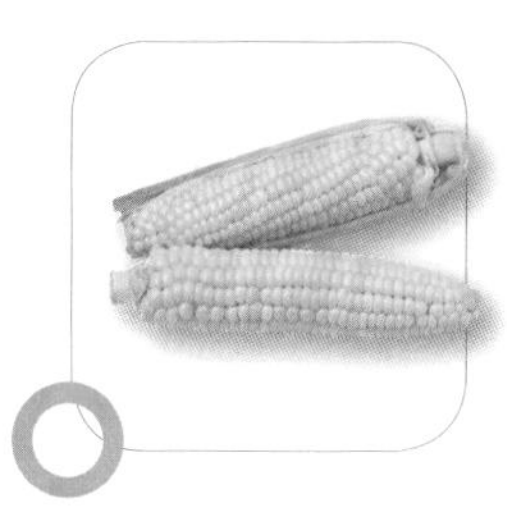

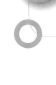

減緩視力衰退對症食物
保護眼睛不老化

2

玉米

性味

寒 涼 平 溫 熱
辛 甘 酸 苦 鹹

營養成分解析

含有大量澱粉，屬於五穀根莖類食物，另含醣類、膳食纖維、蛋白質、維生素B群及鉀、硒。可對抗氧化、防治便秘及心血管疾病。

保健效用：好眼力靠葉黃素

玉米歸胃、膀胱經，因此有開胃健脾、利水滲濕、益肺寧心的功效，在解決小便不順、消化不良、腹瀉、水腫、糖尿病、便秘等症狀，可以見到不錯的輔助療效。而玉米鬚在中藥裡，更是具有代表性的利尿消腫藥材。

豐富的纖維有助潤腸通便，能促進膽固醇代謝，加速腸內毒素及致癌物排出，預防腸炎、腸癌。

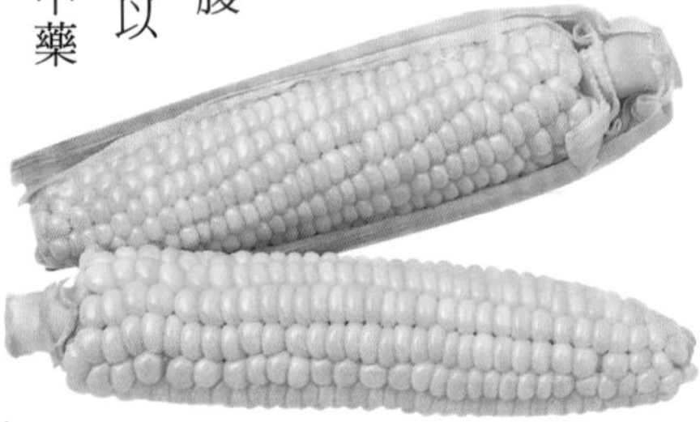

新鮮玉米中的維生素E有助延緩衰老、降低血中膽固醇、預防皮膚出現皺紋，與所含的葉黃素、玉米黃素一起作用，更有利眼睛健康，減低白內障的發生率。

玉米中的鉀質，是幫助人體代謝多餘的鈉及廢物的元素，調節水分及酸鹼平衡，適合高血壓患者食用。

營養搜查線

葉黃素也是類胡蘿蔔素的一種，能保護細胞不免受自由基的傷害，也很容易直接被人體吸收。不過我們的身體卻無法自行製造，必須透過食物來攝取。

一旦缺乏葉黃素，各種眼睛老化病症就會出現，例如眼睛疲勞、視網膜黃斑區病變、白內障、散光、老花眼、青光眼等，視力也因而跟著退化。可多吃顏色鮮豔的天然蔬果：

深色綠葉蔬菜——菠菜、芥藍菜、甘藍菜、綠花椰菜、豌豆。

黃色蔬菜——玉米、南瓜、紅蘿蔔、各色甜椒。

水果——柳橙、葡萄、奇異果。

【這樣吃100分】

玉米顆粒的外膜不易消化，食用要確實咀嚼以利吸收。玉米所含的胡蘿蔔素、玉米黃質屬脂溶性維生素，加點油烹煮，營養作用更好。

【這樣吃不OK】

有腹瀉症狀，或常感胃悶脹氣、腸胃功能不佳者，一次不可吃太多。用玉米鬚煮成茶湯飲用，雖可利尿，但由於性質較涼，不可長期連續食用。

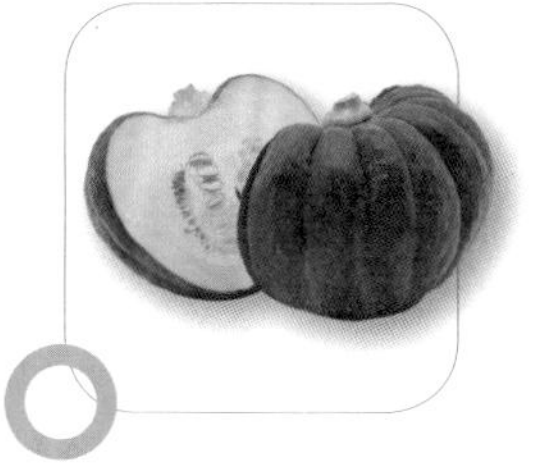
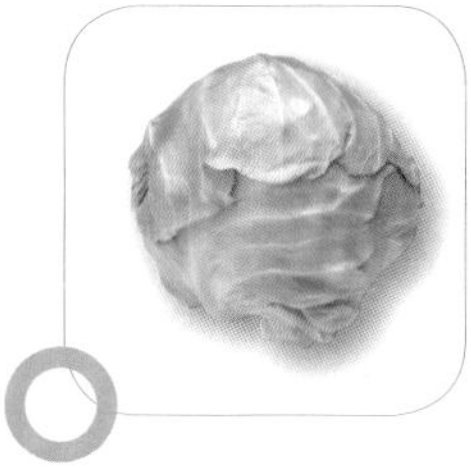
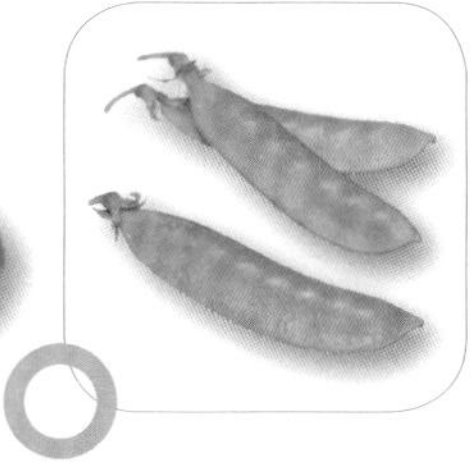
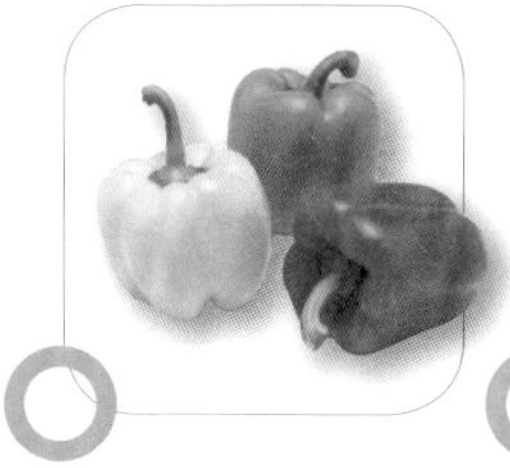

減緩視力衰退對症食物

可活絡衰退的視力

3 鮭魚

性味

寒 涼 **平** 溫 熱
辛 **甘** 酸 苦 鹹

營養成分解析

屬於深海魚種的鮭魚擁有大量的魚油、Omega-3脂肪酸，並含有蛋白質、鈣、鐵、維生素D、E及B群等營養素。

保健效用：DHA強化視網膜

傳統醫學認為鮭魚有改善消瘦、水腫、消化不良的療效，這是因為在中醫理論中，食用大部分的魚肉都能達到補虛勞、暖胃和中的作用。

然而，鮭魚最適合人們多吃的原因，在於它飽含一種超級健康的油脂—Omega-3脂肪。其最大的功能就是促進腦部及心血管的正常運作，對調節血糖、活化循環、消炎、提升記憶及思考、預防老年癡呆有非常顯著的效果。

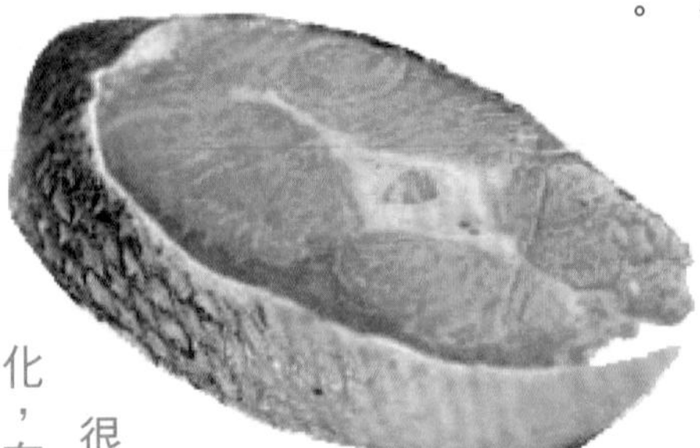

根據許多醫學報告指出，多吃含有不飽和脂肪酸食物的人，罹患眼睛黃斑部病變的比例較低，顯示這種營養素對眼睛視力有確實的好處。

此外，鮭魚也提供了很優質的蛋白質，容易消化，有助增加肌耐力；維生素B群則可消除疲勞、維持皮膚健康；微量元素硒能解毒、抵禦疾病，增強抗癌力。

Omega-3脂肪中的EPA及DHA是最常被提起的重要營養。這兩樣是防治心血管疾病的好夥伴，它們加在一起能抑制壞膽固醇合成，降低膽固醇及三酸甘油酯的濃度。不僅如此，它們還能影響眼睛的正常運作。

人體的視網膜裡含有大量的DHA，從飲食中攝取，能夠活化視網膜的感光細胞，讓眼睛受到光的刺激後，能將訊息快速傳回大腦，進而提升視覺，而絕大多數的深海魚種都含有此一營養。

營養搜查線

【這樣吃100分】

每週吃兩片如手掌大的深海魚類，就可大幅減低罹患心血管疾病的機率。尤其適合心血管疾病患者及腦力工作者食用。選擇野生鮭魚食用，比起養殖鮭魚有更多的營養。

【這樣吃不OK】

有濕疹、皮膚容易過敏的人，大量吃魚將不利病情。用燒烤或油炸等方式烹調，將會使其中的omega-3脂肪酸變質，最好避免；醃燻鮭魚含鈉量多，不適合常食。

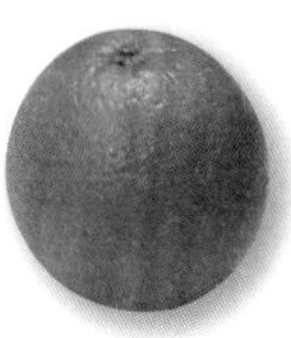
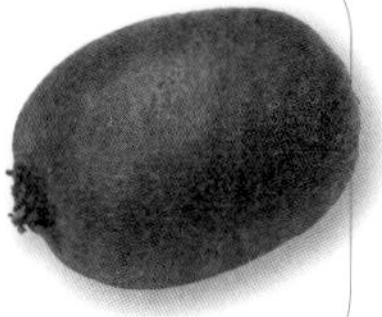
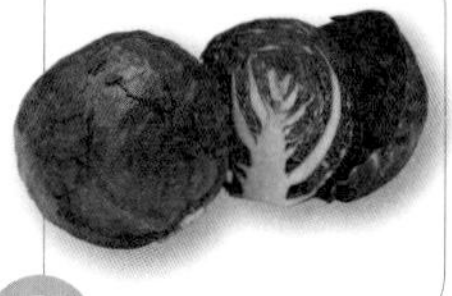
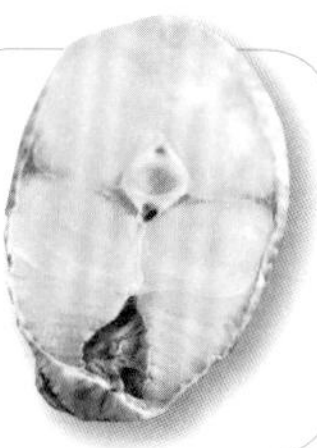

減緩視力衰退對症食物 4 豬肝

有效調理痠澀的雙眼

性味

寒 涼 平 溫 熱

辛 甘 酸 苦 鹹

營養成分解析

包括蛋白質、菸酸、鉀、鐵質，及維生素A、B_2、B_{12}、C、D等元素。有明目、養血、防止眼睛乾澀及疲勞的作用。

保健效用：維生素A能夠修護眼睛黏膜

豬肝補虛、補血的功效向來就十分顯著，因此許多生理期、產後的女性，或是剛開完刀的患者，常會食用豬肝來補身體。對女生來說，將豬肝加麻油、薑片一起燉煮，經期吃有助排除血塊，經後吃則能藉由豐富的蛋白質來修護子宮。

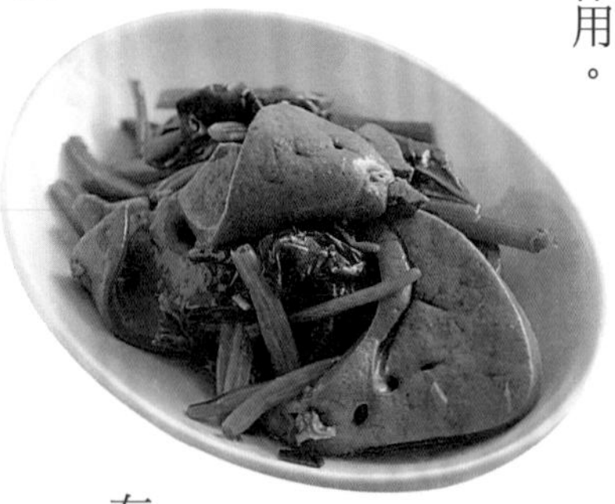

豬肝的好處不僅女性可獨享，它也是男性很不錯的補鋅來源，可預防攝護腺肥大或發炎，並緩解男性更年期障礙。

所含的維生素A能防止眼睛乾澀、疲勞，增加眼睛對光線的調節力；B群是活力與好心情的來源；維生素B_1可以讓人擁有好食欲，並促進消化。

由於豬肝會積累毒素，買回後不要馬上烹調，徹底用流水沖洗乾淨後再泡水半小時以上，並煮至不帶血色的全熟狀態，便能放心食用。

營養搜查線

要是眼部的黏液不夠充足，眼睛就很容易出現疲勞、乾澀或充血症狀，而維生素A能正好擔負了修復眼睛及黏膜組織的重要功能。因為豬肝含有豐富的維生素A、B，所以有很好的護眼效果，其他動物肝臟如雞肝，也有相同的作用。

一般說來，動物性來源的維生素A在量與質上面都比較好，而且大部分都儲存在肝臟。其他含有維生素A的食物還有蛋黃、牛奶、奶製品，如花椰菜、南瓜、紅蘿蔔、芒果等等。

【這樣吃100分】

用紅蘿蔔或燙過的菠菜，與豬肝一同烹炒，護眼效果更好。

【這樣吃不OK】

動物肝臟的膽固醇及普林含量都較高，高血脂及痛風患者過量食用不宜。體質燥熱的人也不適合多吃豬肝，以免上火，引發口乾舌燥及便祕等健康問題。

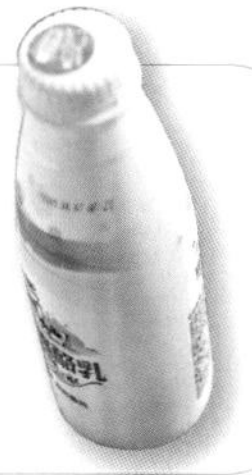
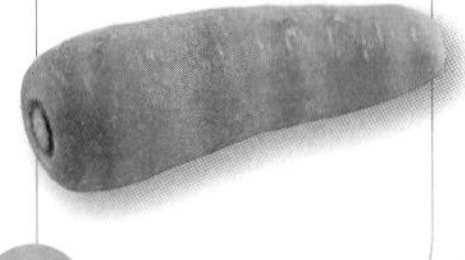
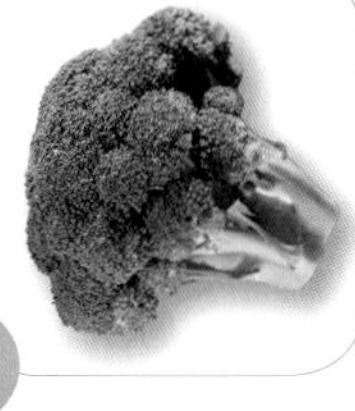
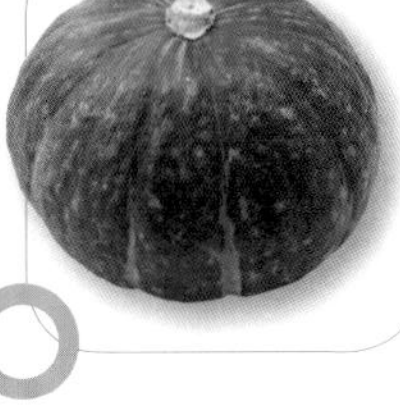

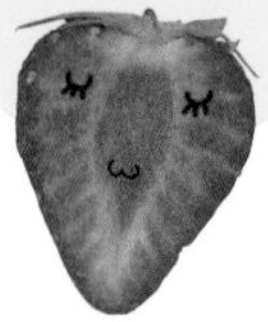

3-9 改善記憶退化對症飲食法

記憶力變差、健忘，就是大腦的思考能力暫時出現了障礙的現象。中醫在健忘的辯證上，認為因思慮過度所以勞傷心脾，而更年期多為心腎不交、心脾不守或因腎虛，而導致記憶力減退，乃因「腎主腦髓」。在治療上就要以充養心腎、益氣健脾為主。

而心情抑鬱及壓力因素，情志不舒、肝鬱氣滯也會引發健忘，並伴隨有焦慮、易怒、心悸及失眠症狀，這時就要使用疏肝通絡、解鬱的藥方。何首烏、女貞子、酸棗仁、柏子仁、五味子、遠志……是很常被用來治療健忘的中藥材。

西方醫學則發現容易忘東忘西、思考及注意力都下降，是大腦功能退化的象徵，也與神經系統、心血管系統、內分泌都息息相關。而更年期時的荷爾蒙分泌產生變化，腦部細胞的活

改善記憶退化 OK 食材

藍莓、草莓、深海魚、全麥麵包、堅果、雞蛋、燕麥、南瓜、南瓜籽富含抗氧化物質，能有效守護大腦。

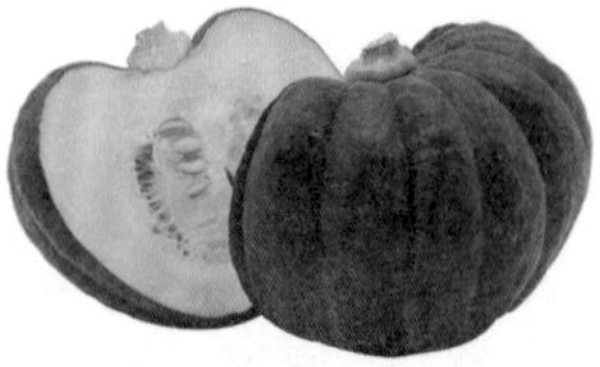

南瓜籽富含抗氧化物質，能有效守護大腦。

動也會跟著衰退，於是就出現記憶力不再、思考無法專注等情形。

規律的生活習慣、充足的睡眠時間及良好的睡眠品質，都能幫助大腦運作更穩定；不管處在哪一個年齡，持續學習、體驗新的生活經驗，拓展視野，能使大腦更加活化。此外，沒有生活重心、無所事事的人，腦部退化得特別快，記憶及專注力下降得更嚴重，因此，時時維持思考的習慣，讓大腦持續受到良好的刺激，就能讓它更健康。

營養素調養 know how

銀杏萃取物有促進血液循環、活化血管彈性，並使腦部含氧量增加的作用，進一步能解除腦部老化的情況，有效預防老年癡呆及失智症。通常一開始服用約在40 mg左右，但因仍屬處方用藥，需與醫生討論後再服用。

DHA是形成大腦組織的重要物質，在深海魚油的補充品中可獲得，建議單單服用膠囊時，一天的劑量不超過2g，亦不需天天食用，每週2～3次即可。

改善記憶退化NG吃法

過度限制飲食，導致營養不均衡、體型過於消瘦者，記憶力也會跟著衰退。酒精及藥物（減肥藥、安眠藥）也有使記憶力減退的負面效應，要避免長期過度飲酒或服用藥物的習慣。過甜及太鹹的飲食習慣，蔬菜水果長期攝取量不足，導致嚴重缺乏維生素及礦物質等營養素，也會造成記憶力低下。

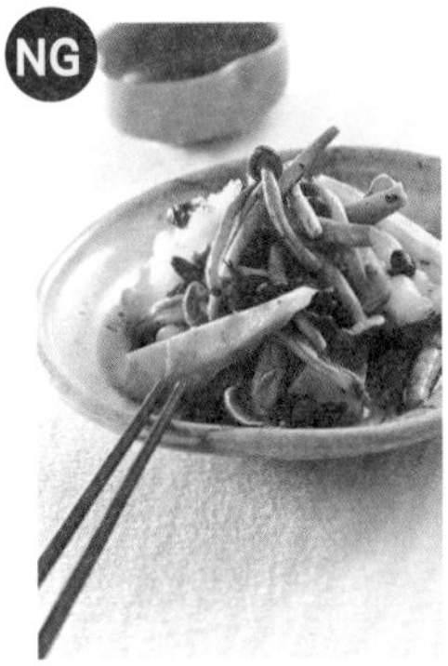

太鹹的飲食習慣，導致嚴重缺乏維生素及礦物質等營養素，也會造成記憶力低下。

改善記憶退化對症食物 1 南瓜

能喚醒沉睡的記憶、活化腦力

性味

寒　涼　平　溫　熱

辛　甘　酸　苦　鹹

營養成分解析

含有豐富的糖類、澱粉，蛋白質、維他命A、B、C，以及鈣、磷、鉀等礦物質。其中β-胡蘿蔔素含量更是名列所有瓜類食材的第一名。

保健效用：β-蘿蔔素讓大腦更年輕

南瓜入脾、胃經，中醫認為它有補中益氣、消炎止痛、養心補肺、解毒等作用。

在臨床上，它也能治療頭暈、心志煩躁、口渴等陰虛火旺症狀，也就是能穩定神經系統，因此要預防記憶力減退，可常吃南瓜。

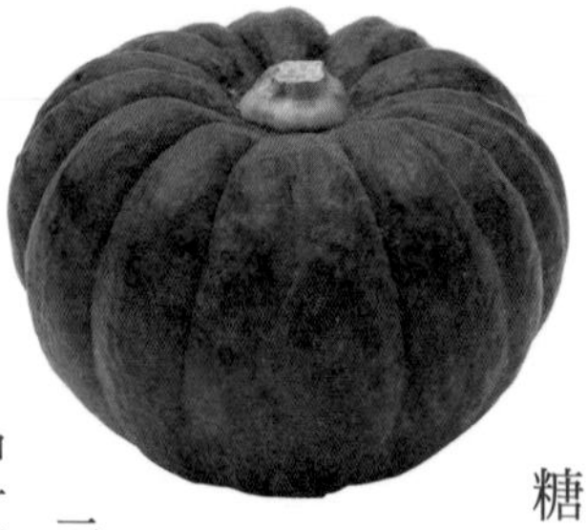

南瓜味道雖香甜，對糖尿病患者來說卻是非常好的食物。它能增進體內胰島素的分泌，加速葡萄糖轉化而降低血糖濃度。加上果膠成分，能使食後血糖及胰島素下降。雖然如此，還是要謹守適量食用的原則，吃太多將不利健康。

豐富的鐵質及微量元素鈷、鋅，都有使血液中紅血球正常運作的功能，使得南瓜有「補血妙品」之稱；大量的纖維讓排便更順暢，整個人從裡到外都容光煥發。

營養搜查線

橘黃色食物一定會有的β-蘿蔔素，抗氧化的能力也展現在大腦上，它可保護腦細胞不受自由基破壞，進而減緩退化可能。南瓜中的硒元素及維生素B_6同時也有活化腦力的功效；南瓜籽所含的鋅也能強化大腦機能。

想要提升注意力、記憶力，讓思考更敏捷，可多吃以下食物：

蔬菜——深綠色葉菜、紅蘿蔔、甜椒、地瓜、紅番茄。

水果——木瓜、芒果。

【這樣吃100分】

南瓜表皮與種子含有豐富營養，一起煮食健康效果更佳。

此外，和山藥一起搭配，更有意想不到的食療效果，不僅有效健胃，對於防治糖尿病以及降低血糖，都具有一定的作用。

【這樣吃不OK】

胃酸分泌過多時，空腹或吃過多南瓜會引發腸胃不適，千萬避免。

此外，南瓜具有升壓、止喘的作用，所以，平常血壓就偏高的人，在攝取上最好不要過量，以免引起高血壓。

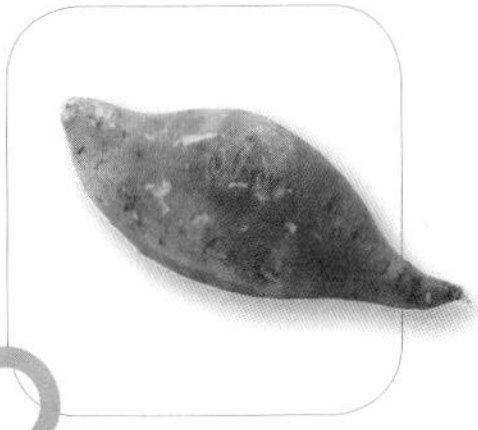
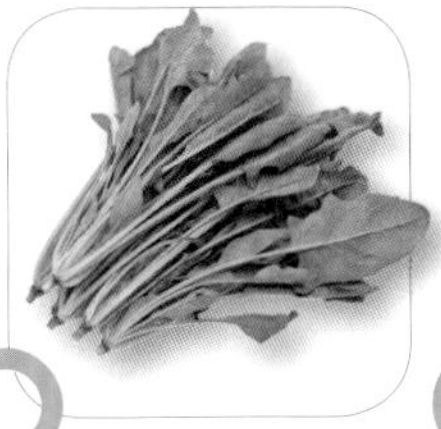
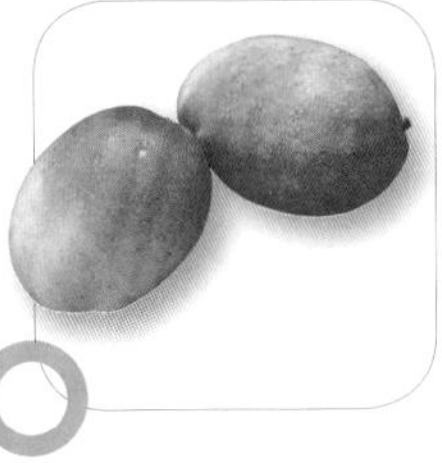
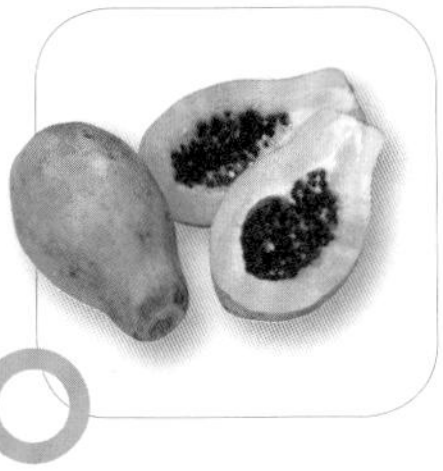

改善記憶退化對症食物 2 草莓

具保護大腦不生鏽的功效

性味

寒 涼 平 溫 熱

辛 甘 酸 苦 鹹

營養成分解析

所含的醣類中有果糖、蔗糖、葡萄糖、檸檬酸、蘋果酸，另含蛋白質、維他命A、C，以及鉀、鈉等礦物質。纖維質裡也含有水溶性果膠及纖維成分。

保健效用：花青素有效阻止腦部老化

草莓有潤肺生津、健脾和胃、利尿消腫之功，對消除暑熱、治風熱咳嗽、咽喉腫痛、便秘、高血壓有治療效果。

因為含有非常可觀的維生素C，因此草莓又有「維他命C之后」的稱號。能促進肌膚的新陳代謝，預防並改善黑斑現象。為數不少的有機酸成分，能夠增強抵抗力、預防感冒，防止泌尿道感染。

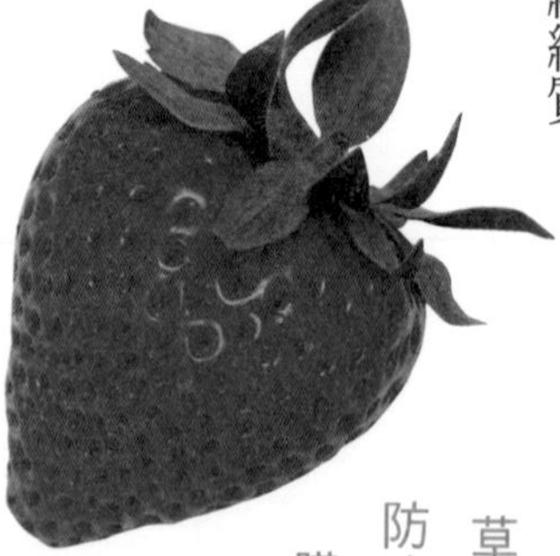

草莓裡所含的花青素，除了可防癌、抗癌，還能保護胃部黏膜、強健胃功能。另外，它對大腦亦有保護作用，能避免腦部組織受到氧化傷害，甚至有助預防帕金森氏症的發生。

除花青素外，草莓裡的維他命A、C、E都是能清除自由基的抗氧化劑，使得草莓的抗癌功效特別突出。

營養搜查線

草莓嬌豔欲滴的色澤，來自所含有的類黃酮物質——花青素。它能防止過氧化氫對腦部造成損傷，對因年齡增長而漸漸老化的腦部也有活化效果，讓人維持良好的學習力、活潑記憶功能。

富含花青素的食物多為紅色、紫色、紫紅色、藍色，例如葡萄、草莓、櫻桃、藍莓、紅番茄及茄子等蔬果，其中又以莓類果實含量較多。

【這樣吃100分】

草莓最好在飯後食用，利用它所含有的大量果膠及纖維素，能促進胃腸蠕動、幫助消化。

【這樣吃不OK】

脾胃虛寒，有腹瀉或肺部受寒而咳嗽、痰白且多的患者不宜多食。另外，因含鉀量較高，有腎病及尿毒者不可多吃。此外，如果是結石患者，也不宜多吃，因為草莓含有草酸，食用過多，會使得病情加重。

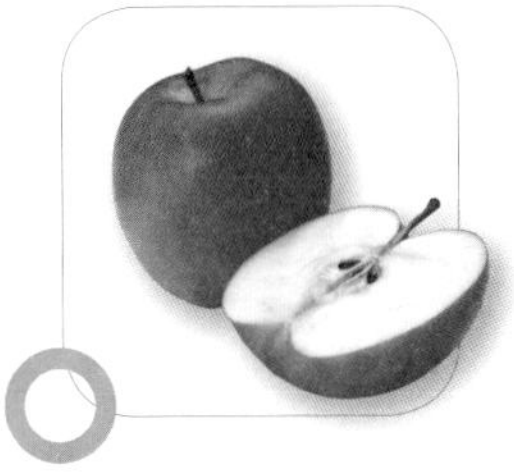
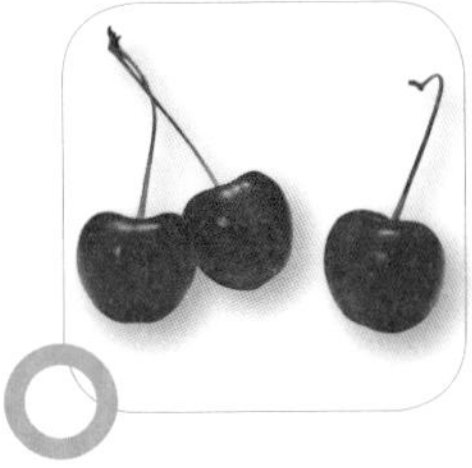
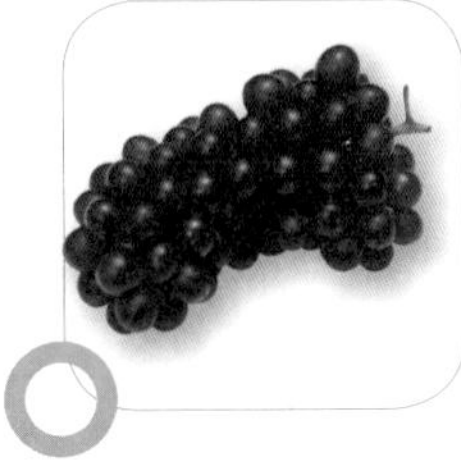
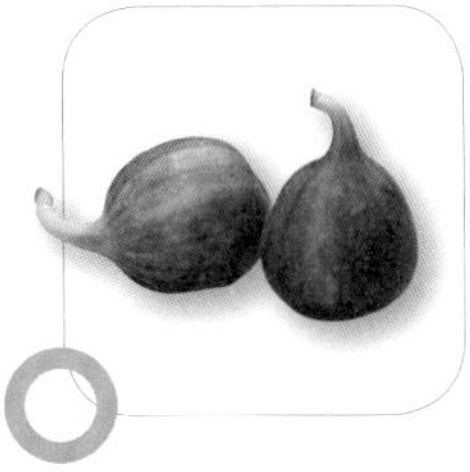

改善記憶退化對症食物 3 雞蛋

能讓你精神腦力都UP

性味：寒 涼 **平** 溫 熱 ／ 辛 **甘** 酸 苦 鹹

營養成分解析

富含大量的蛋白質、卵磷脂、DHA，以及維生素A、B群與鐵、磷……，可說幾乎涵蓋了人體所需的營養素，而且成分相當均衡，適合各年齡層的人用來補充元氣。

保健效用：卵磷脂安定腦神經

雞蛋在中醫裡稱為雞子，被認為是扶助正氣的食物，有滋陰潤燥、補益氣血、鎮心安神的功效。

雞蛋的維生素A是保護眼睛的重要物質，還有助防止病菌入侵、預防感冒；色胺酸是大腦製造血清素的原料，可以緩和緊張情緒、降低焦慮感；此外，雞蛋所含的蛋白質非常容易被人體消化吸收。

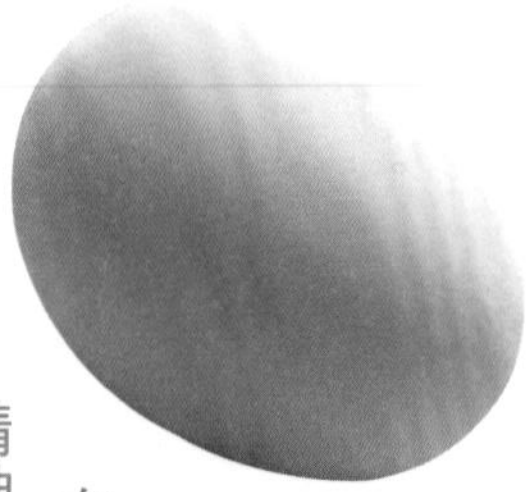

很多人認為食用雞蛋會增加膽固醇所以不敢吃，其實膽固醇僅存在蛋黃中，而且是屬於好的膽固醇，對防治心腦血管疾病有好的影響。且蛋黃中的卵磷脂更有著讓人增強記憶力、調整精神狀態的功效。因此一般人每天食用一至兩顆絕對OK；至於有高血壓、高血脂或膽固醇過高者，每週2～3顆雞蛋對健康有益，不必特別避食。

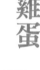

卵磷脂是人體細胞膜的組成分子，負責促進新陳代謝、修護受損細胞的重要工作，它也可以保護細胞不受氧化作用的傷害。且卵磷脂被分解後，就會成為乙醯膽鹼，進入血液後很快就能到達腦部，因而可增加腦神經的傳導正常。要是缺乏的話，往往會有疲倦、記憶力降低或是免疫力下降的狀況。

想要安定神經，緩和焦躁不安，記得適度攝取豆類、蛋黃或動物肝臟，它們都含有完整的卵磷脂成分。

營養搜查線

【這樣吃100分】

雞蛋要煮熟吃才健康，簡單的白煮蛋就是很好的選擇。雞蛋中含有動物性蛋白質，加入植物性蛋白如豆腐共食，營養更全面，還能鞏固骨質。

【這樣吃不OK】

生食雞蛋或是沒有完全熟透就吃，不但帶有細菌、也會阻礙人體的吸收，造成腸胃不適、脹氣等情形。

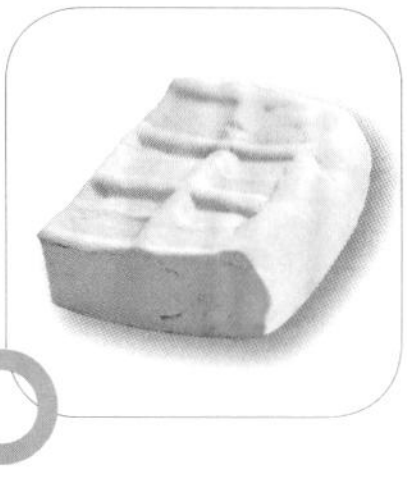
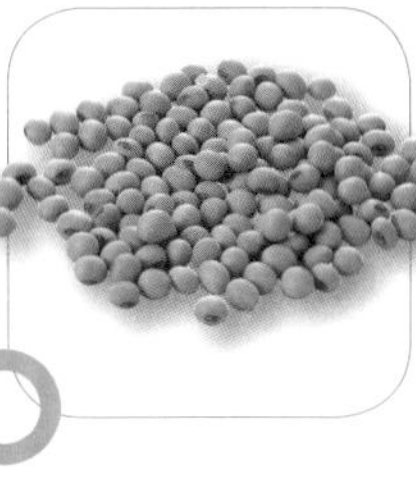
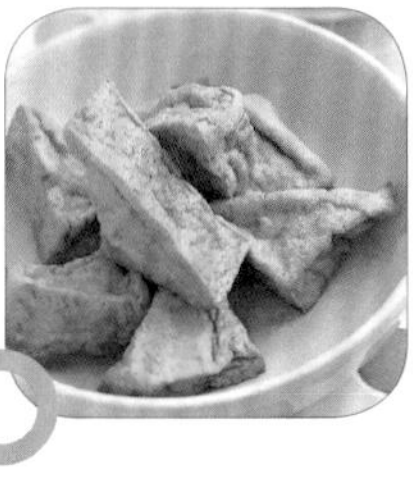
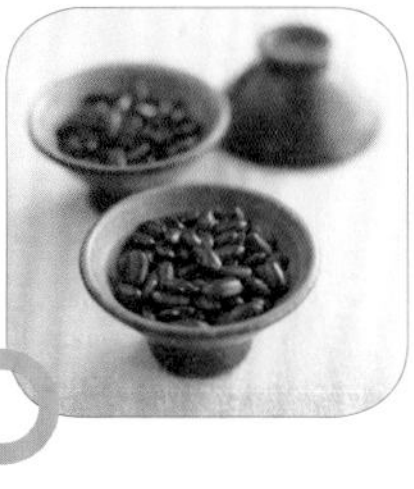

改善記憶退化對症食物 守護大腦不退化

4 杏仁

性味：寒 涼 平 溫 熱／辛 甘 酸 苦 鹹

營養成分解析

富含蛋白質、脂肪、醣類、胡蘿蔔素、維生素C、B群以及鈣、磷、鐵等營養成分。其中單元不飽和脂肪酸及維生素E的效果最引人注目。

保健效用：維生素E抵禦自由基

中國人將杏仁入藥，歷史悠久，『本草綱目』便說杏仁「入肺與大腸經。有止咳平喘、潤腸通便之功效」。其中杏仁又分南杏、北杏，中醫上所使用的是味道偏苦的北杏。而我們平常當作零嘴食用的杏仁果則是多由美國進口的大杏仁。

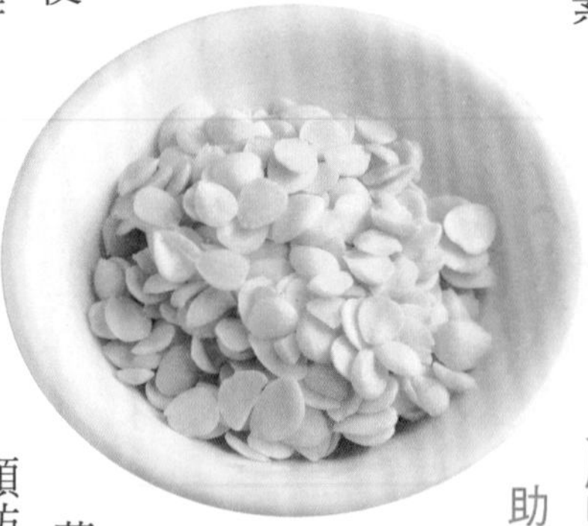

堅果類食材本來就含有很豐富的單元不飽和脂肪酸及維生素E，而杏仁含量又居堅果之冠，長期食用有助降低人體血液中的壞膽固醇（即低密度膽固醇），有效防止或延緩心血管疾病的報到。

維生素E也是著名的抗氧化劑，對預防各部位的細胞老化有強大功效，減少罹患心臟病、糖尿病、失智症等疾病風險。

營養搜查線

自由基是一種會隨著血液遊走細胞間對身體進行攻擊的物質，最先攻擊的就是衰退中的細胞。因此我們都需要補充抗氧化劑來增強抵禦。維生素E可說是大腦的守護神，因為它可保護細胞、消除自由基，腦部就不至於受到損傷。

堅果類食材就是抗氧化劑維生素E非常好的飲食來源。

核果、穀類——葵花籽、芝麻、松子、核桃、小麥胚芽、全麥製品。

動物性食材——魚肉、豆類及豆製品、雞蛋。

蔬果食材——菠菜、綠花椰等綠色蔬菜，紅蘿蔔、番茄。

【這樣吃100分】

杏仁油脂含量多，熱量亦高，食用時要降低飲食中正常油脂的攝取量。此外，每天食用30公克，約20顆杏仁的份量最健康。

【這樣吃不OK】

堅果的普林含量略高，痛風患者要少吃，有三酸甘油脂較高者也要慎食。

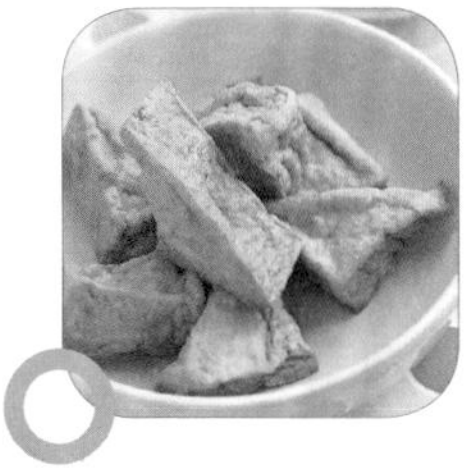
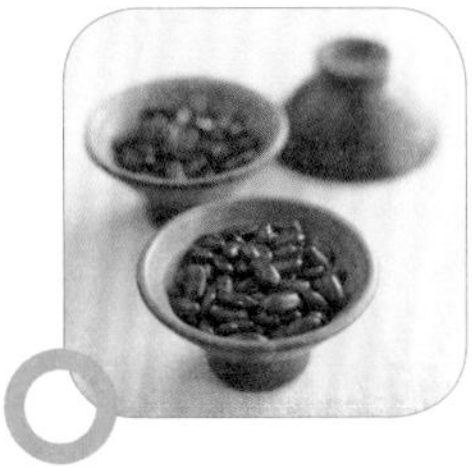
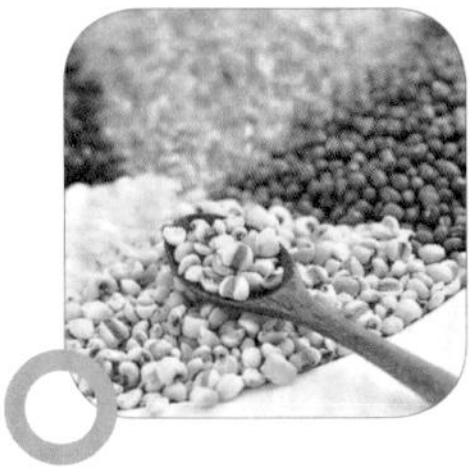
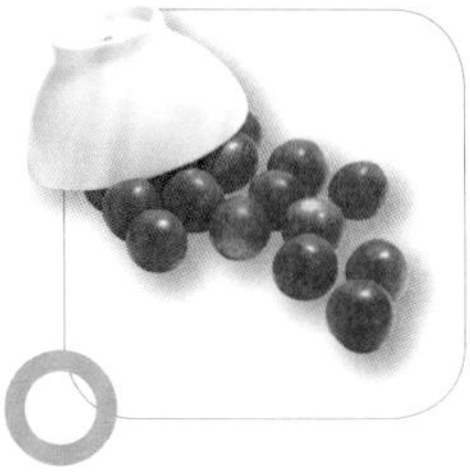

3-10 調節食欲對症飲食法

面對滿桌食物，卻完全興趣缺缺、食不下嚥；即使吃了，也只是勉強扒幾口就吃不下去；而用餐過後老是不消化，脹氣、便秘往往延續到下一餐，根本不想再吃……

如果是發生在夏天，失去胃口、食欲不振的狀況，在中醫來說是因為暑熱傷脾，致使脾胃消化能力降低，因此首要需清熱、祛濕氣，才能加強消化機能。若是情緒及壓力造成食欲不佳，且伴有失眠、焦慮等現象者，就必須以疏肝理氣、和胃健脾的方式來調理。

另外，像是感冒或受到病毒感染也會導致食欲變差；患有胃炎也會使人失去胃口，可能還出現反胃、噁心的不適症狀；有一部分的人則是腸胃有阻塞情形，導致便秘、排便不順，自然不思飲食。有一餐沒一餐的飲食習慣或是過度節制的飲食，

改善食欲 OK 食材

飯前可食用少許帶有酸味的食物或飲料幫助開胃，如水果醋、酸梅汁或養樂多；或是用餐時先喝點清湯再攝取其他蔬菜及主食。烹調時可多多以糖、醋、檸檬增加風味或用鳳梨、柳橙、百香果入菜；帶有香氣的九層塔、薑、蒜、香菜及其他香草植物加入料理中，都有助增加食欲。

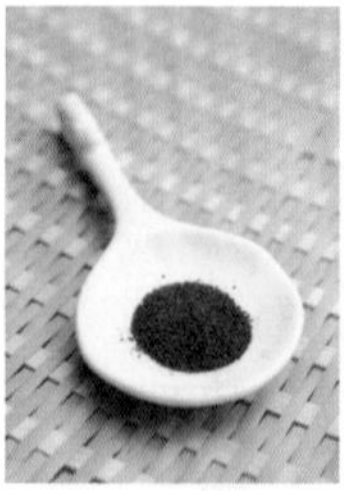

香氣十足的香草植物加入料理中，都有助增加食欲。

也會影響胃口。要是食欲欠佳的情況持續不見改善，還合併出現其他症狀時，就必須趕快請教醫生做詳細的檢查了。

種種讓人欠缺食欲的情況，除了要趕緊排除疾病因素外，保持愉快心情、避免將憂慮帶上桌，有利人體對食物的消化和吸收能力；定時用餐的習慣也很重要，每一餐的質與量要維持在一定水準，都可以讓人漸漸喚起食欲。

穴道調養 know-how

足三里穴：可促進食欲、幫助消化，治胃痛、消化不良

取穴處：坐正，膝蓋彎曲90度，從膝蓋外側凹陷處往下約四指寬處。

按壓方式：用指腹以畫圓方式按壓，直到略帶痠痠脹脹的感覺，每次10秒，每天可按數次。

改善食欲NG吃法

餐前或用餐當中，不要喝進大量的水或液體。寒性食物如西瓜、椰子、冷飲冰品少吃，以免阻礙腸胃的運作。例如炸雞、燒烤類的油膩食物要少吃，糖果、巧克力、汽水、果醬等甜食也要避免。容易脹氣者要少吃豆類、地瓜、青椒、馬鈴薯及乳製品，碳酸飲料亦不宜。

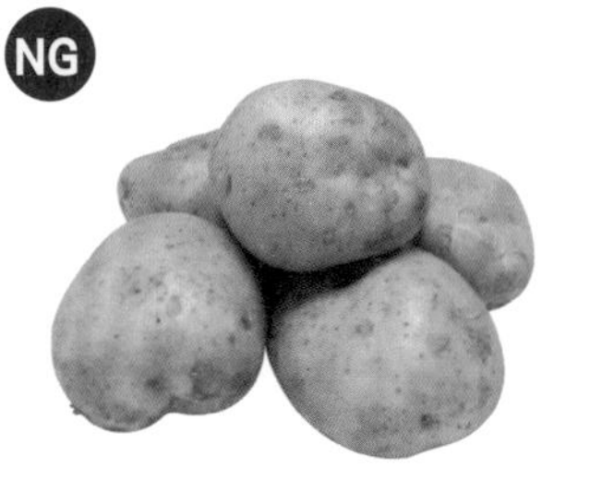

馬鈴薯吃了容易脹氣，對於腸胃不佳的人來說，要避免常吃。

調節食欲對症食物 1 小米

迅速提振萎靡的元氣

性味
寒涼平溫熱
辛甘酸苦鹹

營養成分解析

含有醣類、維生素B群、E，以及鈣、磷、鐵、鉀等營養素。與同等量的白米相比，小米的纖維質、維生素B群含量都比較豐富，與糙米的營養價值非常類似。

保健效用：化解暑濕開脾胃

小米即粟米，穀粒是所有穀類中最嬌小的。它入脾、胃、腎三經，因此擁有滋養腎氣、補脾健胃、清虛熱及養心安神等功效，適宜脾胃衰弱、消化不良、食欲不振及睡眠品質差的人可以多多食用。

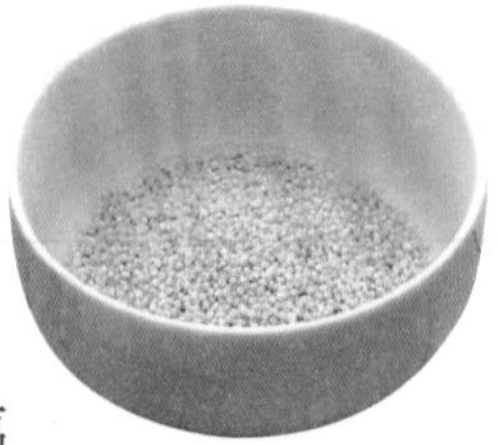

幾乎所有的全穀類都含有一層麩質，唯小米不含麩質，所以纖維質很容易被人體消化，沒有刺激腸道的疑慮，極適合胃腸功能欠佳者作為日常保健。

小米所含有的大量色胺酸有助腦部製造血清素，而血清素正是大腦裡控管情緒與睡眠的開關，也是影響食欲的關鍵。

此外，小米也有防止泛胃、嘔吐的功效，尤其對正在接受癌症化療的病人常發生噁心欲嘔、食欲大降的情形，可以小米替代白米熬粥，或加點綠豆同煮兼有清熱退火的作用。

營養搜查線

一到夏天，要是發現手腳出現水腫，精神總是萎靡、提不起勁，常常疲倦乏力，就可能是「暑濕」上身了。暑濕同時也會影響脾胃狀態，消化停滯、營養無法順利吸收。這時不僅要想辦法消暑，更需要積極的祛除內濕。

小米恰巧有健脾開胃及利尿的效用，對化解暑濕是最佳食材。另外，荷葉、金銀花、薏仁、冬瓜、綠豆亦有助清暑利濕。

【這樣吃不OK】

避免用力搓洗或過度的淘洗，如此會使得小米外層的營養素完全流失，千萬避免。此外，儘管許多人會與它跟紅糖搭配，做為調養身體的方法，不過千萬不要隨性亂搭，例如：與杏仁同食，會造成嘔吐、腹瀉等症狀。

【這樣吃100分】

小米的蛋白質成分不完整，單吃小米粥較不理想，最好搭配魚、肉、豆類等優良蛋白質一起熬煮；做為主食可與糙米或白米混合煮熟。

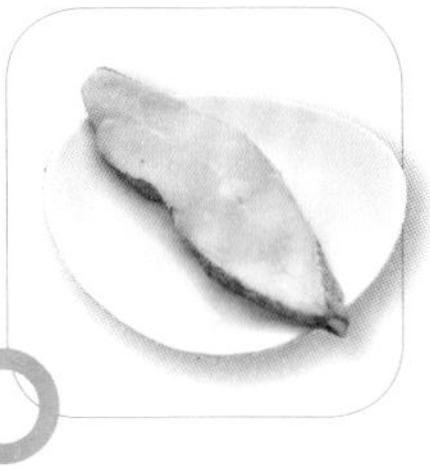
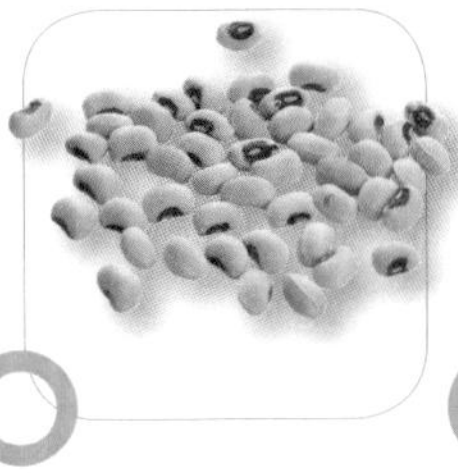
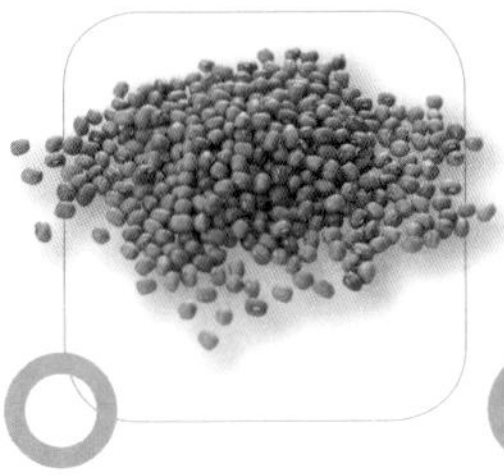
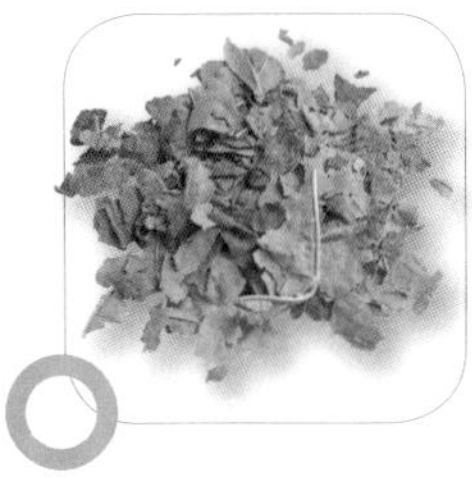

調節食欲對症食物 2 乳酪

助你重拾進食好心情

性味

寒涼平溫熱

辛甘酸苦鹹

營養成分解析

由牛奶提煉製成，營養價值更高。含有大量的蛋白質、鈣質，以及維生素A、D、B群，還有鈉、磷、鐵等多種礦物質成分，是過敏體質者可以放心食用的奶製品。

保健效用：維生素B群吃出好食欲

乳酪又稱起士、起司，從100公克的乳品大約可以提煉出10公克的乳酪，因此它可是濃縮了鮮奶所有營養素的絕佳奶製品。

乳酪裡所含的活性乳酸菌，能促進腸蠕動，有助維持腸道菌叢生態平衡，調理腸胃，減少便秘及腹瀉症狀。豐富的蛋白質及鈣質能使骨骼與肌肉發展出完美比例，更有著預防骨質疏鬆的良好功效。高含量的鋅則有穩定情緒、調節血糖的作用，對提高專注力、強化腦力也有幫助。

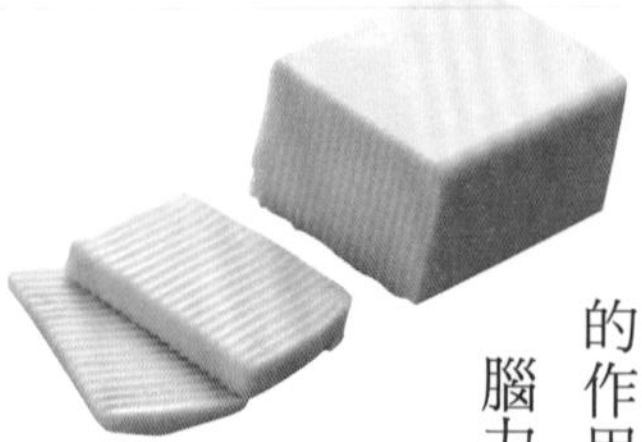

食欲不佳者在兩餐正餐當中補充一小塊乳酪，不但可藉由鹹甜微香的特色打開味蕾，其中的維生素B群亦有助提高食欲。

維生素B群有促進新陳代謝、分解脂肪及蛋白質的作用，人體一旦有缺乏時，便會有食欲不佳的情況。很多時候，食欲不振是因為心情緊張、焦慮不安所引起，維生素B群也有改善情緒、舒緩壓力的良好功效，心情愉快，食欲自然來。

以下這些食物都能提供很優異的維他命B群：

植物性食材——糙米、豆類、麥片、小麥胚芽、酵母、花生、芹菜。

動物性食材——豬肉、動物肝臟、蛋黃、牛奶。

營養搜查線

【這樣吃100分】

每天可吃2片乳酪（約45公克，相當於1杯牛奶的營養），即可攝取到人體一天所需的奶類含量。

【這樣吃不OK】

紅茶、咖啡、可可、碳酸飲料等，含有大量草酸，不可與乳酪一同進食，以免削弱鈣質的吸收率。

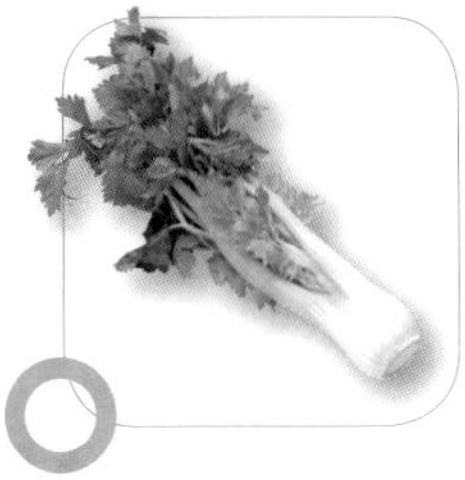
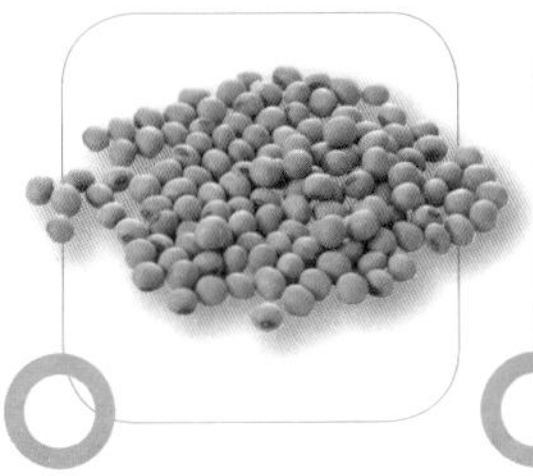
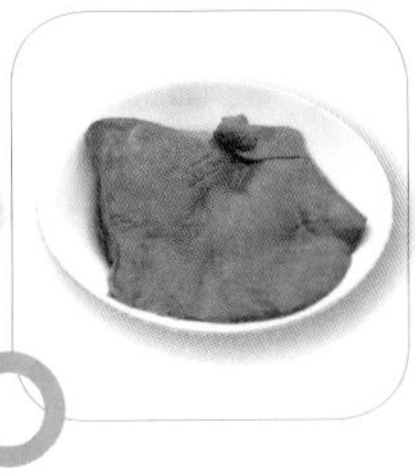
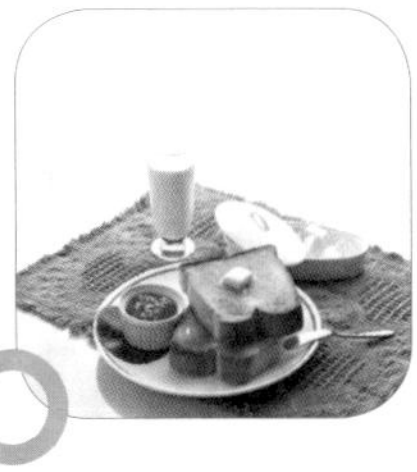

調節食欲對症食物 3 紫蘇

有效打開遲鈍的脾胃

性味

寒 涼 平 溫 熱

辛 甘 酸 苦 鹹

由於紫蘇含有的揮發油成分，能散發出令人感到愉悅的香氣，因此具有緩解緊張、鬆弛心情的作用，在餐中搭配食用，進食效果也就特別好。

以紫蘇醃漬的梅子是非常棒的鹼性食物，對習慣大魚大肉、飲食精緻化的現代人來說，有中和酸性體質、使血液黏稠度降低的功能，對抒解疲勞、鎮定神經、延緩或預防老化及心血管疾病有不錯的效果。

營養成分解析

含有蛋白質、脂肪、醣類、纖維，維生素A、B、C、B_1、B_2、E，以及鈉、鉀、鈣、磷、鐵等營養，可抗氧化、預防動脈硬化；另有紫蘇醛等揮發油成分。

保健效用：疏肝順氣搶救食欲

紫蘇有增強食欲的效用，就在於它具解表散寒、行氣和胃的特性。在中醫臨床上，紫蘇被用來預防感冒、改善腸胃蠕動及治療腸胃消化方面的疾病，例如上吐下瀉型的感冒或是孕婦的孕吐症狀。

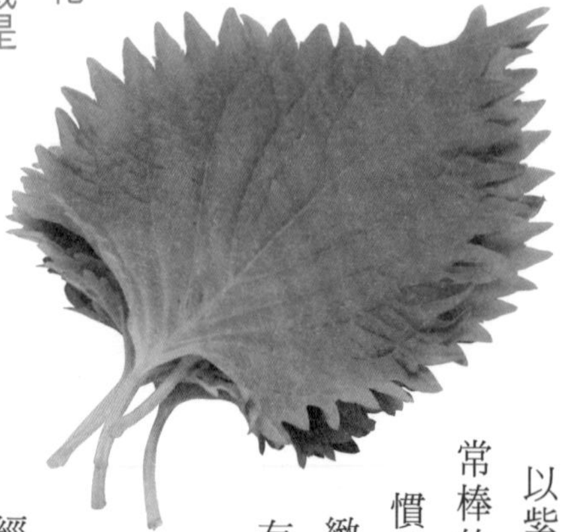

營養搜查線

對應中醫臟腑說法「酸入肝」，酸味食材能疏洩肝臟，疏肝就能養脾，腸胃吸收功能自然能恢復正常。所以像紫蘇梅或烏梅，便能達到醒脾開胃的效用。

當然，吃酸性食物調理食欲，必須是排除有其他器質性腸胃疾病的狀況下，才能有效改善。此外，胃功能欠佳，例如有胃炎或慢性潰瘍者，就不適合吃酸開胃。

【這樣吃100分】

紫蘇的成份易揮發掉，與其他藥材或食物搭配時，最後熄火前再加入即可，避免藥效失靈。

飲食中吃太多海鮮、肉類引發不舒服時，喝點紫蘇梅汁有助清理腸胃。

【這樣吃不OK】

紫蘇梅畢竟是醃漬過後的產物，有鈉含量偏高的疑慮，多食無益，對心血管疾病患者更是不利。

有消化性潰瘍者需慎食，吃太多會大大增加潰瘍發作的機率。

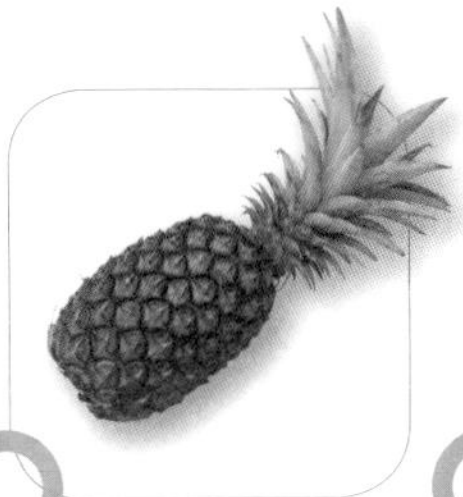
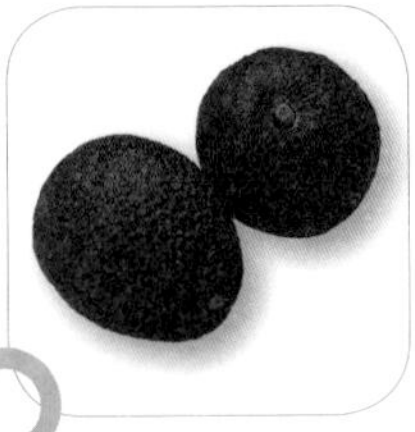
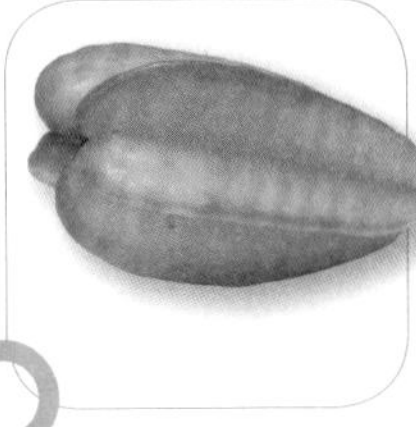
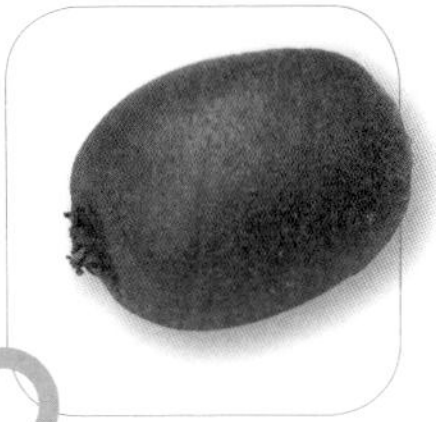

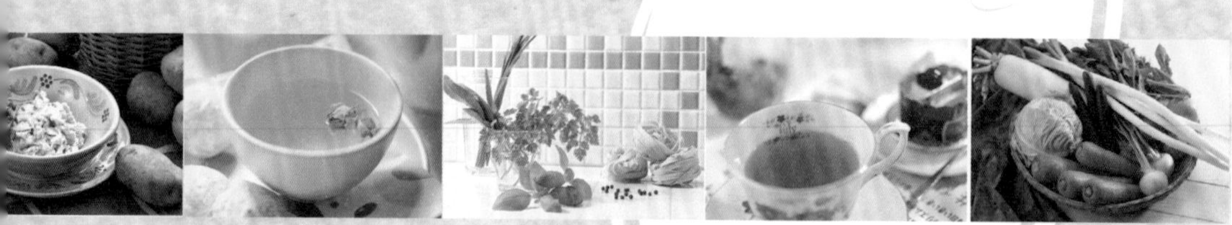

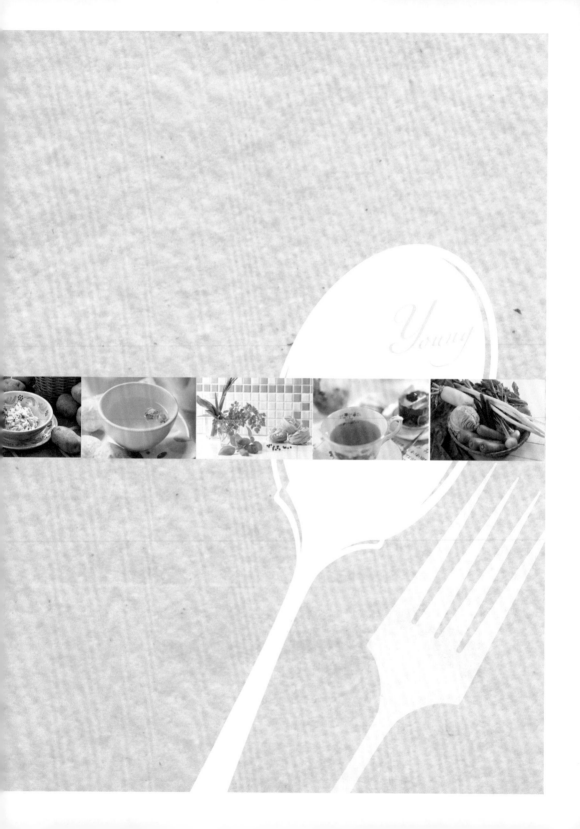

Part 4

老化病症不來找，關鍵在食物密碼

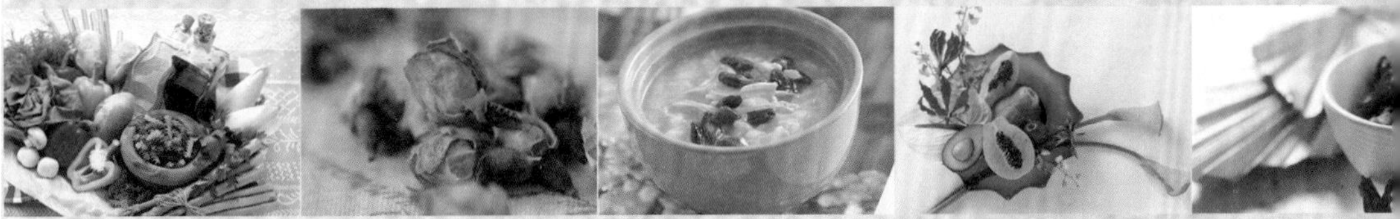

4-1 緩解失眠對症飲食法

每天數羊數到嘴抽筋，晚上翻來覆去睡不著，已經跟著你很久了嗎？

你最近是不是常有以下狀況？躺下後不易入睡、即使睡著了也淺眠頻做夢、一醒來就很難再睡著？這些睡眠障礙正是許多中年女性都會面臨的更年期病症。

西方醫學認為這與停經前的荷爾蒙變化，以及腦部平衡系統失調導致焦慮、失眠有關。就中醫的角度看，則歸因為「心火旺」。

我們的身體肝腎同源，只要腎陰虛，就會帶動肝陰虛，也會使心情容易煩悶，因而導致心腎不交。這裡所說的「心」並非指西醫的心臟部位，而是代表維持人體思維活動的大腦皮質功能。所以當一個人白天思維活動過多或焦慮過度，就會有不

改善失眠OK食材

小米、小麥、梨子、蓮子、百合、紅棗、龍眼肉、胡桃、葡萄乾、白木耳、金針、茼蒿、蜂王漿、蜂蜜、牡蠣等都有助更年期女性調養體質。以方便取得的冰糖蓮子加入百合燉湯，就對失眠有相當大的助益。

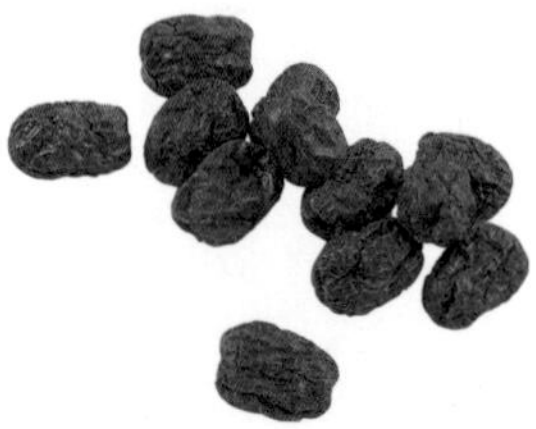

紅棗具有滋陰、養血、疏肝等效果，平時可以多多補充，緩解失眠。

易入眠，甚至有心悸、焦躁不安的症狀，統稱為「心火旺」。

中醫認為更年期的失眠是屬於「陰虛火旺」，除了不易入睡外，還會合併健忘、手足心熱（兩邊的手心、腳心很熱，心裡很煩躁）、口乾舌燥等症。要改善狀況，可以在平時吃點具有滋陰、養血、疏肝等效果的食物。

另外，晚上不吃消夜，且越接近就寢時間就要吃得越少，透過正確均衡的飲食習慣及正常作息，就能調理更年期的睡眠障礙，打造幸福好眠。

營養素調養 know how

維生素B_1、B_2、B_6、B_{12}都有維持神經系統健康、幫助睡眠的功效。日常飲食可透由動物肝臟、小麥胚芽、牛奶、雞蛋及豬肉中攝取。若擔心營養劑量不足，更年期女性每日可另外服用維他命B群，一般劑量的藥錠約三顆，於三餐飯後服用才能達到良好的吸收效果。

改善失眠 NG 吃法

失眠者最忌諱的食物是咖啡、茶及辛辣、油炸食品，如果有失眠症狀，就千萬不要再吃這些東西；尤其是薑母鴨、麻油雞、十全大補湯等，更要盡量敬而遠之。另外，像是薑、蔥、蒜等調味食材，具有興奮神經的效果，晚上也要少吃或避免。

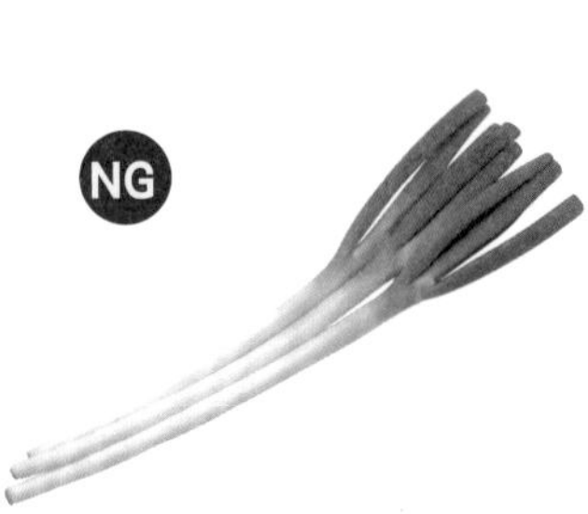

蔥具有興奮神經的效果，所以晚上要少吃。

改善失眠對症食物 1 牛奶

讓身體代謝功能更OK

性味
寒 涼 **平** 溫 熱
辛 **甘** 酸 苦 鹹

營養成分解析

牛奶有十分優秀的完全蛋白質，即包含了人體無法合成的8種必需胺基酸，消化後能對人體能形成保護，並執行正常的代謝功能。另外也包含了多種維生素A、D、E、B群及豐富的礦物質鈣、磷、鉀、鎂、鐵。

保健效用：一夜好眠來自鈣及色胺酸

睡眠是需要得到極度放鬆的一項活動，而人體在缺乏鈣質的時候，腦神經元無法正常代謝，神經容易緊繃，導致難以入睡甚至引發失眠。

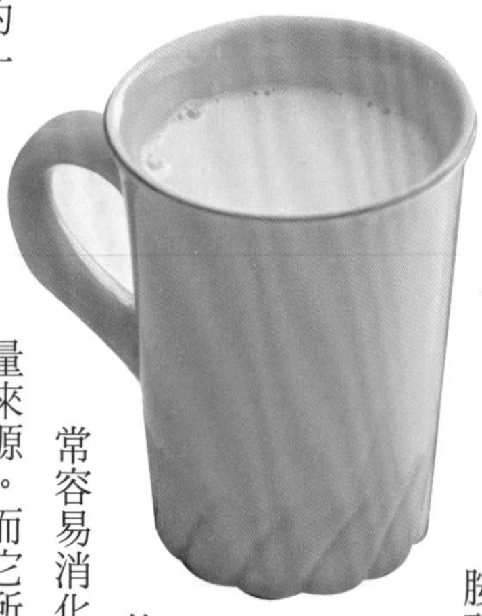

牛奶正是擁有豐富鈣質的代表性食材，配合恰到好處的溫度飲用能讓人產生溫飽感；加上牛奶裡含有能安定神經的色胺酸，對於更年期鈣質不足或因壓力造成的失眠困擾，能發揮很好的改善效果。

另外，牛奶裡的脂肪顆粒極小，非常容易消化吸收，是很理想的熱量來源。而它所含的維生素A是抗氧化營養素的一種，可預防發炎、保護眼睛；維生素B_2則能滋潤皮膚、美容養顏。

營養搜查線

色胺酸也是必需胺基酸的一種，人體不能自行合成，需從食物中攝取。它是神經傳導物質——血清張力素的前導物，對調節睡眠及舒緩情緒有重大影響。如果你經常多夢無法熟睡或感到鬱悶，可能就是體內缺乏色胺酸囉！除牛奶外，亦可多多攝取以下食材：

動物性食材——蛋、肉類、鱈魚、鮭魚。

乳製品——優酪乳、乳酪。

五穀雜糧——小米、大豆、堅果類（芝麻、南瓜籽、葵花籽）。

蔬果類——香蕉。

【這樣吃100分】

一般成人建議每日飲用1～2杯（一杯約240 c.c.）的份量，就足以提供健康所需。如果患有乳糖不耐症，無法消化牛奶中的乳糖，不妨選擇發酵乳或低乳糖奶粉。

【這樣吃不OK】

飲用牛奶超過份量，會使蛋白質攝取過多，反而造成鈣質流失、不利骨質。

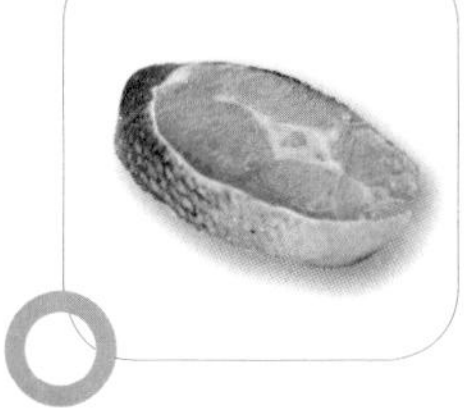
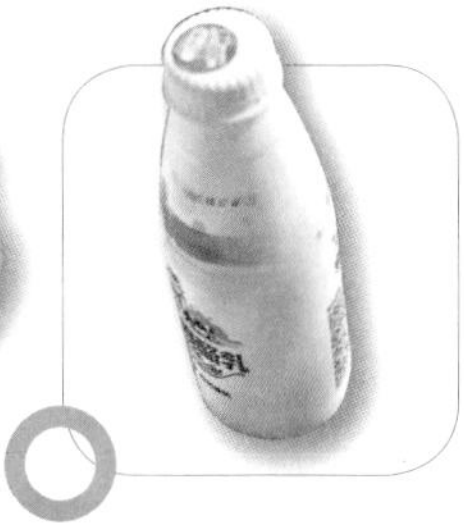
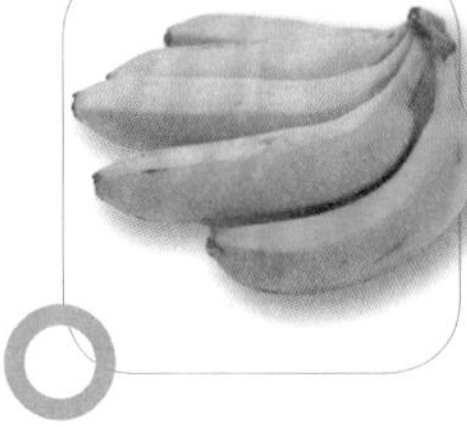
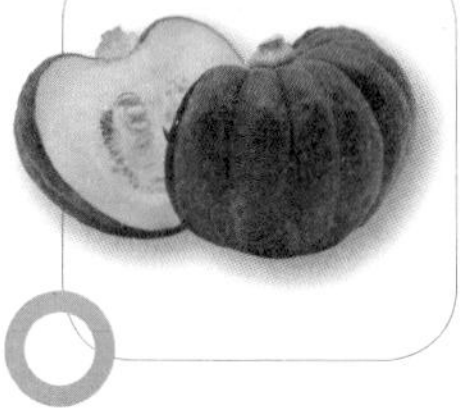

改善失眠對症食物 ▽ ② 核桃

能調節失控的睡眠

性味

寒涼平溫熱
辛甘酸苦鹹

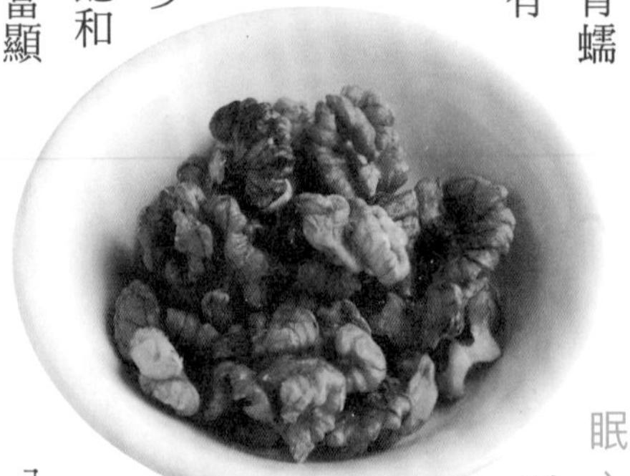

❁ 營養成分解析

含有高蛋白及大量纖維，維生素A、B₁、B₂、C、E，以及葉酸、菸鹼酸、鐵、鋅、鎂、磷等。能促進腸胃蠕動、避免便秘，對抗衰老以及防老有絕佳作用。

❁ 保健效用：褪黑激素助你好好睡

核桃可食用的部分，脂肪就佔了將近一半的比例，所幸這其中大多為亞麻油酸及次亞麻油酸等多元不飽和脂肪酸，對降血脂及膽固醇反而有相當顯著的益處。

就傳統中醫觀點來看，核桃有很好的滋養強壯效果，且對於神經系統十分有益，因此常用於治療神經衰弱、健忘、失眠、多夢等症狀。西方醫學則認為核桃裡的脂肪、蛋白質能抑制腦神經興奮，降低腦部活動，提高睡眠品質。

此外，核桃含有一種能調節睡眠的褪黑激素，對啟動人體進入睡眠狀態是重要關鍵，充足攝取便能減少失眠問題。

營養搜查線

褪黑激素由大腦中的松果腺體製造而成，在晚上睡眠時間分泌得最多，白天則最少。因此，夜間褪黑激素若能分泌良好，就能擁有優質睡眠。但隨著年齡漸長，大部分人分泌褪黑激素的能力會減弱，睡眠時間變短，有些人的睡眠品質甚至跟著大打折扣。

建議可從食物中攝取，例如：

蔬果類－番茄、洋蔥、玉米、黃瓜、櫻桃、海帶。

穀物類－燕麥、糙米、黃豆、杏仁、麥芽、花生。

除此之外，少量進食、不熬夜、日間維持運動習慣，都有助分泌高濃度的褪黑激素。

【這樣吃100分】

每天約食用一大匙，或是飲用一碗由核桃粉、黑芝麻粉調成的堅果糊，就能達到補益效果。

【這樣吃不OK】

與其他堅果類食材一樣，核桃也是高熱量的食物，每100公克提供600多卡的熱量，要是吃太多不但有發胖風險，也容易導致上火。

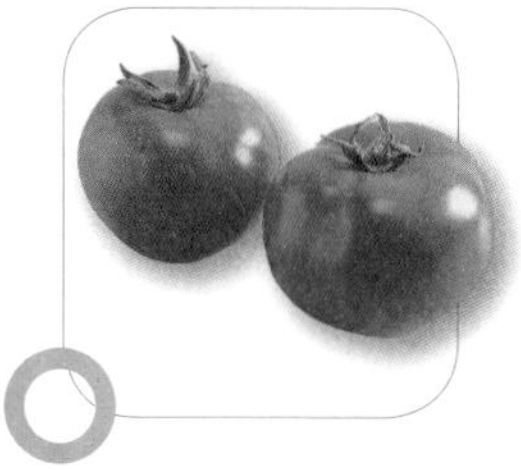
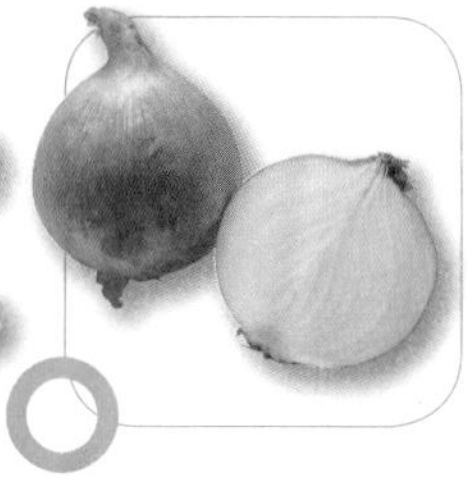
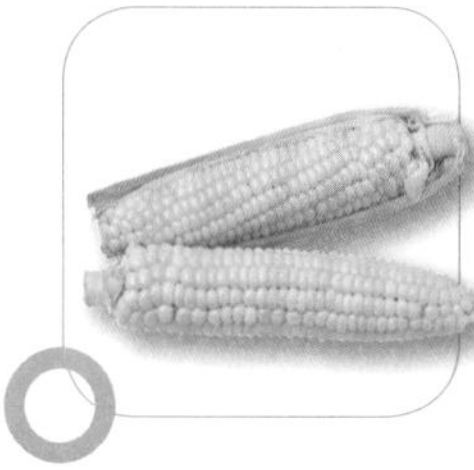
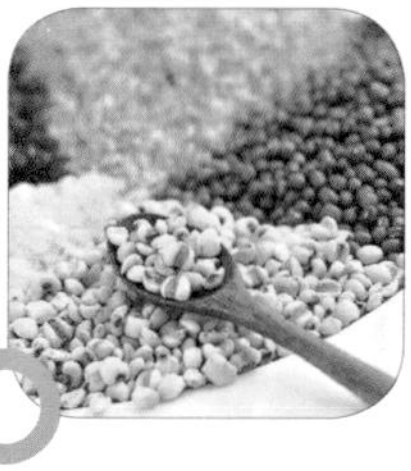

改善失眠對症食物 3 蓮子
安神助眠功效好

性味
寒 涼 **平** 溫 熱
辛 **甘** 酸 苦 鹹

營養成分解析

蓮子含有豐富的碳水化合物、蛋白質及鈣、磷、鐵、鉀等礦物質，對維持生理代謝、治療貧血、緩解疲勞有重要作用。新鮮蓮子比乾蓮子有較多的維他命B_1、C及鐵。

保健效用：心神養好自然睡得好

天然的食物就是最好的藥物，這句話解釋了中醫學上「藥食同源」的觀點，而蓮花的果實—蓮子也是屬於藥食同源的一種食物。

蓮子是非常經典的養心安神、益腎、補脾食材。中醫認為心神安定，就能正常睡眠；要是心神不定，便無法入睡。

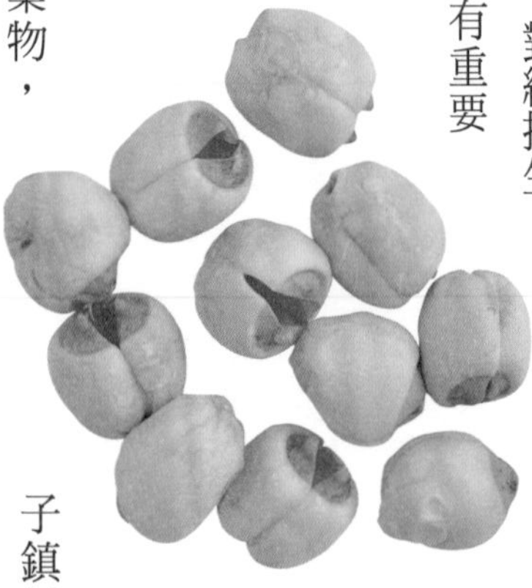

因此蓮子對女性更年期因心志不寧引起的失眠，或老是做夢睡不好的情況能發揮療效，進一步還有延緩衰老的好處。

現代醫學則認為蓮子鎮靜神經的效果，來自於它的維生素B群能維持神經的傳導機能運作。與蓮子系出同門的蓮藕也有相同作用，若想緩解緊張焦慮、安撫心緒，記得多吃。

【這樣吃100分】

我們吃蓮子時，往往會用牙籤挑掉的蓮子心，味道雖然很苦，但卻是清心火的超級食材，大多做為藥用以利降火。胃功能健康的人，在睡前一、二小時前飲用蓮心茶，安神助眠功效好。

【這樣吃不OK】

蓮子不易消化，食用過量容易引起大便燥結，不適合有習慣性便秘的人食用。

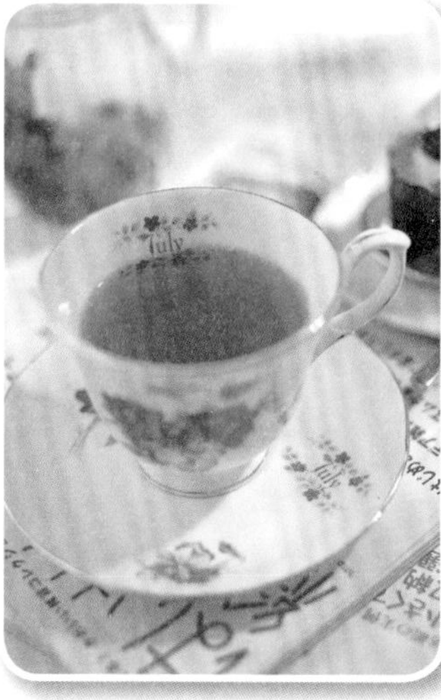

國寶女中醫私傳關鍵食療方

蓮心茶

功效：緩解煩躁不安、精神倦怠，對情緒導致的失眠問題有很大幫助。

做法：蓮子心30個置於杯中，用250～300 C.C.熱開水沖泡，燜蓋約三分鐘，加入少許鹽即可食用。

1 如果害怕苦味，可改成加入甘草或蜂蜜調味，讓茶飲更順口，但份量不宜多。

2 氣虛、體弱、怕冷、臉色蒼白者，失眠時亦可選用龍眼乾或紅參鬚泡茶飲用。

3 蓮子心分乾濕兩種，新鮮蓮子心是濕的，容易腐壞，放進冰箱也會失去功效。建議大家在中藥房採購乾品，不但容易保存，也很方便使用。

改善失眠對症食物 4 馬鈴薯

可紓緩煩躁易怒的壞情緒

性味

寒 涼 平 溫 熱

辛 甘 酸 苦 鹹

營養成分解析

馬鈴薯主要成分為醣類，澱粉含量豐富，且有蛋白質、纖維素、維他命C、鉀、磷、鐵、鎂、胡蘿蔔素、維他命B群等十多種營養成分，被營養學家稱作是十全十美的食物。

保健效用：調理脾胃睡好覺

中醫學認為馬鈴薯入胃、大腸二經，對健脾和胃，益氣調中有作用。當有脾胃虛弱、消化不良或大便不順暢等症。西方營養學主張馬鈴薯中的大量澱粉、蛋白質及維生素B、E等，有助促進脾胃消化功能，進一步增進睡眠品質。

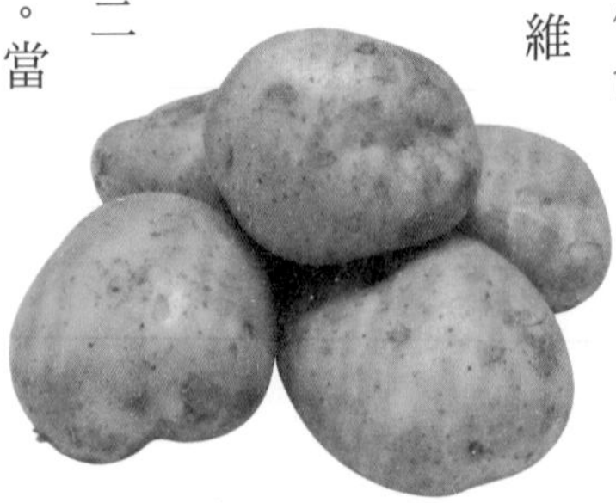

另外，馬鈴薯中的維他命B_1、B_2能紓緩煩躁易怒的壞情緒，解除焦慮、失眠狀況。它同時也是擁有色胺酸的好食物，加上富含能協助製造血清素的維生素B_6，對助眠更有加乘效果。

馬鈴薯裡的鉀含量不少，可維持體內水分平衡，使人體多餘的廢物隨著尿液排出，強化新陳代謝極有益處。

一般人多將馬鈴薯烹調成菜餚配飯食用，如果當餐沒有減少米飯主食的份量，就很容易吃進過多澱粉，而有超過熱量之虞了。

營養搜查線

若常發生夜間睡不安穩、時睡時醒的情況，很可能就是中醫所說「脾胃失和」。脾胃是氣血之源，要是脾胃氣虛就會導致血虛，當血虛不足、心神失養，健忘、心悸、失眠、頻頻做夢等問題跟著都跑出來了。因此脾胃功能調整好，就能好好入眠。除了要少吃寒性食物，勿暴飲暴食外，可多吃燕麥、紅棗、櫻桃、黃瓜等安眠食材。

【這樣吃100分】

經常吃馬鈴薯的人一定老得慢，這是因為100克的馬鈴薯中，就含有鈣、磷、鐵、硫胺素、核黃素等營養素。在烹調上以蒸煮的方式來料理，取代油炸或塗上奶油的做法，不但熱量較低，更能降血壓。

【這樣吃不OK】

馬鈴薯是澱粉含量很高的根莖類蔬菜，切勿一次吃太多。另外，發現有發芽、皮色變綠或轉紫，就代表它有大量對人體有害的龍葵素，萬萬不可食用。

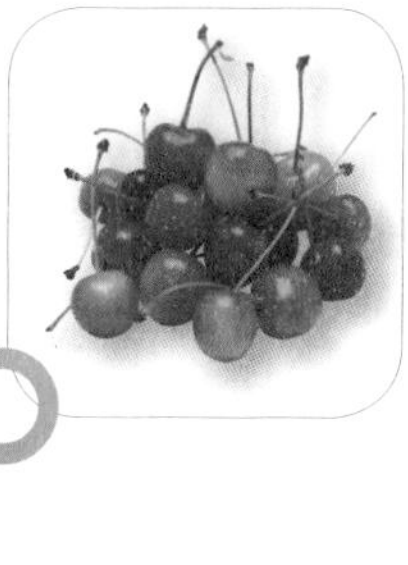
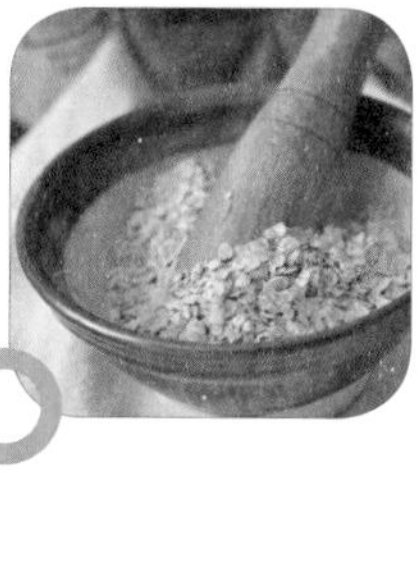
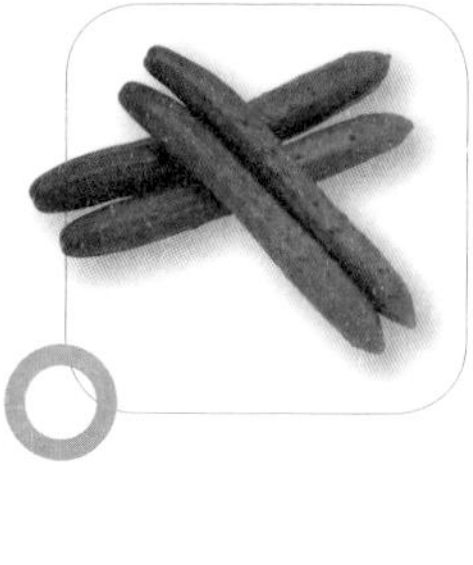
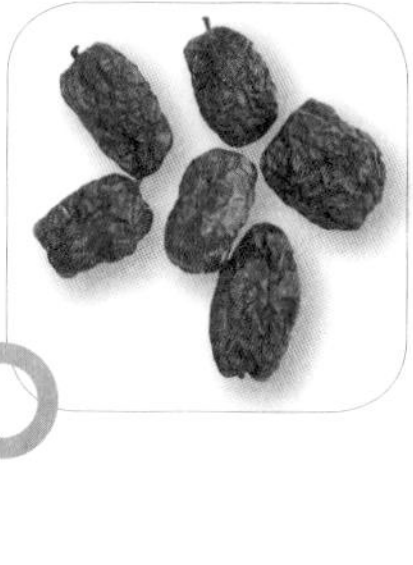

4-2 預防骨質疏鬆對症飲食法

開始發現骨骼的支撐力下降，而有全身痠痛、下背痛、駝背、不耐久站或行走的現象了嗎？這些都是罹患骨質疏鬆症的徵兆。

大家都知道，女性在更年期時容易患有骨質疏鬆，最明顯的症狀就是會腰痠背痛、關節退化、容易骨折等。但是其實女人從35歲左右，骨質就已經開始逐漸流失了。到了更年期，由於卵巢功能衰退，雌性激素分泌急速降低，骨質流失速度更急遽增加，因而產生骨質疏鬆症的比例較高。

依中西醫的理論不同，對骨質疏鬆、退化性關節炎、腰痠背痛等骨骼系統的病症也有不同的治療方式。西醫是以補充鈣和荷爾蒙為主，若是骨膠原蛋白不足所引起的退化性關節炎，則要攝取葡萄糖胺來改善。而中醫認為，骨質疏鬆主要與腎虛、血瘀與脾虛有關，所以在治療上從補腎、活血與健脾三方

預防骨質疏鬆 OK 食材

富含鈣質的食物以牛奶及乳製品（乳酪、優格）最具代表性，另外還可多吃深綠色的葉菜類，帶骨的沙丁魚、小魚乾、蝦米，豆腐、豆漿，以及海帶、紫菜、髮菜等海藻類食材。

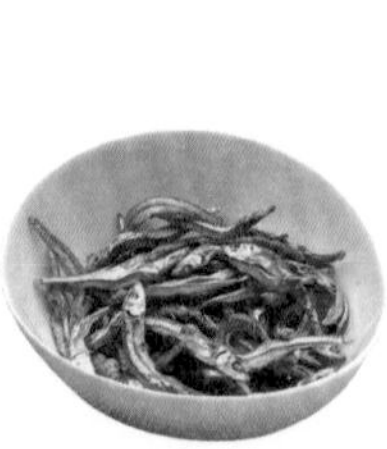

小魚乾富含鈣質，對於儲存骨本有極大的幫助。

面著手。

在中藥方劑中，選用身痛逐瘀湯、參苓白朮散、歸芍地黃丸、右歸丸、左歸丸、作基礎方增減來調治，還有加味龜鹿二仙丸、加味四寶珍液。

提早儲存骨本，預防應重於治療，我建議女性在進入更年期左右可以每年做一次雙光子能量檢測（DEXA），甚至可以提前到35歲就做，從檢測骨質密度與骨質流失的狀況，提早做最好的預防與治療。

穴道調養 know-how

中醫認為「腎主骨」，筋骨不好，調養應由腎著手。因腎為先天之本，主控人類的生長、發育及生殖。當腎臟功能強化後，既能防止老化也可預防骨質疏鬆。

三陰穴：可促進血液循環、調節荷爾蒙，強健體質、有助美容抗老。

取穴處：位於小腿內側，腳踝骨的最高點往上3寸（約四橫指）處。

按壓方式：用指腹以畫圓方式按壓，直到略帶痠痠脹脹的感覺，每次持續2～3分鐘，每天2～3次。

預防骨質疏鬆 NG 吃法

咖啡因會造成骨質疏鬆，一天最好不要喝超過兩杯以上的量。碳酸飲料（汽水、可樂）及濃茶也會抵消鈣質。此外，飲食需盡量清淡，過多的鹽分亦會加速鈣質的流失。

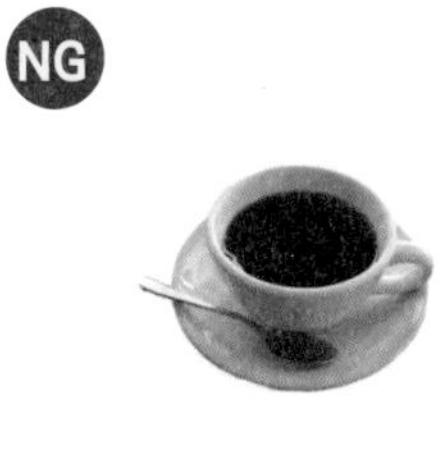

咖啡因會造成骨質疏鬆，一天最好不要喝超過兩杯以上的量。

預防骨質疏鬆對症食物
能預防皮膚癌

1 黑芝麻

性味
寒 涼 **平** 溫 熱
辛 **甘** 酸 苦 鹹

營養成分解析

含有大量的脂肪、蛋白質，維他命A、B_1、E，以及鎂、鋅、菸鹼酸、鈣、磷、鐵、卵磷脂、膳食纖維等。比起白芝麻，其鐵、鈣及纖維的含量明顯較高。

保健效用：同含鈣與鎂，強化骨骼加倍

黑芝麻的脂肪雖多，但將近九成都是不飽和脂肪酸及亞麻油酸，有利於調控血脂，是很好的護心食物。其中芝麻素可預防皮膚癌、降低膽固醇，對肝臟及腦神經具有保健效果。

自古以來，黑芝麻也被中國人視為延年益壽的滋補聖品，正如『本草綱目』記載久服芝麻可以「明眼、身輕、不老」。中醫認為黑芝麻能補肝腎、潤腸、健腦和烏髮。對有便秘困擾的老年人而言，芝麻具有潤腸軟便的功用，是一帖紓解便秘症狀的食療良方。如果是體重不足、營養狀況不佳的老人，每天吃一小碗芝麻糊是不錯的營養補充方法。

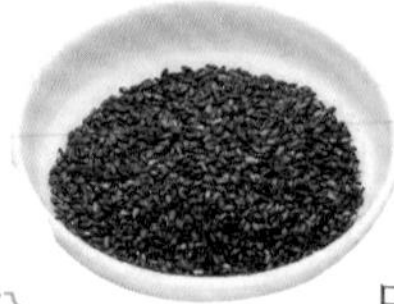

以100公克的黑芝麻來說，鈣含量就將近1500毫克，含量十分優異。加上其中所含的鎂，是強健骨骼的重要營養素，還能幫助鈣質被充分利用。

【這樣吃100分】

黑芝麻必須經過高溫炒焙，且要咬破或壓碎吃才有效，整粒吃的話芝麻素無法被身體消化吸收。黑芝麻的熱量高，2湯匙的黑芝麻就相當於1份油脂，小心別吃太多，以免肥胖上身。

【這樣吃不OK】

因為黑芝麻有潤滑腸胃功能，脾胃虛寒者食用，黑芝麻糊。

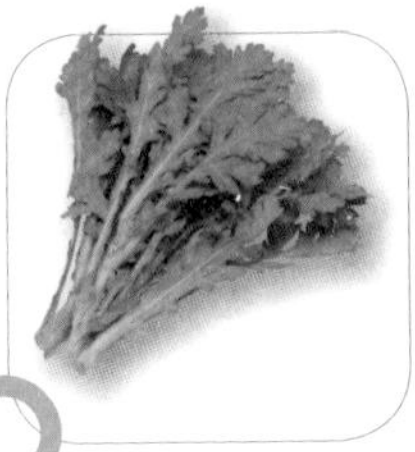

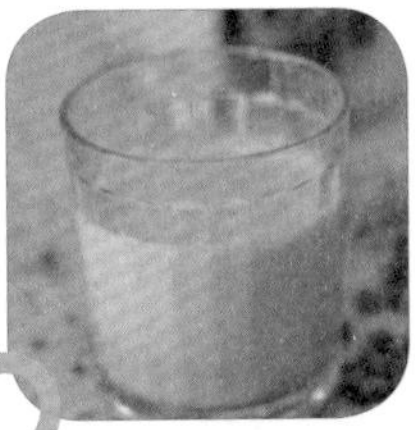

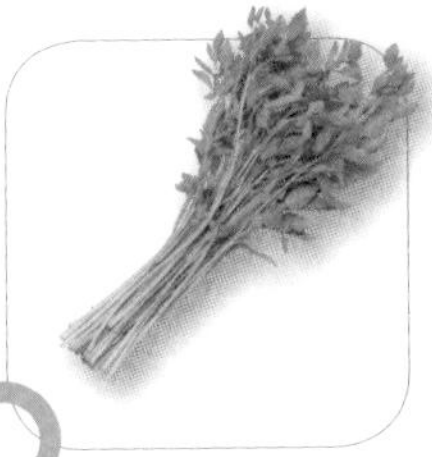

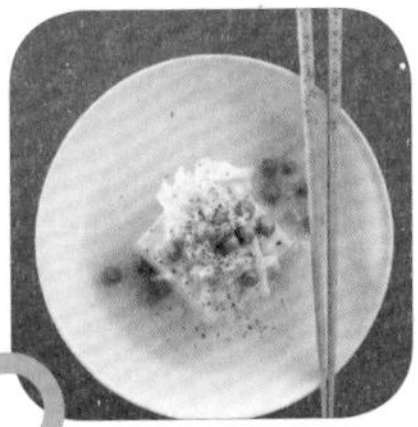

國寶女中醫私傳關鍵食療方

芝麻紫米粥

功效：舒筋活血，補腎氣，延緩老化。

材料：黑米1杯、黑棗10粒、黑芝麻1錢、黑木耳1兩、香菇1朵。

做法：

1.黑芝麻炒香後壓碎；香菇泡軟，與黑木耳均切丁。

2.黑米、黑木耳、黑棗、香菇同煮成粥，灑上黑芝麻粉，可隨個人喜好加入黑糖或鹽、胡椒食用，亦可加豬肉末少許。

☆黑木耳、黑芝麻、黑棗、黑米等黑色食物的抗氧化性，都較同類淡色食品為高。且黑色食物含鈣質多，有益於改善腎氣虛衰所造成的腰膝酸軟現象。

預防骨質疏鬆對症食物
補出好骨氣、好體力

2 蝦米

性味
寒 涼 平 溫 熱
辛 甘 酸 苦 鹹

營養成分解析

是由鮮蝦加工乾製而成，含蛋白質、脂肪、醣類、鈣、鉀、碘、鎂、磷，還有多種維生素成分。其中，蛋白質及鈣含量特別豐富。

保健效用：小小蝦米鈣質豐富

又叫金鉤蝦、開陽，被認為有很好的補腎壯陽、理氣開胃的食療功效。

蝦米是經煮熟再加工，全身因此呈現橘紅色，這是它所含有的蝦青素（又稱蝦紅素）經過氧化而變色的緣故。蝦青素是類胡蘿蔔素的一種，可見它也具有抗氧化的特色，這種成分在蟹類、鮭魚及海藻類等海洋生物都可發現。

它還含有豐富的鎂，對心臟功能有重要的調節作用，可保護心血管，並減少血液中的膽固醇含量。

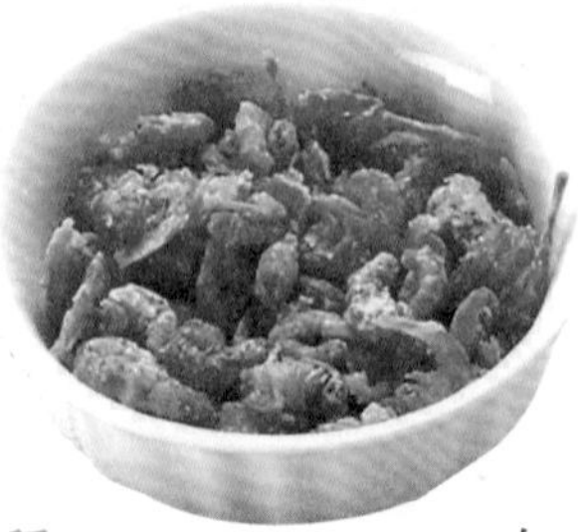

每100公克的蝦米中，含有一千多毫克的鈣質，等於人一天所需的量。

雖然我們不可能一天吃進這麼多的蝦米，但透過膳食的營養搭配，例如搭配紫菜、高麗菜或芥藍菜……等一起烹調，就能發揮很好的補骨效果。

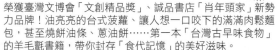

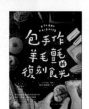

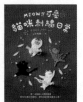

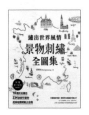

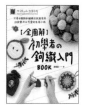

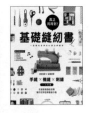

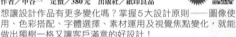

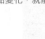

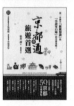

自癒力・享健康・不老化・遠疾病　天天打造驚人的自癒奇蹟

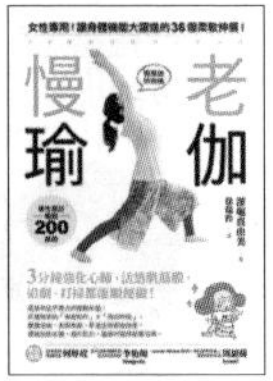

慢老瑜伽

NEW

女性專用！
讓身體機能大躍進的36個柔軟伸展！
3分鐘強化心肺、活絡肌筋膜，
追劇、打掃都能順便做！

作者／深堀真由美　定價／280元　出版社／蘋果屋

注意！女人從25歲開始變老，皮膚變差、代謝變慢、體力衰退、腰痠背痛，都是老化的警訊！資深瑜伽教練研發「50歲也能練」的超簡單伸展，每天順便做5分鐘，輕鬆找回健康舒適的狀態。

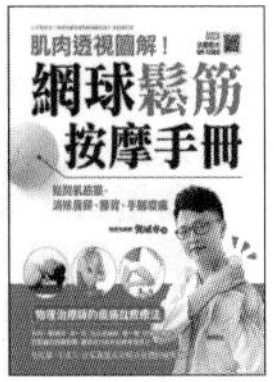

網球鬆筋按摩手冊

NEW

肌肉透視圖解！鬆開肌筋膜，
消除肩頸、腰背、手腳痠痛，
物理治療師的痠痛自救療法

作者／龔威亦　定價／360元　出版社／蘋果屋

用「網球」在肌肉上滾一滾、壓一壓，就能鬆開緊繃的筋膜、讓錯結的肌肉組織恢復原狀，再用「擀麵棍」強化按壓功效，全方位解除身體的痠與痛！

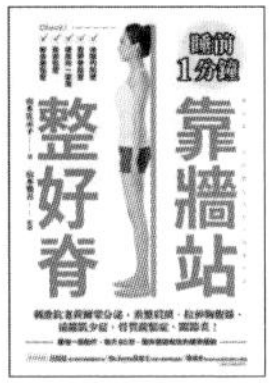

睡前1分鐘！靠牆站 整好脊

NEW

最強一個動作，刺激抗老荷爾蒙分泌，
遠離肌少症、骨質疏鬆症、關節炎！

作者／山本江示子　定價／299元　出版社／蘋果屋

日本最新健康話題！驚人療效吸引每年超過2萬人慕名求診！臨床實證有效，最簡易的健骨、正脊、強化肌力運動！

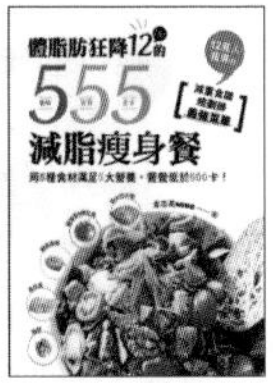

體脂肪狂降12%的555減脂瘦身餐

用5種食材滿足5大營養
餐餐低於500卡！12萬人瘋傳的
減重食譜規劃師最強菜單

作者／金志英　定價／399元　出版社／瑞麗美人

韓國人氣瘦身專家NEMO，教你以5大類食材滿足人體必須營養素，吃出體脂18%的精瘦體態。

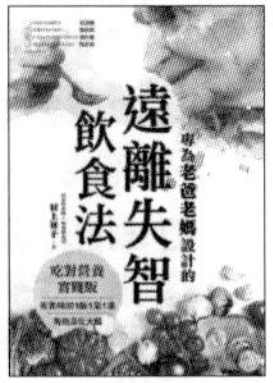

專為老爸老媽設計的遠離失智飲食法

吃對營養實踐版，用美味的
1飯1菜1湯，有效活化大腦！

作者／村上祥子　定價／299元　出版社／台灣廣廈

引領「洋蔥冰塊」食療熱潮的日本營養專家村上祥子，這次針對有年長者的家庭，提出「預防失智」的正確飲食法。

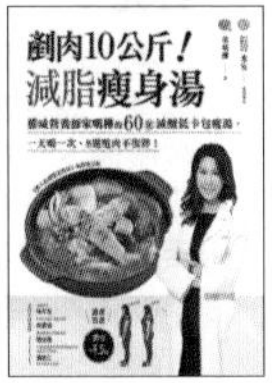

剷肉10公斤！減脂瘦身湯

熱門

權威營養師宋明樺的
60道減醣低卡包瘦湯
一天喝一次，8週甩肉不復胖！

作者／宋明樺　定價／299元　出版社／瑞麗美人

模特兒、宅男女神最信賴的神級營養師宋明樺，經典力作！首創「8週減醣低卡包瘦湯計畫」，讀者實證，一週速減2公斤！

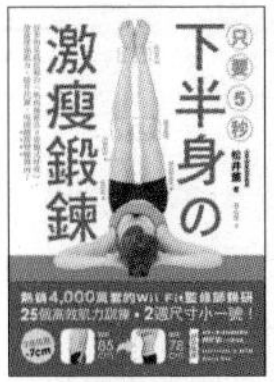

只要5秒！下半身的激瘦鍛鍊

NEW

熱銷4000萬套的Wii Fit監修師親研，
25個高效肌力訓練，2週尺寸小一號！

作者／松井薰　定價／280元　出版社／瑞麗美人

用一次5秒鐘的「肌肉加壓＋逆腹式呼吸」，帶你拋開「做到累＝有效」的落伍觀念，輕鬆打造完美曲線！

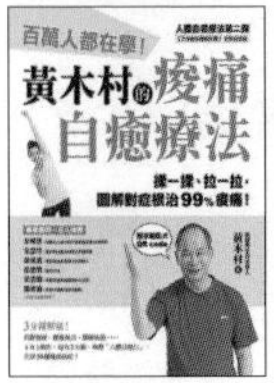

黃木村的痠痛自癒療法

百萬人都在學，3分鐘解痛！
揉一揉、拉一拉，圖解對症根治99%痠痛
（附示範影片QR碼）

作者／黃木村　定價／380元　出版社／蘋果屋

養生保健暢銷作家黃木村「人體自癒療法」第二彈！每天只要3分鐘，拉拉腰、轉轉手、踢踢腿、動動下巴，就能解決所有痠痛！

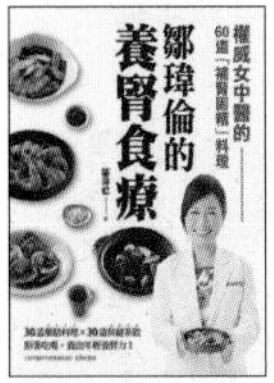

鄒瑋倫的養腎食療

權威女中醫的
60道「補腎固精」料理，
照著吃喝，養出年輕強腎力！

作者／鄒瑋倫　定價／380元　出版社／蘋果屋

「養腎」就是「養命」！從醫超過20年的女中醫鄒瑋倫依「藥食同源」觀念，教你用60道藥膳茶飲把「腎」養好，提升代謝、抗老回春！

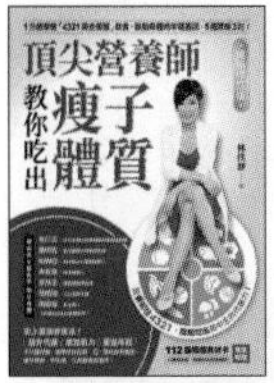

頂尖營養師教你吃出瘦子體質【暢銷修訂版】

暢銷

1分鐘學會「4321黃金餐盤」飲食，
啟動身體的年輕基因，5週腰瘦3吋！

作者／林佳靜　定價／299元　出版社／蘋果屋

月減3kg脂肪！演藝圈盛傳的最強瘦身飲食法。隨書附贈112張「精瘦食材卡」，讓你三餐自由配，輕鬆吃出窈窕曲線！

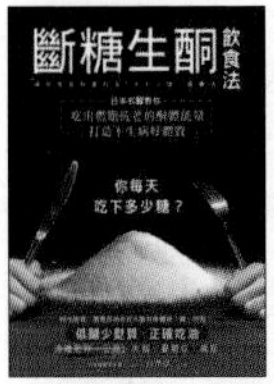

斷糖生酮飲食法

暢銷

日本名醫教你吃出燃脂
抗老的酮體能量，打造不生病好體質

作者／白澤卓二　定價／299元　出版社／瑞麗美人

日本「抗老之神」白澤卓二醫師，教你輕鬆掌握低醣、少麩質、正確吃油的生酮飲食法三大關鍵，從體內打造不生病的「生酮體質」，燃脂又抗老、四週見效！

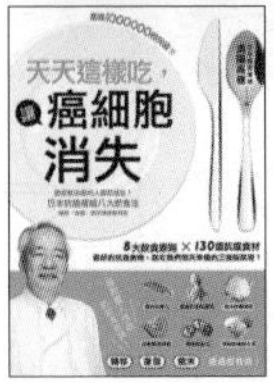

天天這樣吃，讓癌細胞消失

癌症被治癒的人都吃這些
日本抗癌權威八大飲食法
轉移、復發、癌末通通都有救！

作者／濟陽高穗　定價／299元　出版社／瑞麗美人

8大抗癌飲食法則，130種讓罹癌臟器療癒的奇效食材！日本抗癌權威傾心研發，「從體內擊潰癌細胞」的最強飲食法。

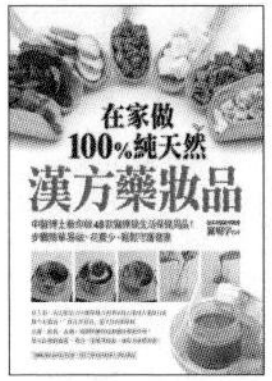

在家做100%純天然漢方藥妝品

NEW

作者／羅明宇　定價／360元　出版社／蘋果屋

史上第一本完整結合中藥材與天然草本的自製漢方藥妝百科！「漢方外治法」最天然的藥妝帖！止癢、消炎、止痛，從頭到腳對症療癒且零副作用！每天必用的清潔、美白、滋養美妝品，讓你全身都漂亮！

在家做100%超抗菌清潔液體皂

熱門

從潔顏煥膚、衣物去漬到居家殺菌，
25款純天然、無毒、環保萬用皂【暢銷修訂版】

作者／糖亞Tonya　定價／330元　出版社／蘋果屋

熱銷十年、好評不斷！「皂友」人手一本、無人能超越的必備DIY寶典。一本搞定身體清潔、衣物洗淨到防蚊殺菌，收錄25款功能性液體皂配方，打造全新無毒生活！

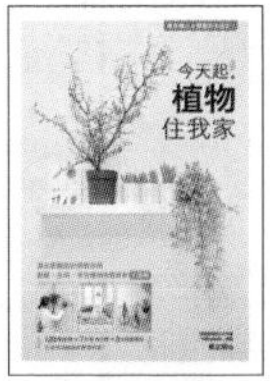

今天起，植物住我家

專為懶人＆園藝新手設計！
頂尖景觀設計師教你用觀葉、多肉、水生植物
佈置居家全圖解

作者／權志娟　定價／399元　出版社／台灣廣廈

植物，是最好的家飾品！120種植物×7大室內空間×3大佈置要點，無論是希望美化空間的你、想要淨化空氣的你，都能開始享受有植物相伴的美好生活。

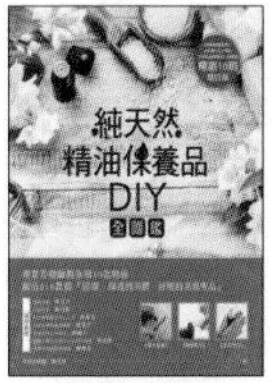

純天然精油保養品DIY全圖鑑【暢銷增訂版】

暢銷

專業芳療師教你用10款精油
做出218款從清潔、保養到美體、紓壓的美膚聖品

作者／陳美菁　定價／320元　出版社／蘋果屋

暢銷10刷增訂版！市面上最齊全的DIY寶典，教你「量身打造」芳療保養品，從頭到腳輕鬆養護，加碼「情緒排毒」篇章更讓你由內而外美化身心！

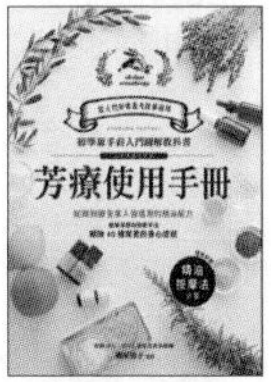

芳療使用手冊

暢銷

初學新手的入門圖解教科書！
從頭到腳全家人皆適用的精油配方
簡單易學的按摩手法解除40種常見的身心症狀

作者／鹽屋紹子　定價／320元　出版社／台灣廣廈

市面上最實用的「芳香療法入門圖鑑書」！從最容易的塗抹、泡澡、薰香，到進階的按摩技法，不管是第一次接觸的初學者還是專業的芳療師，都能輕鬆上手、聰明活用。

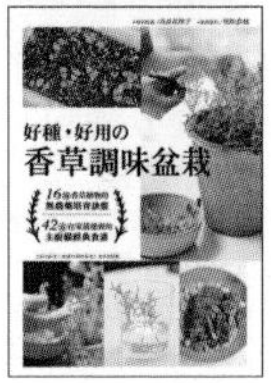

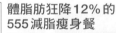

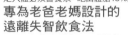

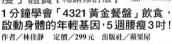

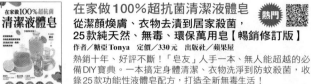

好種、好用の香草調味盆栽

16種香草植物的無農藥培育訣竅＋
42道在家就能做的主廚級經典食譜

作者／高浜真理子◎栽培監修、植松良枝◎食譜製作
定價／300元　出版社／蘋果屋

精選16種好種、實用的香草盆栽，由現任日本綠手指顧問親授培育秘訣，一一解答環境、苗株、澆水、收成到繁殖等問題，成功率百分百！另外更提供42道香草料理食譜，湯品、沙拉、主菜到甜點，一應俱全！

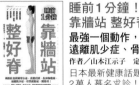

營養搜查線

中國人向來有以形補形的觀念，同理可證認為吃骨可以補骨，所以也慣用豬骨、雞骨、魚骨熬高湯來儲存骨本。但經過研究證實，這些熬得香醇濃郁的高湯裡，含有的鈣質相當有限，可能要喝上數十碗才有一杯牛奶的鈣質；而且其中的普林值還超高。

因此，想要利用大骨湯來補充鈣質，還不如多攝取小魚乾、蝦米、豆類與深綠色蔬菜，營養價值更理想。

【這樣吃100分】

蝦米與豆腐也是很好的營養搭檔，兩者所含的蛋白質相加後，正好是完全蛋白質，營養更完整。完全蛋白質是含有人體所需的9種必需胺基酸的高均衡性蛋白質，不論幼兒、成年人或老年人，都不可缺乏。

【這樣吃不OK】

蝦米是傳統醫學裡所稱的「發物」，有上火或是過敏、皮膚炎症狀者要忌食。另外，對海鮮類有過敏反應的人，也要避免食用，以免引發過敏反應。

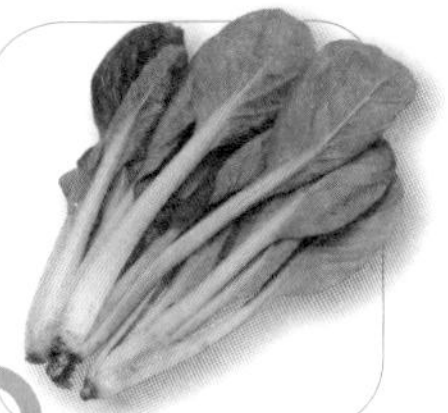
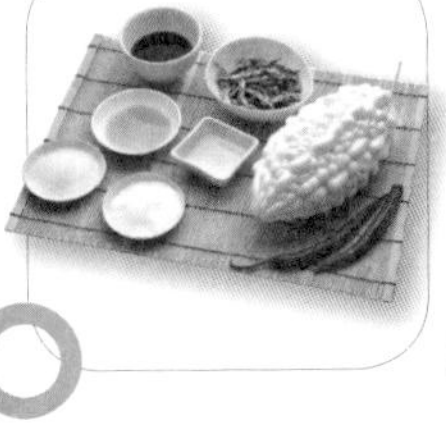
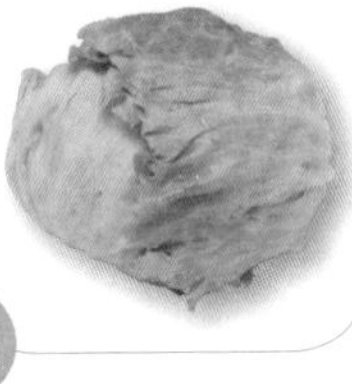
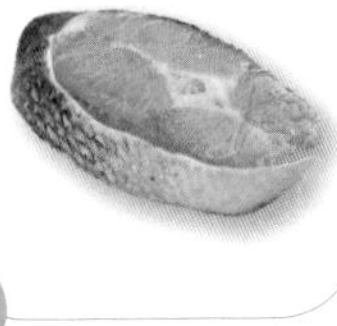

預防骨質疏鬆對症食物

潤滑磨損的關節軟骨

3 白木耳

性味

寒 涼 **平** 溫 熱

辛 **甘** 酸 苦 鹹

營養成分解析

含有豐富的膠質、蛋白質與膳食纖維，以及大量的礦物質（以鈣質含量最高），蛋白質裡含有17種胺基酸，其中有7種是人體必需胺基酸。熱量低，屬於低卡路里食物。

保健效用：豐富膠質保護關節

因含有豐富的膠質，口感特別滑潤，同時具有滋陰、潤肺、養胃、生津。此成分尤其對於上了年紀的人會有肺陰虛，容易覺得乾渴的症狀，能夠達到護肺部與喉嚨的功效。

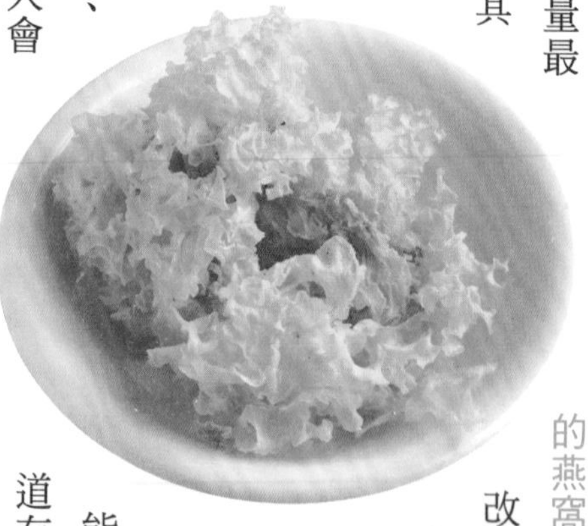

白木耳的潤肺效果與燕窩不相上下，但價格卻有天壤之別，因此有「窮人的燕窩」之稱。此外，對於改善更年期皮膚膠原蛋白的流失，皮膚變得鬆弛、失去彈性，也有很大的助益。

其特殊的多醣體有保健腸道的功能；且膳食纖維對腸道有雙向調節作用，便秘者及腹瀉者食用後都能改善不適情形。

人體皮膚內的膠質是一種具黏合作用的物質，是組成骨骼、皮膚的成分之一，有助維持關節的保水性，增加骨骼的堅韌度，能預防骨質疏鬆、骨折及膝蓋軟骨退化、關節炎等問題。另外，它還能防止肌膚因老化產生的彈性減弱、毛孔粗大及皮膚粗糙現象，對美容養顏有很棒的作用。

營養搜查線

但膠質會隨年齡增長漸漸流失，必須透過飲食來補充，可多吃以下食物：

動物性膠質 ─ 魚翅、深海魚魚皮、鮑魚、海參、海蜇皮、豬腳、蹄筋、豬皮、雞爪、燕窩、魚頭、牛筋。

植物性膠質 ─ 黑木耳、白木耳、秋葵、蓮藕、南瓜、菇類、山藥、蒟蒻、海帶、海藻。

【這樣吃100分】

因水溶性維生素含量非常少，最好搭配新鮮蔬菜水果、雜糧等含有高量維生素的食物一起食用，提高營養價值。

【這樣吃不OK】

有風寒咳嗽、體內濕熱生痰者，不適合食用，以免加重病情。

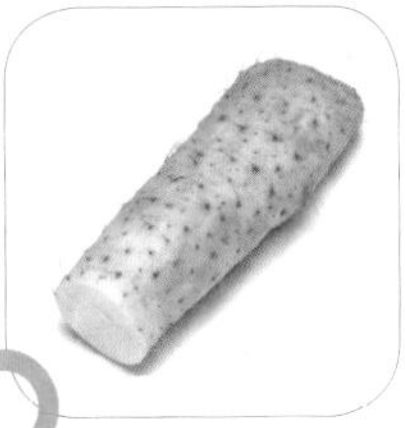
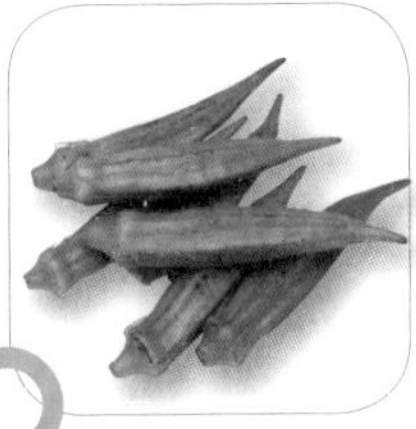
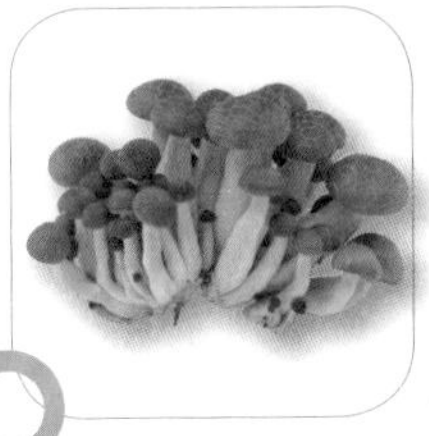
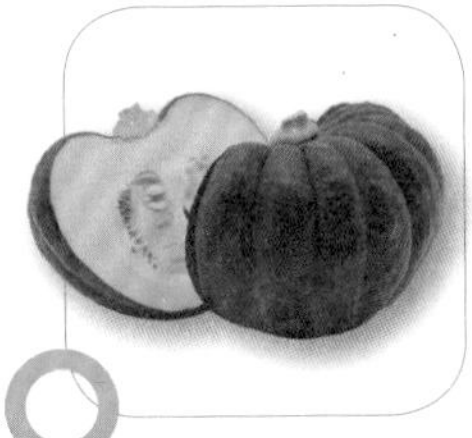

預防骨質疏鬆對症食物
有效強化鈣質吸收

4

蛋黃

性味

寒　涼　**平**　溫　熱

辛　**甘**　酸　苦　鹹

營養成分解析

是一整顆蛋的精華所在，含有脂溶性維生素A、D、E、K，其蛋白質、鈣質、鐵質、維生素B_1、B_2含量都比蛋白要高出數倍。

保健效用：維生素D有助鈣質吸收

蛋黃的營養價值與蛋白相比，最大不同在於卵磷脂及膽固醇的含量，這兩種營養只存在蛋黃裡。其中，卵磷脂能生成膽鹼，與大腦功能密切相關，具有增進記憶力、預防老年失智症的功效；卵磷脂被腸胃吸收後，還能排除壞膽固醇，提升好的膽固醇。

其它像葉黃素、omega-3脂肪酸等等的營養成分也都在蛋黃裡找得到。

維生素A、B_2及葉黃素、玉米黃素，可延緩眼睛的衰老現象。此外，蛋黃也是少數含有維生素D的食物，能強壯骨骼。

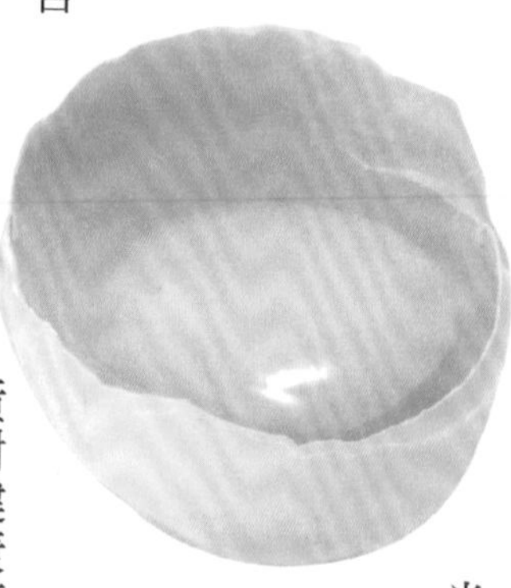

正常人一天一顆蛋黃對健康有益，但膽固醇已過高者，因為代謝功能有障礙，需控制膽固醇的攝取量，兩天食用一顆含有蛋黃的雞蛋較恰當。

營養搜查線

維生素D在人體中與神經傳導、肌肉收縮功能相關，它還有助鈣、磷在消化器官中的吸收率，維持血中鈣質濃度，是有助骨骼及牙齒生長的重要營養。

我們可以透過每天接觸陽光10～15分鐘來促進體內製造足量的維生素D，藉由飲食亦可攝取到，例如動物肝臟、蛋黃、乾香菇、牛奶、秋刀魚、鮭魚及魚肝油中含量最豐富，而深綠色、紅黃色蔬果食物，如木瓜、芒果、胡蘿蔔、番茄含量也非常豐富。

【這樣吃100分】

含豐富維生素D的蛋黃與鈣質多多的食物搭配，最有利於強化骨質，例如紫菜蛋花湯、九層塔煎蛋、魩仔魚炒蛋……等。

【這樣吃不OK】

膽固醇太高的人，患有高血壓、糖尿病或心臟病患者，須節制膽固醇攝取量，不可過量食用。

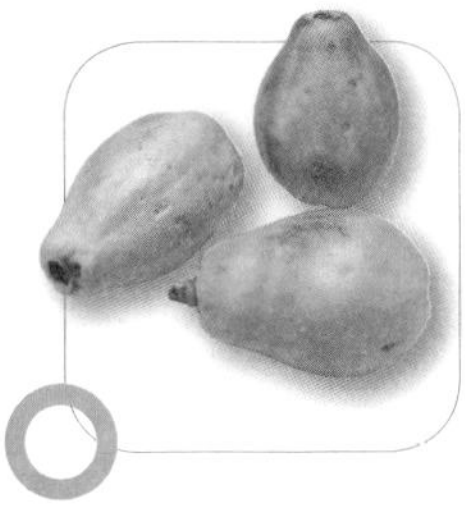
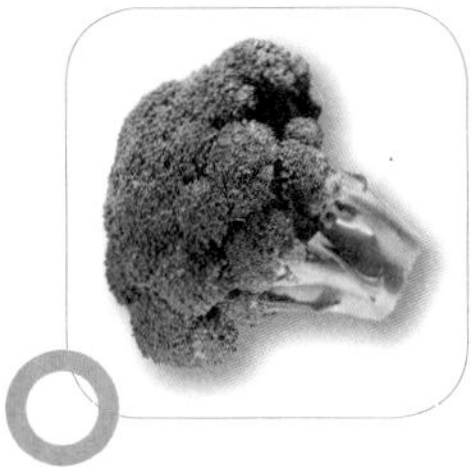
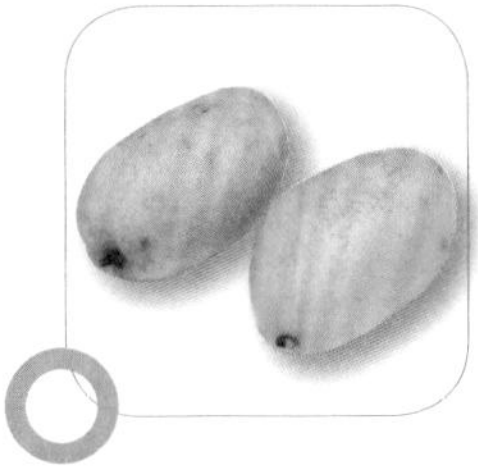
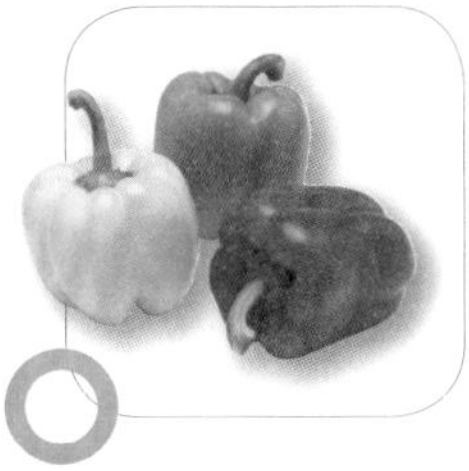

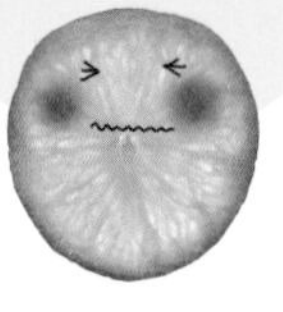

4-3 調理乾燥症候群對症飲食法

當一個人即將邁入初老時，皮膚都會出現乾燥的問題，而歸咎原因主要病因是腎虛。腎在五行中屬水，水是灌溉、滋潤全身的，當人體內的水不足時，就像大地萬物缺水一樣，身體會乾燥。臟器也是一樣，缺水了，自然就會反應乾燥的症狀，如眼睛乾澀、口乾、舌燥、喉嚨痛等。

被稱為「修格連氏症候群」的乾燥症是一種慢性發炎的病症，屬於自體免疫的疾病，更年期時最容易發生，也可能跟紅斑性狼瘡、類風濕性關節炎，甚至慢性腎炎一起發生。女性患者多於男性，十個人裡有九個是女性。大多在四十歲以後發病。除了眼乾、口乾的症狀外，也常有一些腺體外的症狀，像是皮膚乾燥、關節痠痛、肺部纖維化或是腎臟病變問題。由於自體免疫抗體也會攻擊具有外分泌腺的腺體，因此部份女性也會有陰道分泌物減少的症狀，在性交過程中，容易產生疼痛及

改善乾燥症候群 OK 食材

中藥裡可滋陰的有熟地、黃精、枸杞子，以及具滋陰降火作用的蚌殼類，如石決明。日常飲食可多吃白木耳、黑木耳、海參、桑椹、山藥……等，既有滋陰作用，又能滋潤人體黏膜。

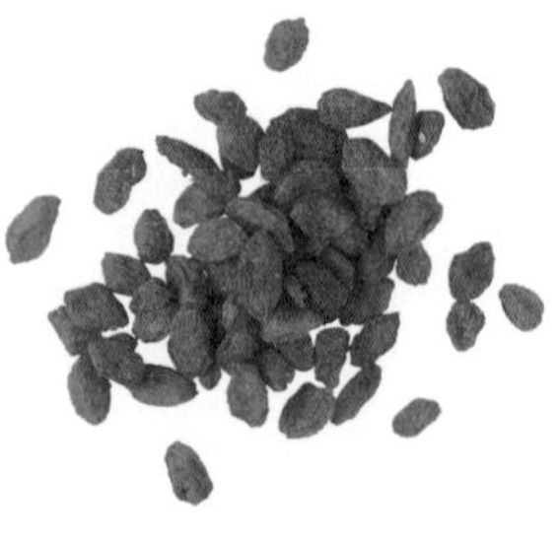

枸杞具有滋陰的作用，對於滋潤人體黏膜有很大的幫助。

陰道發炎的問題。

從中醫的角度來看，乾燥症分為下列三種。

1眼乾有異物感的肝腎陰虛型

女性在三、四十歲時開始腸胃功能退化，到了四十九歲時，就開始陰虛，也就是體內津液不足，會開始乾燥，又以嘴巴和眼睛部位容易乾燥。又或者久病精血兩失，也會造成乾燥症狀。總之這些都是體內液體不夠的現象，眼睛乾澀更是許多人共同的困擾。想要改善症狀，就要從體內調起，自然能津液足、淚水夠。

2氣短無力的氣虛傷津型

氣能推血而行，當氣虛也就是太勞累時，會無法推動津液，當津液無法散布於全身，只能停留在某些地方，就會發生眼睛乾、紅，頻繁眨眼。還有糞便乾燥、食欲不振、易腹脹、舌頭較紅、少舌苔等症狀，這就是「氣虛傷津」所造成的。

3形瘦膚乾、關節易痛的血絡瘀阻型

血絡瘀阻而造成的燥症出現在更年期初期。這是因內分泌不夠，使子宮充血，但無力排出，所以身上會有瘀。當瘀停留在脈絡（微小血管）時，也會在眼球、視網膜等血管較細的地方阻塞，而出現津液不夠、眼睛血液循環不佳等症狀。

改善乾燥症候群 NG 吃法

油炸物、辣椒、胡椒、沙茶醬……等辛辣、重口味、油膩食物忌吃；屬於熱性食材的牛肉、羊肉、龍眼、荔枝、芒果，吃了容易化燥傷陰，引發上火，不適合多吃。

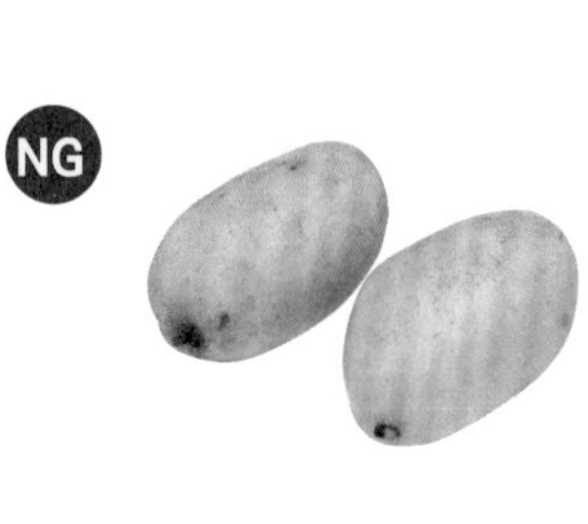

芒果吃了容易化燥傷陰，引發上火，不適合多吃。

調理乾燥症候群對症食物
消滅火氣超強效

1

苦瓜

性味

寒 涼 平 溫 熱
辛 甘 酸 苦 鹹

營養成分解析

含有醣類、膳食纖維、苦瓜鹼，以及維生素B群、C、鈣、磷等成分。所含有的蛋白質、碳水化合物、脂肪在瓜類蔬菜中較為出色，尤其維生素C含量更是豐富。

保健效用：適當涼補有助潤燥

說到苦瓜，愛吃的人覺得它滋味苦甘超美味，不喜歡的人可連嘗試都不敢。但這種苦味，卻是消除體內火氣、開胃健脾的關鍵。中醫學認為苦瓜「入脾、胃經，有清暑除煩，解毒止痢之功」，加上它是夏季盛產蔬果，對於有中暑煩燥，或出汗較多，導致胃口不佳者，是很棒的退火食補。

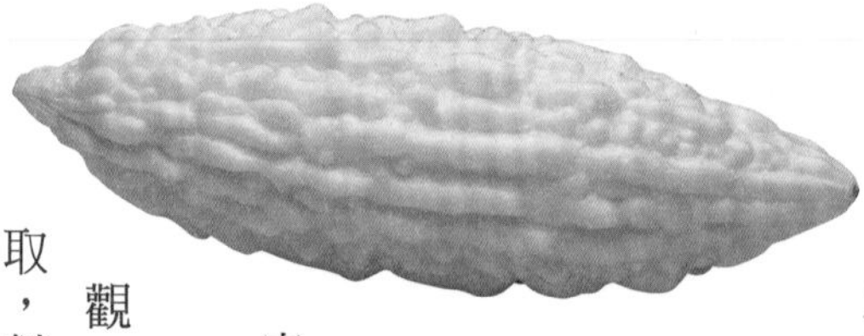

苦瓜的苦味是因為含有生物鹼成分—奎寧，被認為有促進傷口癒合及提高免疫力的功效；苦瓜蛋白也能增強體內免疫細胞吞噬癌細胞的作用，是非常好的抗癌食材。

其纖維質含量也很可觀，有便秘困擾者可多多攝取，幫助排便更加順暢；而豐富的維生素C，則有利於消除疲勞、調節人體機能。

營養搜查線

苦瓜屬於涼補，適用於體質燥熱的人多食用。例如常感口渴、喉嚨痛，眼鼻乾赤，大便燥結、小便短赤，以及更年期常見的五心煩熱……等，都是熱性體質的表現。

在調理上也就需要以清熱瀉火、涼血、生津潤燥的方式，讓身體回歸平衡狀態，絲瓜、黃瓜、西瓜、冬瓜這些瓜果類都很適合做為日常食補。

【這樣吃100分】

苦瓜所含的草酸，長期食用後會影響人體鈣、鋅的吸收率。烹調前先汆燙去除，且最好以大火快炒或涼拌方式料理，還可保留住最多的水溶性維生素。

【這樣吃不OK】

並不是所有人，都適合餐餐吃苦瓜，像是脾胃虛寒者、孕期中的婦女，或是學齡前的孩子，就應該避免。因其性質較寒，胃功能低弱者吃太多容易腹瀉；女生碰到生理期時也不宜食用。

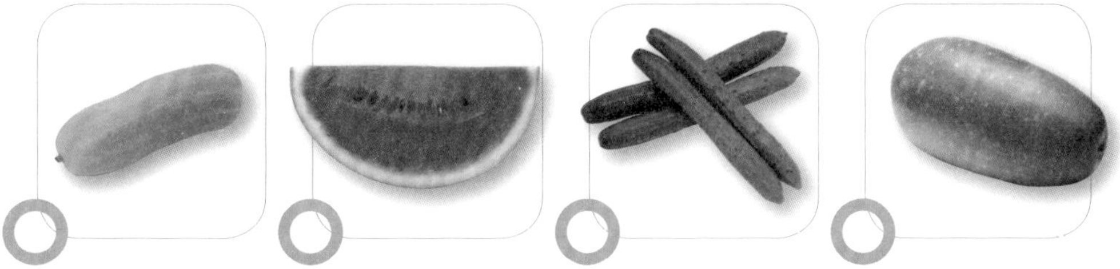

調理乾燥症候群對症食物
滋潤失去水分的臟器

2

海參

性味

寒　涼　平　**溫**　熱

辛　**甘**　酸　苦　**鹹**

營養成分解析

屬於高蛋白、低脂肪的食物，且不含膽固醇。營養素包括蛋白質、碳水化合物，維生素B、E，及鈣、鈉、磷、硒……等。還有特殊的刺參酸性黏多醣體、膠質、硫酸軟骨素、醣胺聚糖，對皮膚及筋骨有很好的保健功效。

保健效用：膠質潤滑皮膚黏膜

早在數百年前，海參就被視為滋補強身的海味，由於功效近似人參而得名。中醫學認為它有補腎益精、壯陽、潤燥通便的功用，臨床上用來治療眩暈耳鳴、腰酸乏力、小便頻數的症狀。

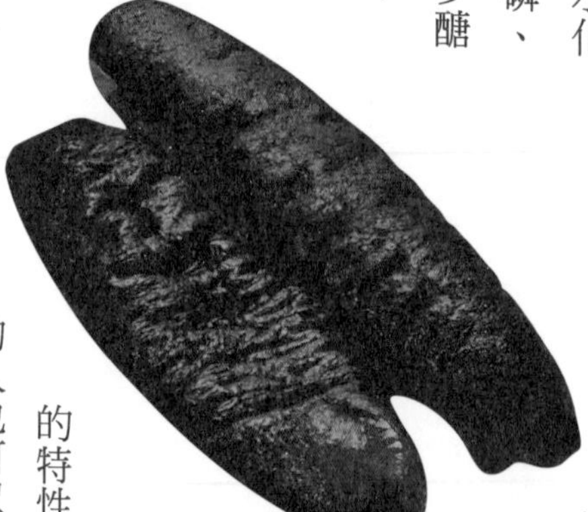

海參含有的黏多醣及軟骨素，正是人體的關節之間保護骨頭免於磨損的潤滑液，多多食用，對延緩關節、骨骼的老化很有幫助。其精胺酸含量也很高，能夠促進傷口癒合，有利於膠原組織的合成。

而海參不含膽固醇的特性，讓膽固醇指數較高的人也可以放心食用，也很適合高血脂及心血管疾病患者享用。

營養搜查線

乾燥症候群在中醫學上來說，初期屬熱症，所以要採取清熱解毒的方式調理，藉以降低體內火氣。但同時間內，身體所分泌的潤滑液也都被火氣蒸烤殆盡，第二階段就要以滋陰潤燥法，幫助皮膚及黏膜恢復潤滑度。

像是白木耳、黑木耳、海參、山藥、秋葵、海藻類、川七等富含膠質的食物，有助滋潤人體黏膜。也很適合換季時皮膚容易搔癢者食用以減緩症狀。

【這樣吃100分】

海參的膽固醇含量幾乎是零，富有彈性又細嫩的肉質，滋美爽口，能補腎壯陽。將海參加入黑木耳煮湯或炒燴，具有很好的補腎潤燥功效，還能對付惱人的腸燥便秘症狀。

【這樣吃不OK】

因具潤燥效果，有排軟便現象者不宜食用。且因蛋白質含量高，代謝過程中會產生較多尿酸，有關節炎、痛風患者不宜多吃。

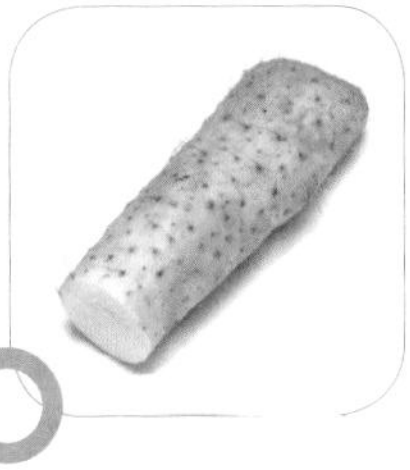
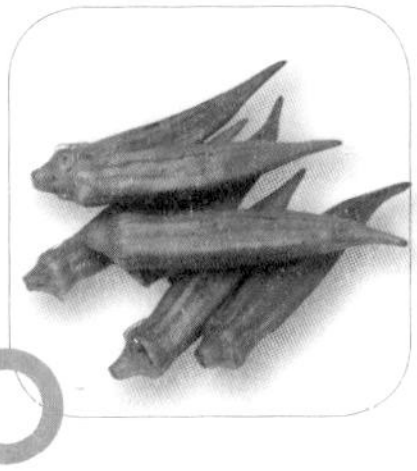
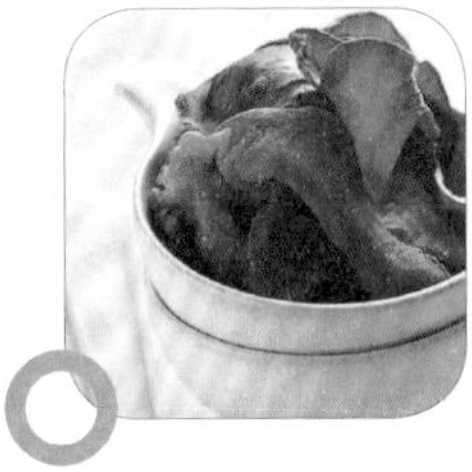
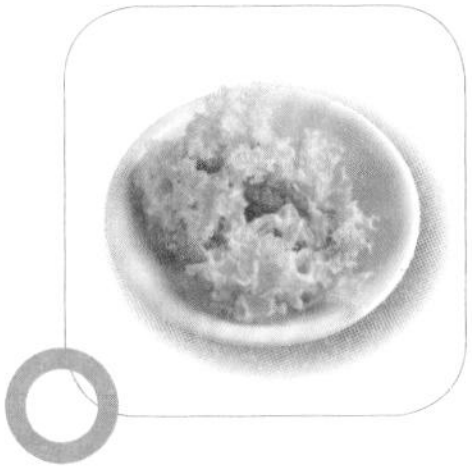

調理乾燥症候群對症食物
解救極度缺水的皮膚

3

萵苣

性味

寒 涼 平 溫 熱
辛 甘 酸 苦 鹹

中醫說它入脾胃、大腸，有清熱利尿之效，對食欲不佳、大便燥結、消化不良，有消渴……等症者具有療效。

營養成分解析

萵苣的水分含量極高，高達將近96%，其餘則是少量的蛋白質，以及維生素A、B、C、E與鉀、鈣、磷、鐵……等營養素，還有略帶苦味的萵苣素。因熱量低，是想要維持身材者理想的蔬菜之一。

保健效用：水分含量豐富有助保水

萵苣是生菜的一種，也是許多愛美、追求窈窕女性常吃的食材，看中的正是它幾乎不含脂肪、充足的水分食用後能使人具有飽足感的特性，大家可能有所不知，其實它也有多種保健功效。

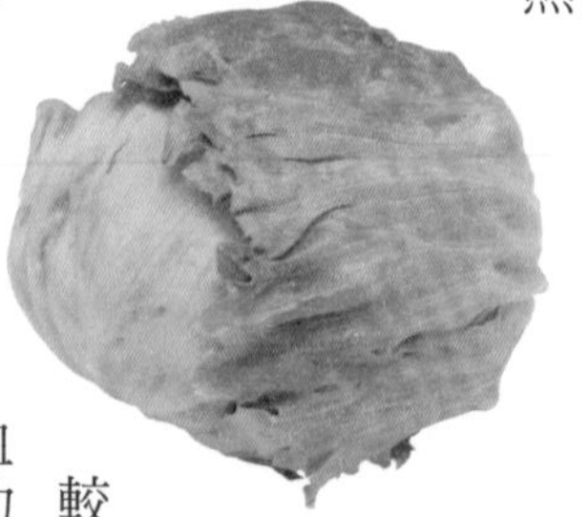

萵苣有益利尿來自於含量豐富的鉀離子，鉀能維持水及電解質的平衡，還有調控血壓的作用。

比起其他蔬菜，萵苣含有較多量的葉酸，對人體的造血功能及神經系統有很重要的作用；因為當我們體內缺乏葉酸時可能會有貧血現象，而女性懷孕時若葉酸攝取不足，也不利於胎兒神經管的發育。

營養搜查線

多吃萵苣有利於乾燥症狀的緩解，首先是因為它屬寒涼性質的食材，對於熱性體質而引發的乾燥能有緩降火氣的作用。不過對於脾胃虛寒、容易腹瀉、怕冷……等寒性體質者，就得小心食用量，建議汆燙後或炒熟再吃。

此外，萵苣裡所含的萵苣素對鎮靜神經、津潤皮膚也有效果；加上它大量的水分，有助滋潤體內各臟腑及皮膚；維生素C及葉綠素也都有防止皮膚乾燥的功能。

【這樣吃100分】

一般來說，生食萵苣較能吃到完整的營養成分；不過，加點油清燙一下，或是快炒起鍋，能使其胡蘿蔔素及維生素E更易被吸收，這兩種烹調方式不妨交替使用，攝取到更完整的營養。

【這樣吃不OK】

萵苣含有較多的鉀離子，因此腎臟病患要避免生食萵苣，炒食時也不可飲用菜汁。萵苣屬性偏涼，產婦如果要食用，可在熱炒時加入些許麻油、薑來調和，不過還是要避免生食。

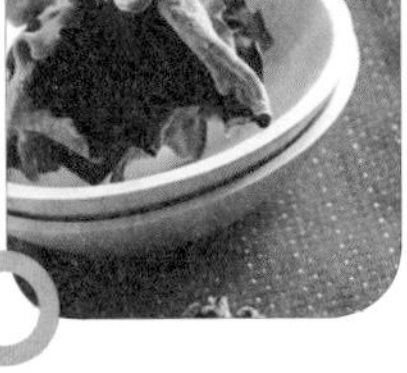
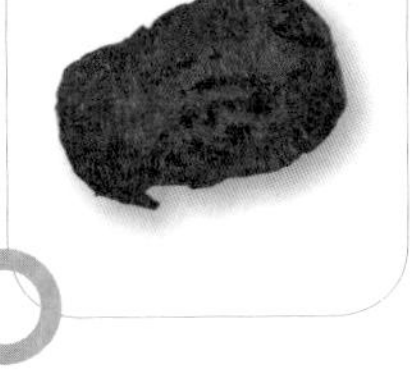
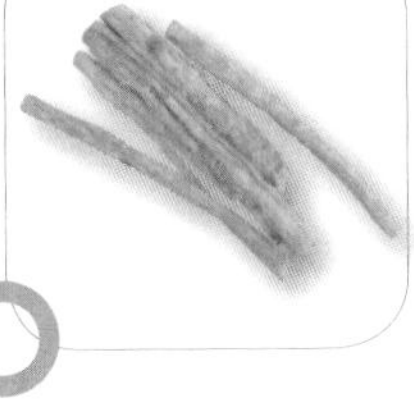
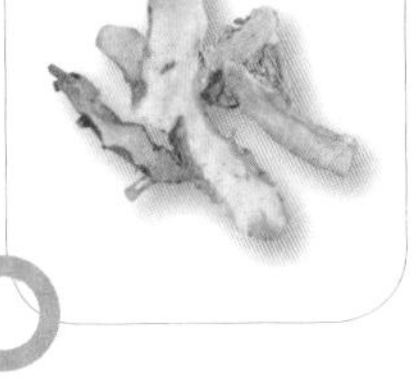

調理乾燥症候群對症食物
清心潤肺

4

麥門冬

性味

寒 涼 平 溫 熱
辛 甘 酸 苦 鹹

它歸心、肺、胃經，對養陰潤肺、益胃生津、清熱潤燥特別有效。在臨床上用來治療肺陰不足引發燥熱，所帶來的乾咳痰黏、口渴咽乾、大便燥結等等症狀。

營養成分解析

含有多種甾體皂甙、豆甾醇、黏液質、醣類、胡蘿蔔素、胺基酸、多量葡萄糖及葡萄糖……等成分，是中藥裡用來生津潤燥的代表藥材。

保健效用：養陰生津治乾燥

中醫學裡認為燥邪最易傷肺，當氣候乾燥或人體內部患有熱病時，身體表面的肌膚及體內臟腑都會呈現一種缺乏津液、乾枯的症狀，例如口鼻乾燥、皮膚缺水龜裂……等。

這時麥門冬就能發揮很好的效用，

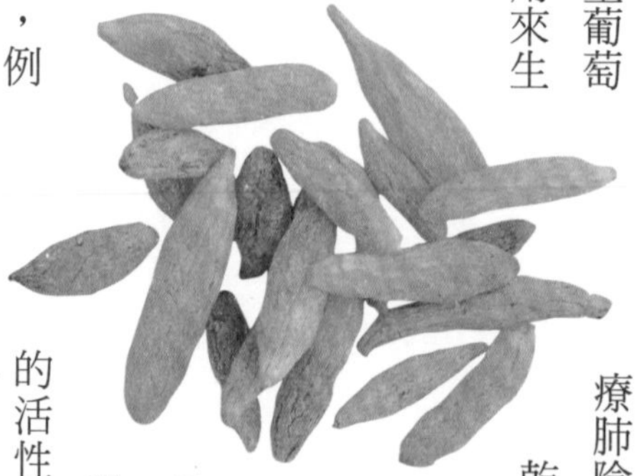

另外，麥門冬被認為有增加正氣、強化抗邪之效。以現代醫學來說，就是能提升吞噬細胞的活性，增進免疫能力，有效抵禦病毒、細菌的入侵。它在預防高血糖、高血脂及高血壓也有不錯的效果，可促進胰島素功能並軟化血管。

營養搜查線

中醫裡說「陰液」是指體內有營養的液體或是臟腑的陰精，而乾燥最容易損傷津液。當陰液虧損時，身體各部位表現的症狀即以乾燥為特徵，口鼻、眼睛、咽喉、皮膚、毛髮、糞便……都會呈現被「烤乾」的狀態。這時多飲用麥門冬、西洋參、石斛、沙參、玉竹、菊花……等茶飲，能達到滋陰潤燥的保健功效。

有時我們待在冷氣房裡太久，也容易出現乾咳或喉嚨搔癢的現象，除了多喝些溫開水外，不妨取些麥門冬泡煮成淡茶飲用，有助改善。

【這樣吃100分】

清甜的水梨同樣有生津止渴、清燥潤肺的效果，很適合與麥門冬搭配煮成湯飲。不但味美，還能改善喉嚨乾癢、長期乾咳的症狀。

【這樣吃不OK】

麥門冬性寒，脾胃虛寒、大便溏瀉（稀薄不成形）者，不宜服用。

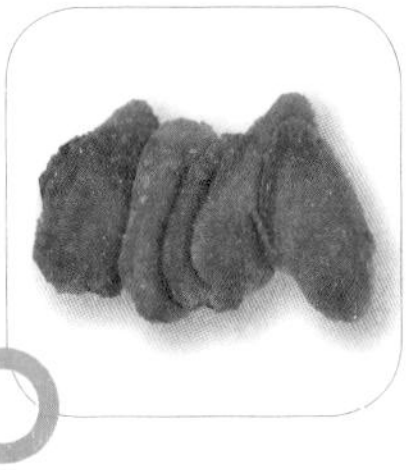

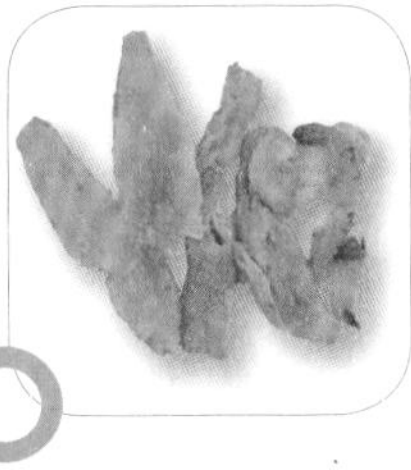

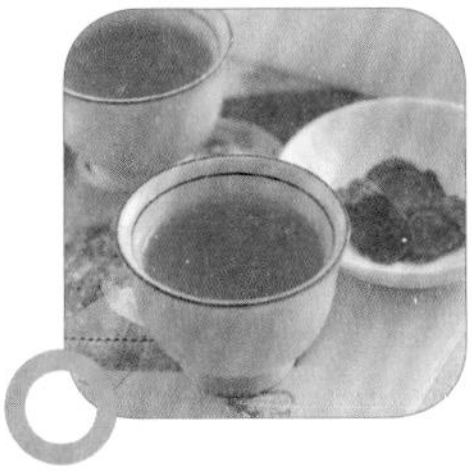

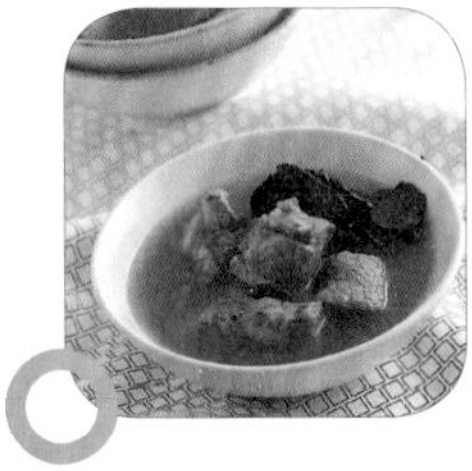

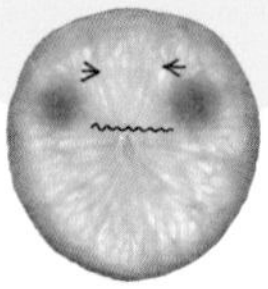

4-4 消除肥胖對症飲食法

很多更年期及停經的女性，都會抱怨沒吃多少東西就發胖，皮膚愈來愈糟，事實上，隨著年紀的增長，熱量的消耗會逐漸減少，但需要營養素的劑量卻愈來愈大，如果還維持原來的食量，當然會變胖。

以中醫觀點來看更年期的肥胖，認為與遺傳有關；當然飲食和生活方式也是重要的因素；肥胖與精神壓力關係也很密切。

更年期前後的婦人，因為空巢期的情緒落寞感而過食；或因腸胃功能不好，運化差而使水穀精微不能輸佈周身為身體所利用，聚於肌肉，化為膏脂而成肥胖；或因體力不足，活動減少，久臥則傷氣，久坐則傷肉，使肺氣、脾氣虛，體內水分停滯而致肥胖。到了更年後期更見陽氣衰，變得臃腫而肥胖。

改善肥胖 OK 食材

多吃體積大、纖維多的新鮮蔬菜、水果，來增加飽足感、有效控制食欲，例如白蘿蔔、綠豆芽、竹筍、冬瓜及黃瓜。動物性食材盡量以各種蝦、貝、魚來取代豬、牛肉的攝取。

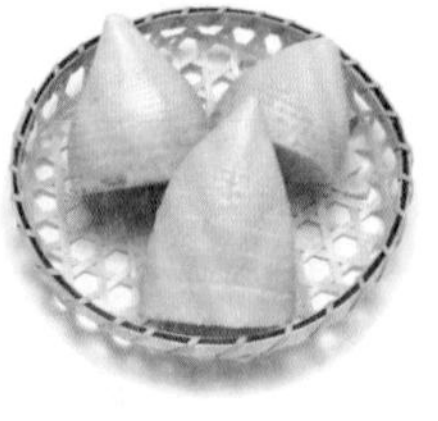

竹筍纖維多，可用來增加飽足感，具有控制食欲的效果。

從日常飲食來說，我所秉持的基本概念是蛋白質一定要充足，因為蛋白質是細胞修復的主要來源；原則上每餐吃一個手掌心大、約手掌厚度的蛋白質。而且每次只攝取一種蛋白質，例如想吃豆腐，這餐就全是豆腐類的蛋白質；想吃豬肉或牛肉，這餐的肉就全部吃紅肉；想吃魚，就全部吃魚，因為同時吃太多種蛋白質，身體會有過重的負擔。

而蔬菜的量則是蛋白質量的4倍，澱粉類的主食1天只要吃1～2次就好，維持菜多、澱粉少的攝取習慣。至於水果，不管有沒有糖尿病或是過胖，攝取都要適量，以1天吃2份拳頭大小的水果為佳，最多不要超過3份。

飲食方式要少澱粉質、少鹽、少酒、少甜食、少油膩，不吃零食。採用清蒸、水煮、涼拌、烤、燒、燉、滷方式調理食物。

改善肥胖NG吃法

少用油炸、油煎方式烹調食物；油脂類食物少吃，例如奶油、油酥類點心；豬皮、雞皮、鴨皮……富含動物脂肪的食物，也要避免。麵粉類食物如糕點、麵包要慎食。

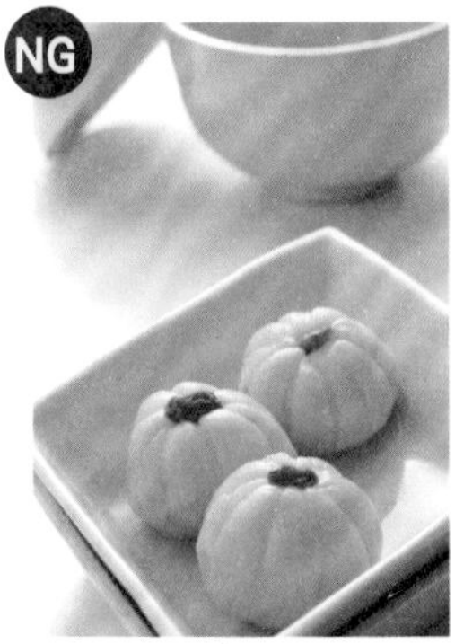

甜點人人都愛，但麵粉類食物如糕點、麵包千萬要慎食。

消除肥胖對症食物 1
趕走水腫型肥胖
薏仁

性味
寒 涼 平 溫 熱
辛 甘 酸 苦 鹹

營養成分解析

除了澱粉外，還含有豐富的蛋白質，以及脂肪、碳水化合物，維生素B_1、B_2，胺基酸、薏仁素、薏仁酯……等多種營養。其中的蛋白質可分解酵素，增加皮膚的光滑嫩白度。

保健效用：促進水分代謝防水腫

如果說到要改善水腫型肥胖，薏仁絕對是第一首選。因它具有促進體內血液循環、水分代謝，達到利尿消腫的功效；加上它是十分家常的食材，既可熬粥、煮甜湯，加進白飯裡煮還能增加口感。

而薏仁具有的美白功效，也是女性特別喜愛食用薏仁的原因。長期食用薏仁，藉由它有益新陳代謝，能使滋潤肌膚、變得白皙，並可改善青春痘、雀斑、黑斑。

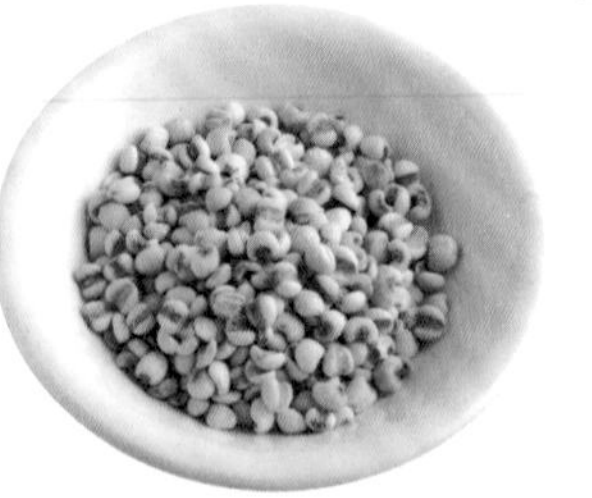

大家有所不知的是，薏仁含有的薏苡素，對女性生理痛、關節炎、肌肉僵硬或肩膀痠痛也有良好的鎮靜效果。如同其他穀類，薏仁也含有極高的纖維質及維他命B群，有助提升消化、改善疲勞；若是有難以咀嚼或消化功能不佳者，亦可只飲用薏仁水，功效不變。

營養搜查線

水腫型的肥胖是身體代謝及循環功能出現了障礙，體內的多餘水分及廢物難以排除，而造成臀部及大腿浮腫的下半身肥胖現象。這一類肥胖問題者，大多都是因為不良的生活習慣養成，例如飲食偏好重鹹口味，或因壓力太大使得荷爾蒙失調……。

這時就要多攝取有助排水、利尿的食物，像是紅豆、薏仁、冬瓜、西瓜、芹菜……等。此外，體內過多鹽分會影響水分的排除，使水腫更嚴重，因此平時飲食上也要注意少鹽。

【這樣吃100分】

平時可與糙米、五穀米一起煮做為主食，既可增加飽足感，還能降低膽固醇、控制血糖。

【這樣吃不OK】

薏仁會引起子宮收縮，並造成身體冷虛，懷孕婦女及正值生理期的女性要避免食用。且因所含的鉀離子較多，有腎臟病的患者亦不宜食用。

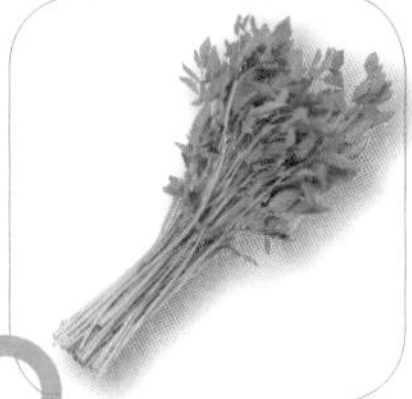
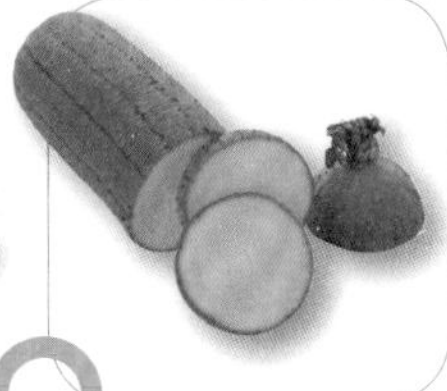
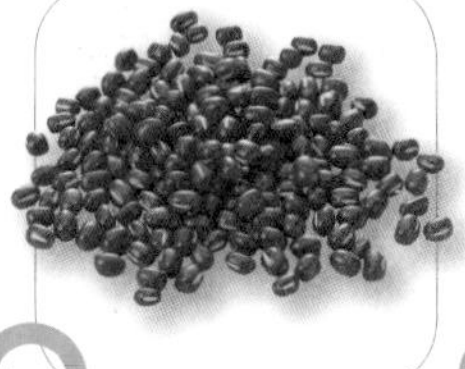
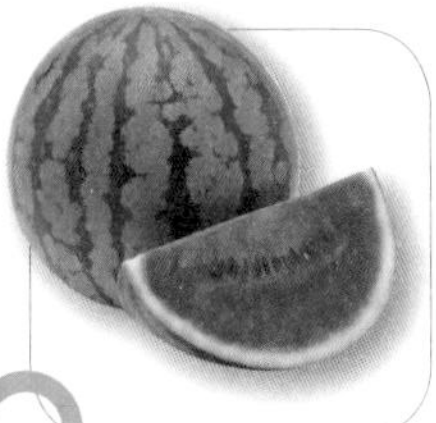

消除肥胖對症食物 2 橄欖油

幫助清除體內多餘脂肪

性味
寒涼**平**溫熱
辛**甘****酸**苦鹹

營養成分解析

富含單元不飽和脂肪酸，以及維他命A、D、E、K，其中單元不飽和脂肪酸的比例高達將近80%。因具有極佳的天然保健功效，在西方還有「液體黃金」、「植物油皇后」的稱譽。

保健效用：不飽和脂肪有利代謝

許多營養專家都指出，地中海國家的人在高膽固醇與罹患心血管的比例上明顯偏低，除了跟他們多食蔬果及魚類外，烹調上以橄欖油為主的方式更是關鍵。

橄欖果實在中醫裡歸脾、胃、肺經，有清熱解毒、生津止渴、化痰之效。

盛產的地中海國家，利用初熟的鮮果冷壓榨取出油汁，由於未經精煉，保留了最多的維生素及抗氧化物。

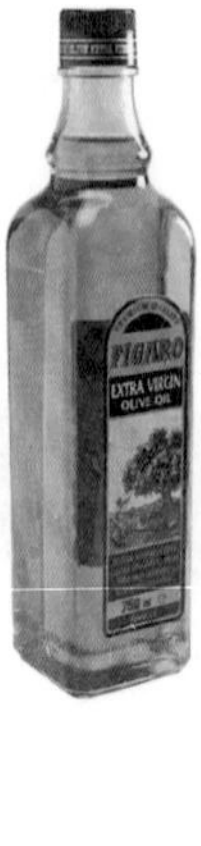

橄欖油中的單元不飽和脂肪，對我們的心臟有保護作用，能同時降低壞膽固醇、提升好膽固醇。所含有的油酸，能有效分解脂肪、降低血脂，進而提升代謝力。

營養搜查線

現代女性愛美，常為了磅秤上的數字斤斤計較，然而關注健康的人更應該著眼在體脂肪是否維持在標準內。當體內不好的脂肪無法順利代謝，造成脂肪累積時，這種「實質的肥胖」比起體重影響健康的程度更大。

尤其當脂肪集中在腹部，即累積在我們各臟器周圍時，得到心血管疾病的機率特別高，也是引發代謝症候群的主要因素。平時多攝取富含不飽和脂肪酸的好油，例如橄欖油及魚油，便能調整脂肪代謝、淨化血管。

【這樣吃100分】

未經加工的初榨橄欖油，很適合涼拌用，早餐時不妨用全麥麵包片沾食橄欖油，既清爽又有飽足感，營養更是加分！

【這樣吃不OK】

橄欖油中對健康有好處的不飽和脂肪酸，一遇高溫極易變質，尤其不適合用來油炸食物。此外，橄欖油存放過久，其中的抗氧化營養素也會大量減少。

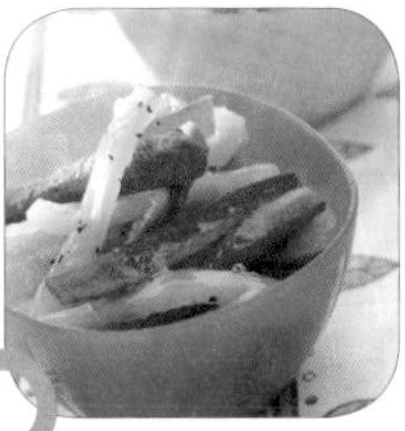
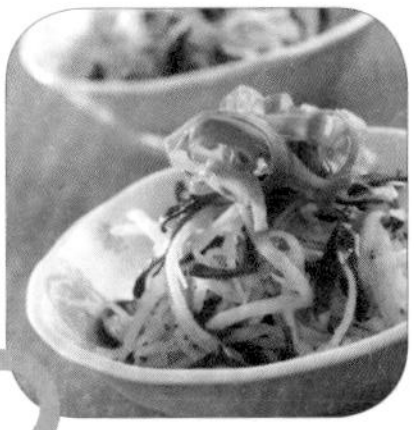
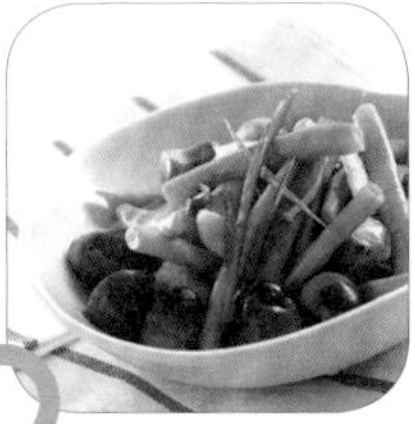
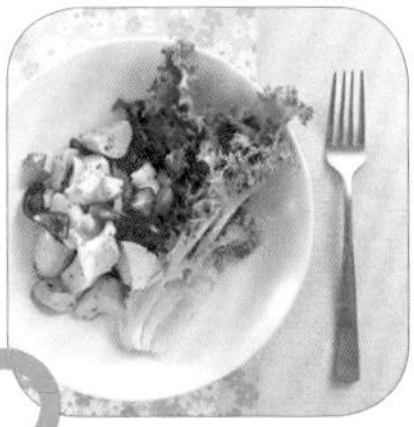

消除肥胖對症食物 3 海帶

活化阻滯的新陳代謝

性味

寒 涼 平 溫 熱
辛 甘 酸 苦 鹹

營養成分解析

鈣質含量十分豐富，也含有蛋白質、脂肪、胡蘿蔔素、維他命B_1、C及鈣、碘、鐵、磷。它的蛋白質、碘、鈣、鐵的含量，比起一般營養價值較高的蔬菜要高出好幾倍。

保健效用：豐富礦物質加速脂肪燃燒

海帶是很好的排毒食物，能防止人體吸收重金屬或毒素，主要是它裡頭所含的褐藻膠成分，具有很強的保護作用。

海帶所含有的大量碘質，是人體甲狀腺合成的重要物質，適當食用可預防缺碘而引發的甲狀腺腫大。海帶中的可溶性纖維，不僅可增加飽腹感，而且還很容易被消化吸收。

需要攝取膠質時，海帶也是一個理想的來源。膠質對維持肌膚的光滑與彈性有良好效果，與其所含纖維一起作用，能加倍潤滑腸道，解除便秘。

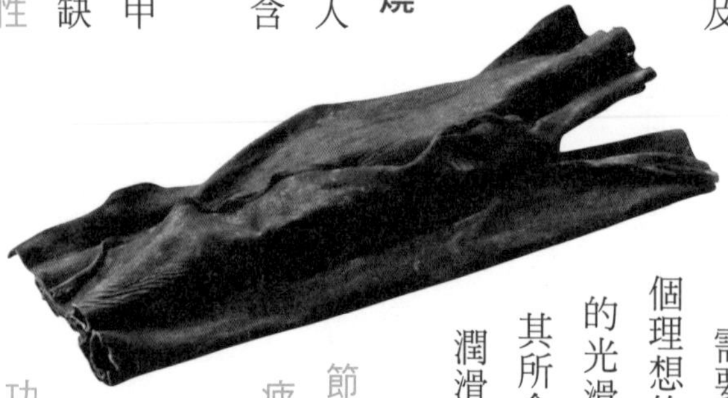

特殊的海帶多醣具有調節膽固醇含量、對抗病毒及疲勞、提高免疫力的顯著保健功能，甚至有專家推薦它適合癌症病患多多食用，可達到排毒治癌功效。

營養搜查線

海藻類食物可說是減重者的絕佳食物。因為它的葉綠素能活化新陳代謝、提高脂肪燃燒率。大量的碘是提升甲狀腺機能、活化基礎代謝的重要物質，可調節蛋白質、脂肪的分解與合成作用，對預防內分泌失調所形成的肥胖問題，能有改善及預防效果。

除海帶外，其他海藻類食物還包括海苔、髮菜、紫菜、昆布、海菜及裙帶菜等等。此外，綠色蔬菜、龍蝦、貝類、穀類等等食物含碘量也不少。

【這樣吃100分】

若以瘦身、消脂為目的，那麼食用海帶時要盡量以少鹽、少糖、少油的清蒸、水煮或汆燙後再涼拌的方式料理，才能吃得健康又美麗。

【這樣吃不OK】

海帶的鈉含量偏高，高血壓患者要避免過量食用，烹調時最好斟酌加鹽的份量。另外，吃完海帶後，馬上食用酸澀食物或喝茶，都會抵銷營養價值。

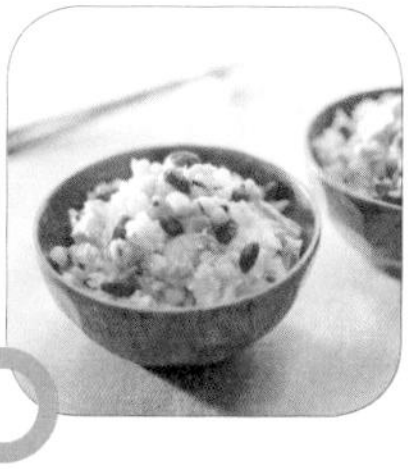
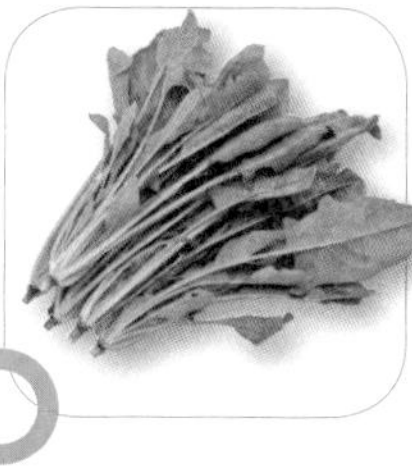
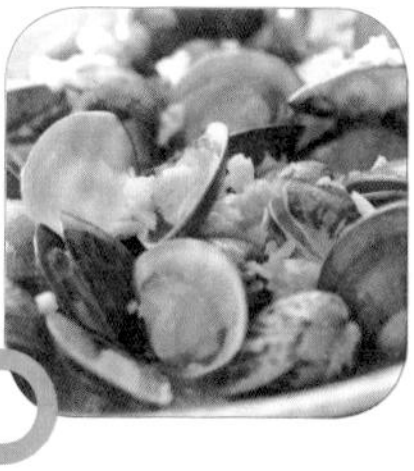
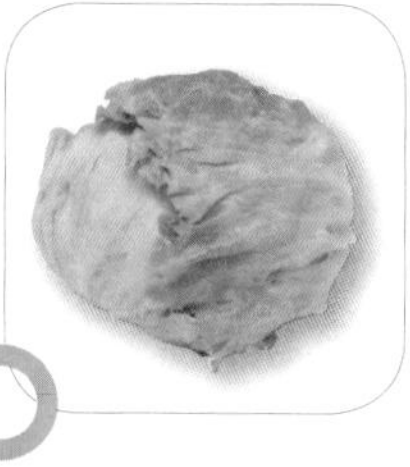

消除肥胖對症食物 4 綠茶
擊碎多餘的脂肪

性味
寒 涼 平 溫 熱
辛 甘 酸 **苦** 鹹

營養成分解析

含有蛋白質、胺基酸、脂肪、碳水化合物、多種維生素及礦物質，兒茶素及維生素C、B_1、B_2特別豐富。有特殊保健作用的成份為茶多酚、咖啡鹼、脂多醣……等。

保健效用：咖啡鹼有助腸道分解脂肪

未經發酵的綠茶保留了新鮮茶葉裡的天然營養，其中尤以維生素C及茶多酚含量最豐富。這兩種成分也是很好的抗氧化劑，能發揮相輔相成的效果，對降低血脂、軟化血管有良好功效。

因綠茶性質寒涼，能達到清熱、利尿、助消化的效用，容易有口乾口苦、喉嚨痛、大便燥結……等上火症狀者，戒除掉喝飲料的習慣，改喝綠茶能有不錯的改善。

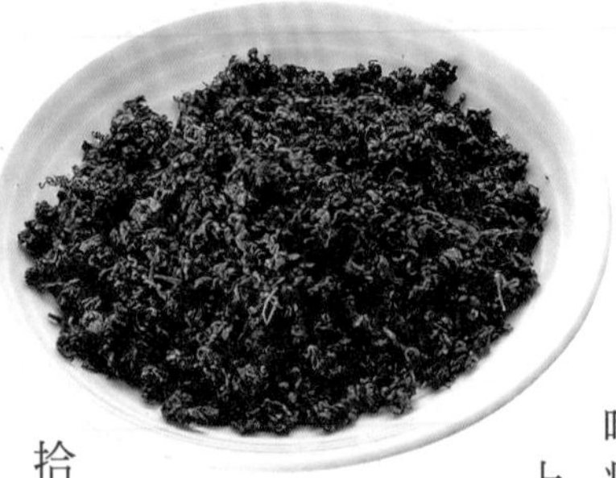

唐代的『本草拾遺』描述茶「久食令人瘦、去人脂」，綠茶裡所含的多種成分的確有減肥、降脂的作用，還可延緩動脈硬化；葉綠素則有阻礙膽固醇消化及吸收的功能，有助降低體內膽固醇，多喝茶果真好處多！

營養搜查線

我們常說飯後一杯茶，有助去除油膩、助消化，這是因為綠茶裡含有茶多酚的緣故。茶多酚還能減緩體內脂肪合成酵素的作用，使得三酸甘油酯的合成不致增加，進而防止脂肪堆積在腹部或臀部的肥胖現象。

另一個擊退肥胖的成分—咖啡鹼，則能增加胃液的分泌，加強腸道對脂肪的分解能力、降低血脂含量，不僅能達到減肥效果，對心臟、血管亦能發揮絕佳保護力。

【這樣吃100分】

沖泡綠茶的水溫最好在70℃~80℃，可免熱水中釋出單寧酸等不良成分。

亦可採用冷泡法，茶葉加水泡開，放冰箱浸泡8小時，味道更甘甜。

【這樣吃不OK】

胃功能較弱者不可空腹飲綠茶，鞣酸成分會刺激胃腸黏膜，增加不適感；此外，太濃的茶會增加胃的負擔，不可飲用過量。

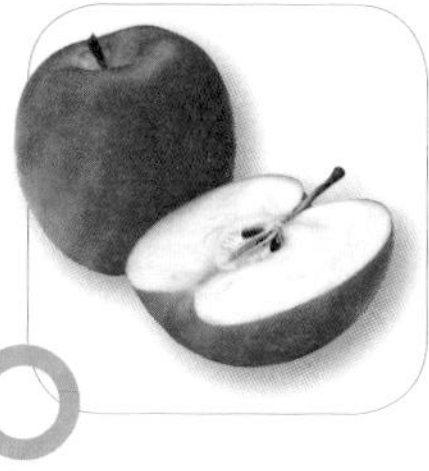
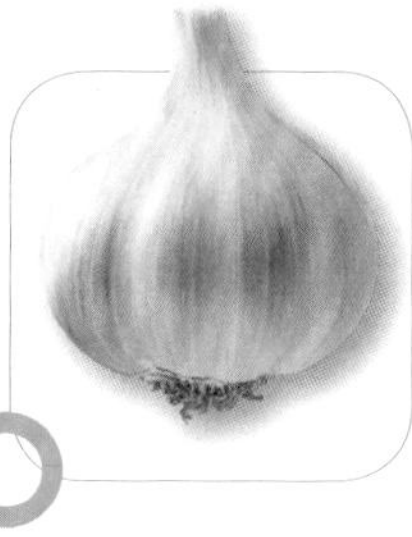
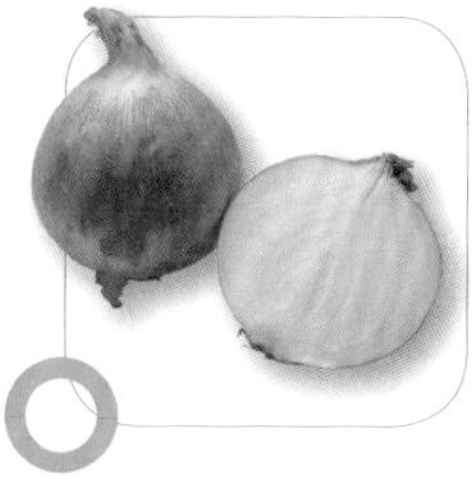
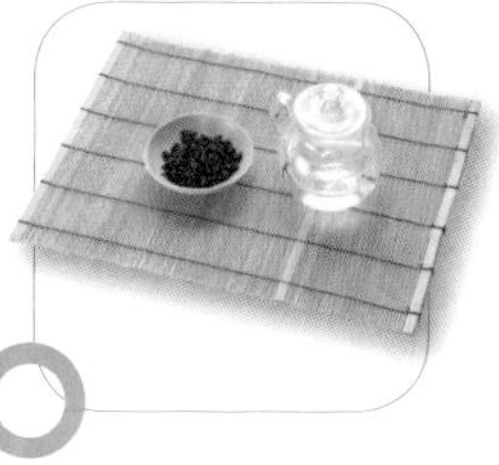

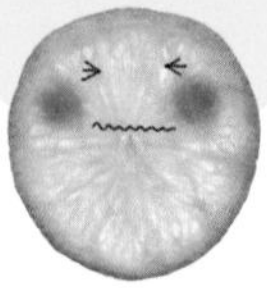

4-5 降低心血管疾病風險對症飲食法

與更年期婦女常出現的「烘熱汗出」，同屬心血管神經失調的病症，還有心悸、胸悶、高血壓、冠心病等。

年紀大了，身體的器官也會跟著退化。血管也是一樣，隨著年齡的增加，血管的彈性會變差，當血流通過時，血管調節就不好，因此產生心血管疾病。

另外，女性荷爾蒙本有保護血管的作用，在更年期前，因為女性荷爾蒙持續分泌，所以血管比較不容易硬化、阻塞。更年期以後，少了荷爾蒙的保護，心血管疾病的發生率就會增加。

除了利用運動來預防與減緩相關病症外，食療也是很不錯的方式。對於高血壓，中藥的六味地黃丸加龍骨、牡蠣、夜交籐、懷牛膝、真珠母等都有不錯的效果。而以人參、麥門冬、

預防心血管疾病 OK 食材

當以清淡為主，但也不拘泥於長期素食，以防蛋白質攝取不足，降低抵抗力而生他病。食用鮭魚、黃豆、麥片、綠豆、海參、海蜇皮有一定的降壓作用。茶對人體益多害少，其中所含的維生素C、P，對防止動脈硬化有益。

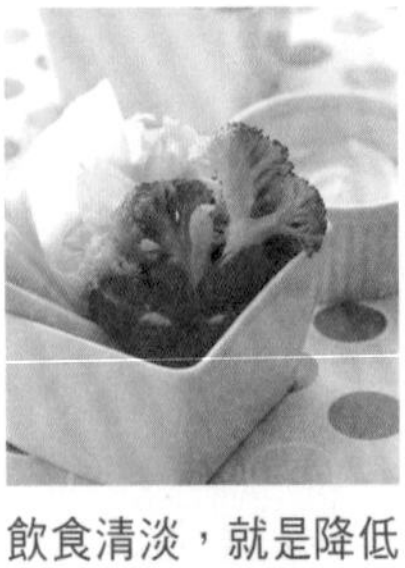

飲食清淡，就是降低心血管疾病風險，最有效的對症飲食法。

五味子、黃耆水煎而成的加味生脈飲，對於心力不足、胸悶的人，有很好的改善效果。

高血脂症則是指血液中的脂質，包括膽固醇、三酸甘油酯、磷酯、脂酸等一種或多種脂質成分濃度高於正常值，是動脈粥樣硬化發病的主要因素。尤其在更年期及更年期後代謝減緩，身材變胖，高血脂常相伴而出。平時飲食節制，運動增加是本病的預防，平時宜理脾、化痰、活血、降脂為主。

內分泌不穩定、精神容易緊張、食鹽過多、吸菸、活動少、體重超過正常，與高血壓的發生相關，尤以遺傳因素更為密切。一般高血壓在早期無症狀，或只見頭昏、頭痛、煩躁失眠、心悸等，但後期症狀會較嚴重，在生活中需多加注意，而飲食調補對高血壓的防治作用明顯，尤其輕中度高血壓者，常可見到滿意效果，對中重度也可取到輔助治療的作用。

預防心血管疾病 NG 吃法

若體型肥胖的高血壓者，必須進行熱量控制，少甜食。過量的蛋白質及油脂食物要注意，例如香腸、火腿、奶油、果醬、冰淇淋、布丁……等，不可讓這些食物成為影響正餐、減少蔬菜水果攝取量的兇手。

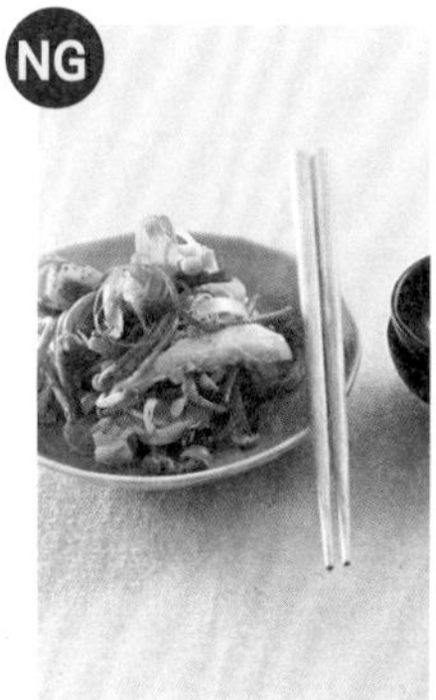

避免重調味、甜食、高油脂的食物，能減重保健康。

預防心血管疾病對症食物
對抗堵塞的血栓凝塊

1 納豆

性味：寒 涼 平 溫 熱／辛 甘 酸 苦 鹹

營養成分解析

由黃豆發酵製成的納豆，既保有黃豆的營養價值，如鈣質、卵磷脂、異黃酮、寡糖、黏蛋白、胺基酸、礦物質……等，蛋白質的吸收率更是大為提高。此外還含有納豆菌及多種酵素。

保健效用：納豆激酶有效溶解血栓

備受日本人喜愛的納豆，呈現絲狀的黏性物質或許讓某些人不敢嘗試，但其實它正是納豆健康的秘密所在。

這些黏黏的納豆菌發酵物「納豆基酶」，使得黃豆中難以溶解的蛋白質變得容易，還因此產生胺基酸，讓腸胃得以順利消化吸收；而且它還有十分優異的溶血栓作用，能降低心血管疾病的罹患機率。

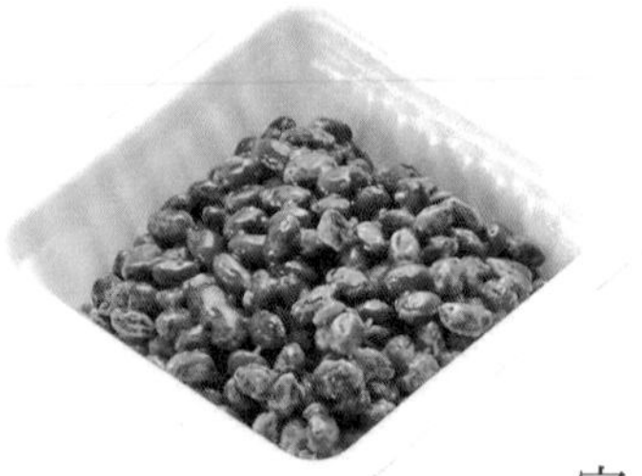

經發酵後的納豆，還含有一般黃豆中少見的脂溶性維生素K2，它能形成骨鈣蛋白質，好讓骨頭與鈣質的結合更加緊密，增加骨質密度，因此多吃納豆還有預防骨質疏鬆的效果。

由於納豆為黃豆製品，若有不適合食用黃豆的人，如痛風病患、容易脹氣者，或是吃了納豆會腹瀉的人，需慎食。

營養搜查線

血栓是一種血液凝塊，在血管破裂時會黏在血管壁上進行保護、避免出血。不過，要是血栓不當形成或是無法順利分解，就會堆積在血管壁上，造成血管堵塞，導致大腦、心臟及周邊血管病變，形成腦中風、急性心肌梗塞、心臟病等等。

而納豆中的納豆激酶恰能發揮溶解血栓的作用，每天食用1匙有益健康，其他發酵食品像是乳酪、味噌、醬油也有這種功效。

【這樣吃100分】

納豆加入芥末及少許調味，灑點蔥末、海苔略微攪拌就可食用；也可和米飯一起拌食；或是在青菜炒好即將起鍋時，加點納豆拌炒，均有助消化。

【這樣吃不OK】

納豆中的納豆激酶不耐熱，烹調溫度過高或長時間的煮、炒，會破壞營養價值，千萬避免。由於營養比一般大豆更高，痛風患者同樣不宜多吃。

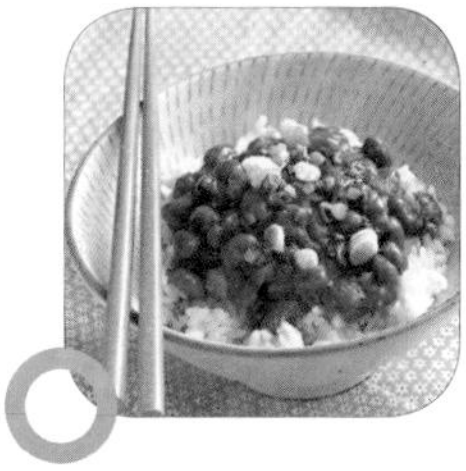
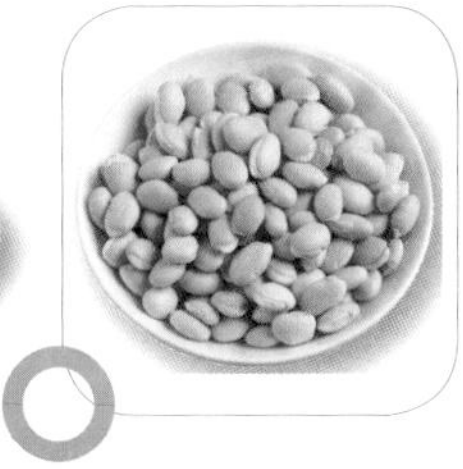
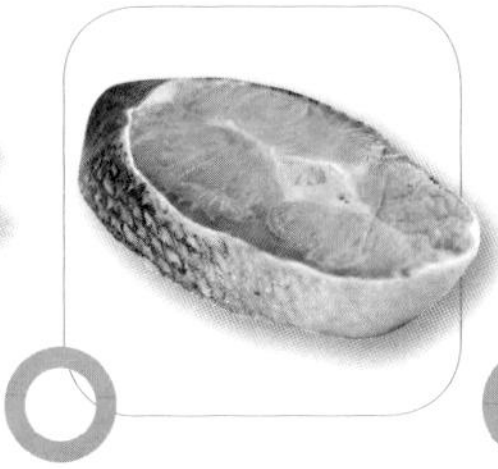
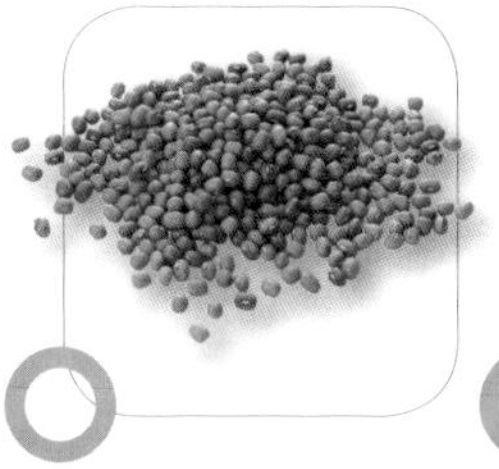

預防心血管疾病對症食物
軟化失去彈性的血管

2 燕麥

性味
寒 涼 **平** 溫 熱
辛 **甘** 酸 苦 鹹

營養成分解析

富含蛋白質、維生素B群、C、E，以及礦物質鈣、磷、鐵、硒等等成分。雖然脂肪含量是所有麥類食材中最多的，但其中多是能調節血脂的單元不飽和脂肪酸與對人體有益的亞麻油酸、次亞麻油酸。

保健效用：β-聚葡萄醣加速膽固醇代謝

突然間，燕麥奶製品在市面上變得超火紅，大概就是衝著它能有效預防心血管疾病、高纖的健康益處有關。

燕麥在加工過程中保留了較多的表層纖維，因此含有豐富的水溶性纖維，自然能促進腸道蠕動、幫助排便更順暢，預防結腸癌。加上大量纖維食用後容易使人產生飽足感，熱量又低，很適合正在減肥的人攝取。

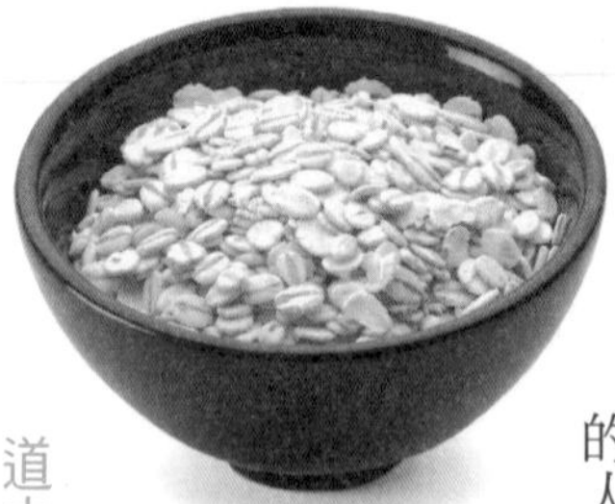

其中的β-聚葡萄醣正是有助降低血中總膽固醇的關鍵成分；此外，它還能從腸道中帶走人體不需要的壞膽固醇，並加速膽酸的代謝，對我們的心血管有很棒的清潔與保護作用。

營養搜查線

什麼是全穀類食材呢？凡穀麥類植物的種子完整保留麥麩、胚乳、胚芽3個重要部位者，即為全穀，例如糙米、全麥、燕麥皆是。購買市售包裝產品時，需注意標示總重含有51％以上全穀成分才標準。

而根據研究指出，每天保持攝食2份以上全穀類的飲食方式，能有效降低20～30％冠狀動脈疾病及第二型糖尿病的罹患率；而且對身體質量指數（BMI值）也有很大的幫助，能降低體重過重的風險，有效預防三高問題。

【這樣吃100分】

整顆的燕麥粒質地較硬，一開始嘗試可先選擇即溶燕麥片或燕麥粉，再慢慢少量加入米飯中烹煮，待腸胃適應後，便可用來做為主食。

【這樣吃不OK】

不可在三餐主食外另補充燕麥，尤其是市售的燕麥奶，會造成熱量攝取過多，增加健康負擔。

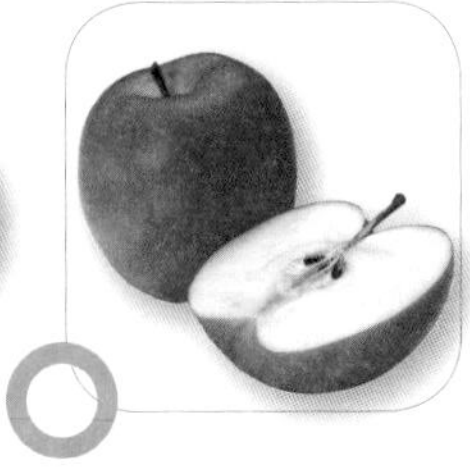
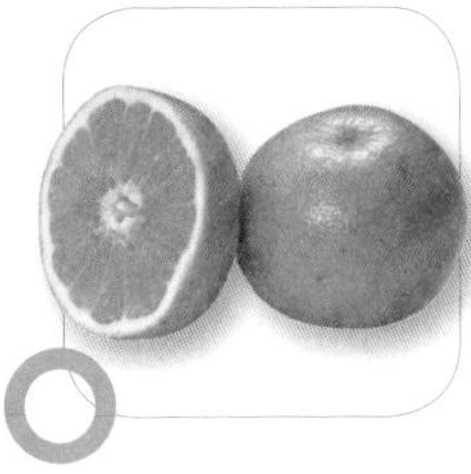
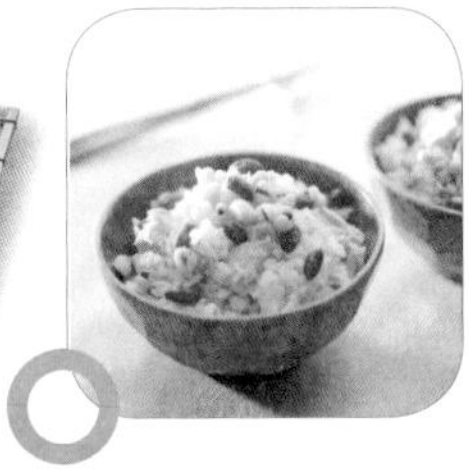
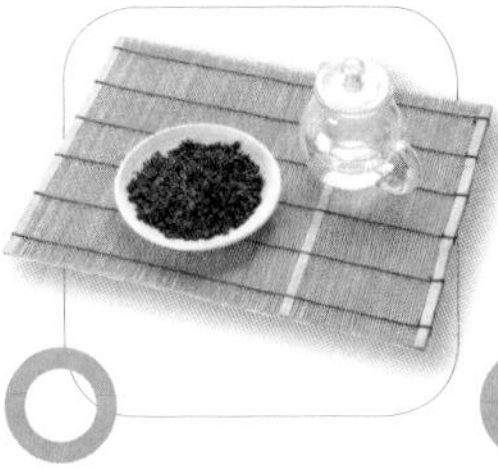

預防心血管疾病對症食物

趕走血液中的壞膽固醇

3 松子

性味

寒 涼 平 溫 熱
辛 甘 酸 苦 鹹

而且，根據醫學研究，松子脂肪中的油酸、亞油酸不但不會造成身體負擔，還能防止在膽固醇血管壁上堆積，有助軟化血管及預防動脈硬化。

此外，要提升腦力、預防老年癡呆，可不一定得靠「以形補形」類似人腦形狀的核桃才行。松子所含的谷氨酸、磷、錳，能活化腦細胞代謝、維護腦細胞及神經功能，對需要動腦、增強記憶力的人是很棒的健腦好物。

未經加工調味的生松子或堅果，只要用烤箱低溫烤到表面顏色轉深並冒出油脂，就能直接食用，比起市售調味好的包裝堅

營養成分解析

因具有很高的營養價值，所以又有「長壽果」的別稱。含有蛋白質、脂肪、鉀、鐵、鈣、維生素B_1、B_2、E等。其中油脂含量佔了七成，但大多是亞油酸、亞麻酸……等有益人體的不飽和脂肪酸。

保健效用：好脂肪酸助你降血脂

如同其他堅果類食材，松子富含油脂，對滋潤腸道、皮膚都有很理想的作用，這也符合了傳統醫學認為松子具有滋陰潤燥、潤膚養顏、滑腸通便的保健說法。

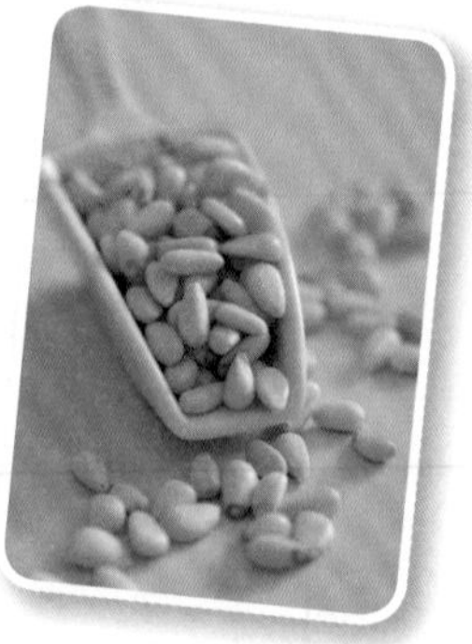

果，更能吃出健康。

我們把一些富含油脂的種子食物，例如腰果、松子、核桃、花生、芝麻、瓜子、杏仁果、開心果……等歸為堅果類。因其含有的油脂量頗高，在尚未發現它們的好處之前，常常是不被鼓勵食用的。

營養搜查線

不過，越來越多研究已經告訴大家，堅果類在降低血脂，減少心血管疾病的發生，確實有很顯著的功效。為了增加健康油脂的攝取量，衛生署飲食指南甚至建議堅果類食材應每天食用約一湯匙的份量。

【這樣吃100分】

吃了松子或堅果後，記得也要在飲食裡減少飽和脂肪含量多的食物（奶油、甜點、油炸物），或降低烹調用油量，以免增加熱量及負擔。

【這樣吃不OK】

如果松子吃起來有油耗味或苦味，就表示已經變質，不但口感不好，還會使體內增加自由基，形成反效果。

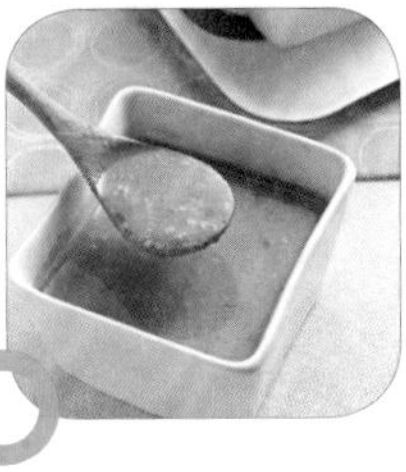

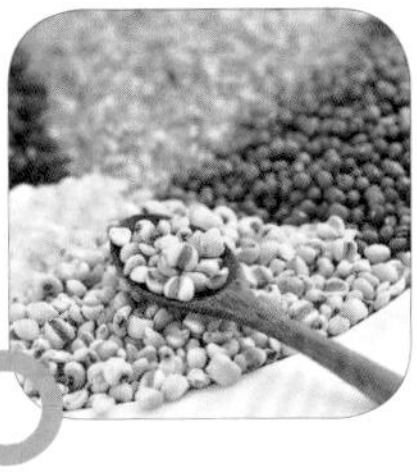

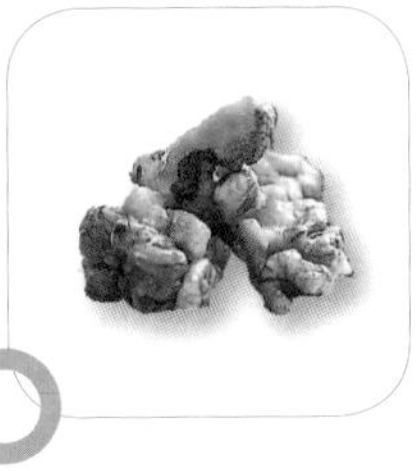

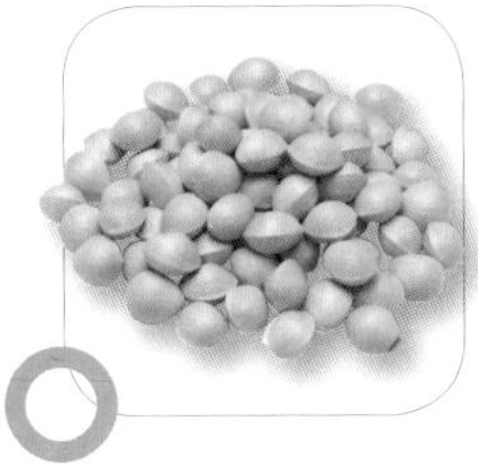

預防心血管疾病對症食物
調降節節升高的血壓

4 大蒜

性味
寒 涼 平 溫 熱
辛 甘 酸 苦 鹹

營養成分解析

含有蛋白質，以及維生素A、C、D、B群，還有鈣、磷、硒……等成分。最特殊的大蒜素是其刺激性氣味的來源，同時還具有殺菌效果及多種保健效用。

保健效用：嗆辛蒜素有利保護心血管

今天，在料理中多用來爆香的大蒜，在還沒有抗生素出現的古早時代，就被當作一種殺菌的藥用植物，這種功效正是來自它最重要的成分—大蒜素。

蒜素能夠抑制脂肪過氧化、減少自由基的產生；還可有效降低壞的膽固醇，提升好的膽固醇，可說是抗癌、預防心血管疾病的超級食材。另外，蒜素與維生素B_1、蛋白質結合後，能夠促進人體的消化吸收率，達到對抗疲勞、增強體質的作用，蒜泥白肉就是這樣一道優質的組合。

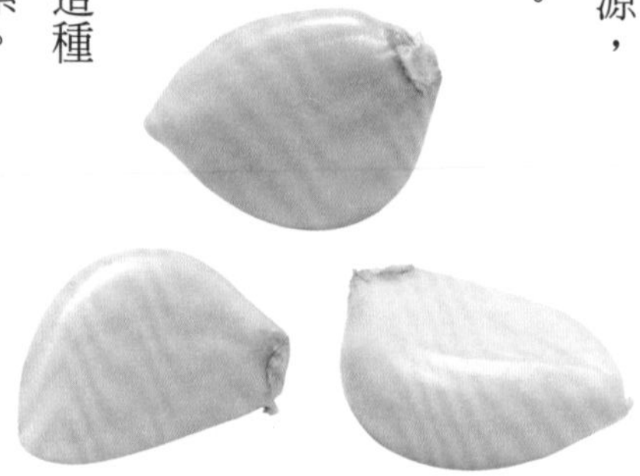

大蒜在中醫來說屬熱性食材，能促進血液循環，加強代謝，溫熱身體，很適合手腳常常冰冷的人食用。不過，體內正在發炎的人就不宜食用，免得火上加油。

營養搜查線

一般說來，食材中屬白色食物的大蒜、青蔥及洋蔥，都含有豐富的蒜素。這些在料理中常位居小配角的辛香料，有一部分的人仍未能接受它們的氣味。但它們卻是有降低血壓、抵抗流行病毒及感染，以及保護心臟及血管的多重效果，真的應該嘗試看看！

整顆大蒜或整棵蔥尚未剝開前並沒什麼味道，但經過一切碎破壞後，辛嗆的味道隨之揮發，這也是蒜素的特性之一。因此若要讓蒜素充分發揮它的保健功效，稍微切開或是放進嘴中咬碎才有效。

【這樣吃100分】

蒜素遇到高溫容易分解掉，功效也會跟著降低，最好生吃；即使需要加熱烹調，時間也要越短越好。

【這樣吃不OK】

過量生食大蒜，會刺激胃黏膜而引起胃部不適；患有胃潰瘍、慢性胃炎的人，也要慎食。

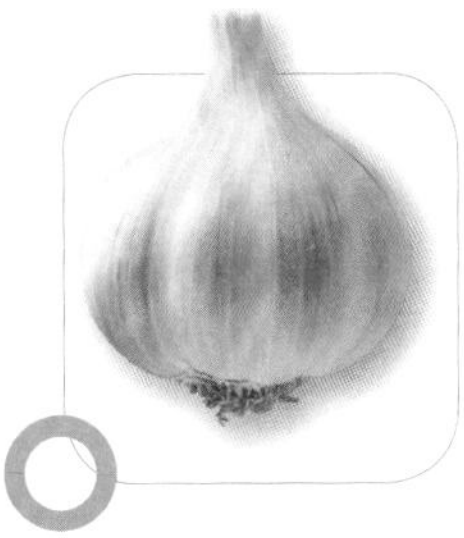
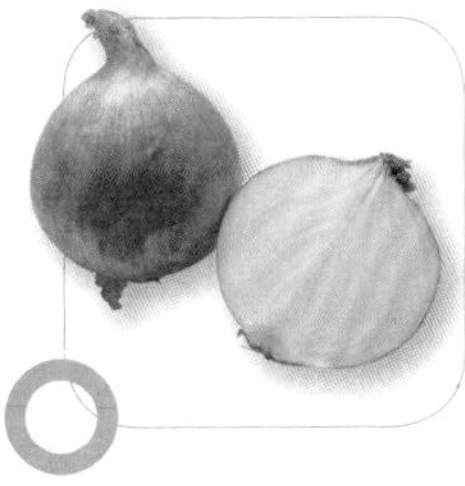
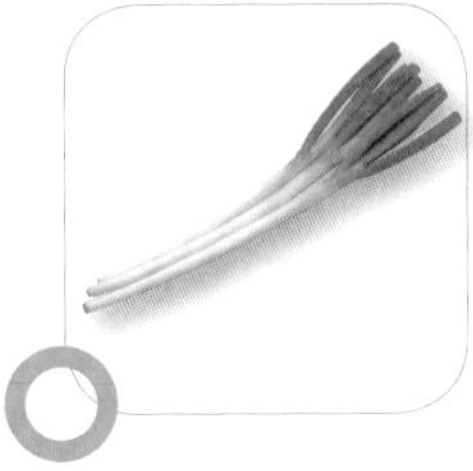
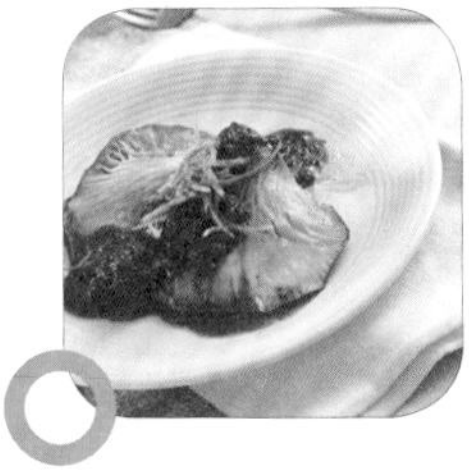

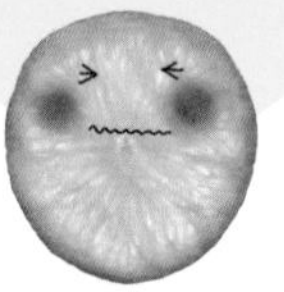

4-6 擊退便秘對症飲食法

很多醫師在問診時，最常問病人的一句話就是：「今天解過便了嗎？」為什麼這樣問？排便順不順暢影響我們的生活真的是很大，舉凡腹脹、腹痛，有頭暈、頭痛、頭脹，或是食欲不佳種種狀況，都是因為便秘而來。

那怎麼樣叫做便秘呢？是指每星期排便次數少於3次，排便量每天少於50公克，經常2、3天以上甚至更久才排便一次。或是雖然有排便，但糞便呈現乾燥堅硬狀，排出時會有困難者。大部分的便秘都是飲食、生活習慣不良所引起，但有時也要小心可能有腸道狹窄、大腸瘜肉、大腸直腸癌……等腸病變而造成的便秘。

中醫學上看便秘，主要病變器官雖為大腸，但這和肝、脾、腎功能失調均有關，因此治療上要從肝、脾、腎、腸道來

擊退便秘 OK 食材

可以適量吃能潤腸的食物，如蜂蜜、芝麻、核桃等，既潤腸又補氣。多吃蔬菜、水果，及纖維、水分多的粗糧，例如糙米、全麥、玉米、燕麥……等。對吃大量及較粗纖維而有腸胃不適應者，可多吃香蕉、海帶、脂肪較多的深海魚、優酪乳……等食物。

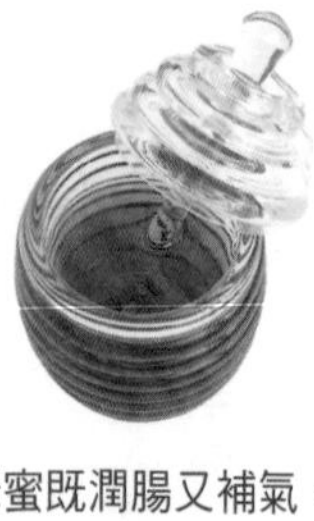

蜂蜜既潤腸又補氣，有助促進腸胃蠕動，增加便意。

做調理。像是大便乾燥而硬、小便黃、有口臭、怕熱、面色紅赤、容易腹脹、腹痛的熱型便秘，清熱潤腸是治療重點。

臉上缺乏血色、常頭暈心悸、大便秘結難以解出的血虛型便秘，就要幫助他們潤燥通便，還要滋養血氣。或因情緒不順以致氣機鬱滯，出現大便秘結、想解便卻解不出來、肚子經常脹氣、胸脅滿脹有不適感、食欲較差……等症狀，這時就要採取疏肝和胃，行氣導滯以利通便。

另外，一定要養成每天定時排便的習慣，早餐前喝300～500 c.c.的溫開水，吃完早餐若有便意，馬上如廁。並培養運動習慣，每天30分鐘，飯後散步也很好。每天喝足量的水，都有助促進腸胃蠕動，增加便意。

營養素調養 know how

當腸道害菌多，益菌卻減少導致菌叢生態失衡時，就容易形成便秘。可多補充益生菌保健品，服用可多注意標示，選擇多樣性的菌種產品。有時糞便缺乏油脂也會造成便秘，以魚油、月見草油做保養有助改善。

擊退便秘 NG 吃法

酒、咖啡、濃茶、辣椒、薑、大蒜、韭菜、羊肉……等辛辣、溫熱的食物，會使胃腸燥熱內積的現象更嚴重，導致體內津液滯留、無法運化，糞便也會更燥結難解。

尤其濃茶裡的鞣酸，以及咖啡因物質，具有收斂作用，會減少胃腸道的分泌及蠕動情形。便秘者過量飲用時，無疑是雪上加霜。

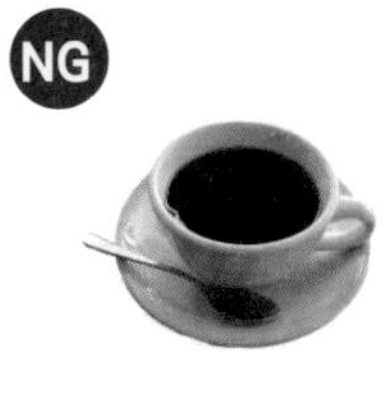

咖啡會使胃腸燥熱內積的現象更嚴重，糞便也會更燥結難解。

擊退便秘對症食物 1
暢通停滯的腸道
白蘿蔔

性味
寒 涼 平 溫 熱
辛 甘 酸 苦 鹹

營養成分解析

含有醣類、蛋白質，及維生素A、C，鈣、鐵、磷……等礦物質，還有特殊的芳香物質—芥子油。煮熟後的白蘿蔔性質偏平，味道也轉甘。

保健效用：有效對付氣滯型便秘

俗語說：「冬吃蘿蔔夏吃薑，不勞醫生開藥方」，白蘿蔔的食療價值可見一斑。中醫學認為它利五臟、行氣、化痰、消食；李時珍更是在『本草綱目』中提到蘿蔔能「化積滯，是蔬中最有益者」。

白蘿蔔具有的開胃、助消化的功效，來自於它含有芥子油成分。這種芥子油就是芥末裡讓人感到嗆鼻辛辣的物質，但白蘿蔔因為含量少，所以風味淺淡而略帶香氣，也特別能增進食欲。芥子油與蘿蔔裡的澱粉酶一同作用，能幫助消化；再加上膳食纖維，則又多了促進胃腸蠕動的功效。

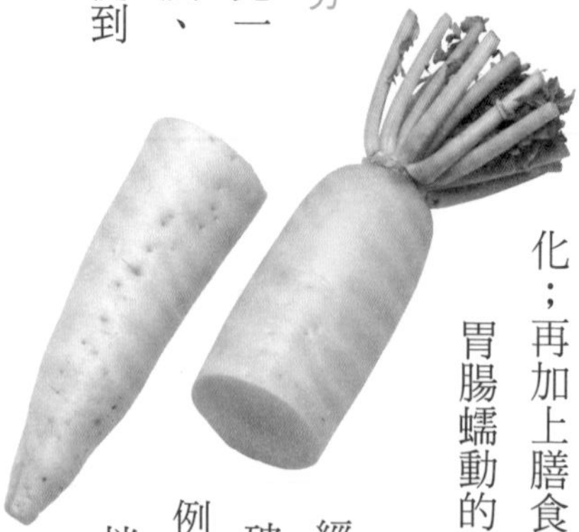

不過澱粉酶及芥子油經過加熱後，都會被破壞掉，最好生食，例如磨泥後與米飯一起拌食，或是醃漬成泡菜蘿蔔。要是能保留外皮一起製作，連同維生素C都能攝取到了。

營養搜查線

壓力過大、經常憂愁生氣、心情鬱悶，或平時久坐少動的人，當身體的「氣機」阻滯，就會出現容易腹痛、脹氣，想解便或有便意卻排便困難、解不乾淨的便秘症狀，中醫稱之為「氣滯型便秘」。

白蘿蔔在中醫學理上屬行氣類的食物，對付這種氣滯型便秘正是最佳良方，其他像是柑橘類、佛手瓜、香菜、香椿、玫瑰花……等帶有芳香氣味的食物，都具有很好的醒脾開胃效果。

【這樣吃100分】

要生食白蘿蔔最簡單的辦法就是搗成泥，加進原本就預備沾食的醬汁裡，尤其適合煎炸類食物，還有解膩之效。

【這樣吃不OK】

有正在吃人參、西洋參、黃耆或甘草等藥膳的人，不可同時食用蘿蔔。因蘿蔔行氣、促進腸胃蠕動的功能，會減低補氣藥材的效益。

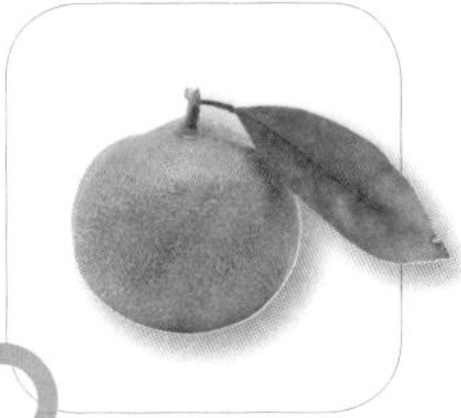

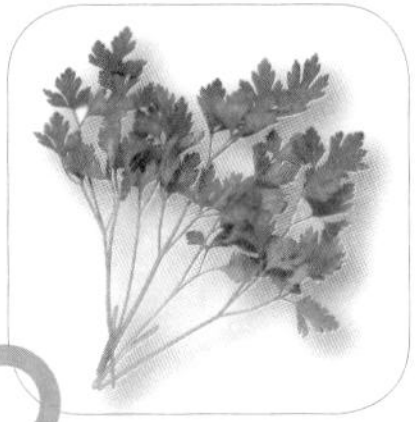

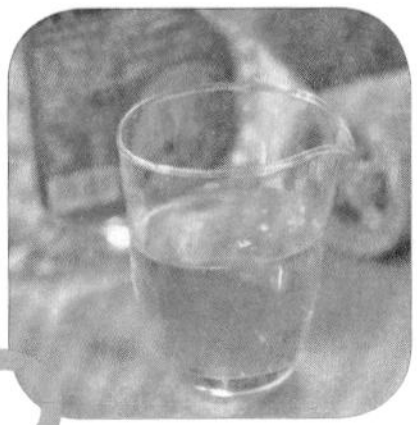

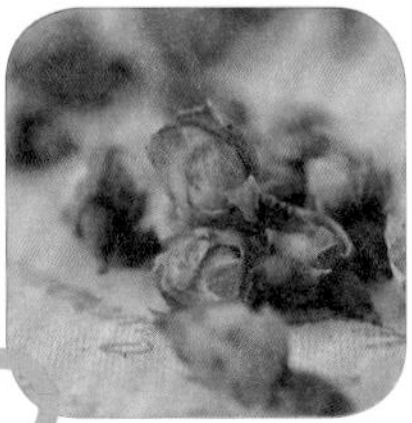

擊退便秘對症食物 調理燥結的腸胃

2 蜂蜜

性味

寒 涼 **平** 溫 熱

辛 **甘** 酸 苦 鹹

營養成分解析

主要成份為醣類，但葡萄糖、果糖兩種就佔了70%～80%。尚含有蛋白質、胺基酸、維生素A、C、D，與礦物質鐵、鈣、銅、錳、磷、鉀，以及有機酸、消化酶……等多種營養。

保健效用：酵素有助消化順暢

取同等重量的各種糖類來比較，可以發現蜂蜜含有的熱量，比起砂糖、冰糖及黑糖都來得低。而且它所含的葡萄糖及果糖非常容易被人體吸收，又不會讓多餘的糖分轉化成脂肪囤積體內，可說是真正的好糖。

現代人因為偏食及飲食不當，體內呈現酵素不足的現象，就容易發生便秘、疲倦、水腫、肥胖……，並造成體內的氧化現象，影響健康。這時候就可以藉助蜂蜜裡含有的澱粉酶、脂肪酶、轉化酶……等酵素，好好幫助身體消化、吸收及代謝。

此外，蜂蜜中的葡萄糖、多種維生素及鎂、磷、鈣，具有調節神經系統、緩解緊張、促進好眠的功效。有睡眠困擾者，可以試著在睡前飲用加了蜂蜜的溫牛奶，鬆弛興奮的神經。

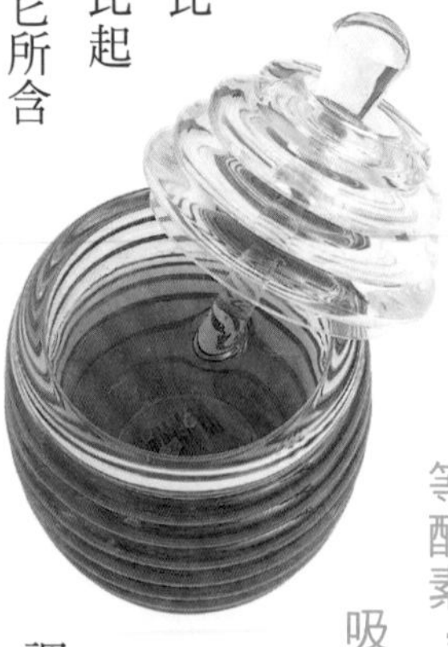

營養搜查線

如果你已經3天以上未好好解便，排出的糞便堅硬或有如羊屎狀，且排便後仍有便意、腹脹、屎氣多的狀況，就是所謂的「腸燥便秘」症狀。可適當吃點蜂蜜，利用它豐富的維生素及礦物質來調整腸胃，排除體內毒素。適合腸燥便秘食用的食物還有黑木耳、黑芝麻、香蕉等等。最好再搭配合宜的運動，改善效果更好。

還有一些便秘者在食用高纖維食物後，反而產生腹部的悶脹感，改以飲用蜂蜜水代替，就不容易產生脹氣現象。

【這樣吃100分】

如果想沖調一杯溫蜂蜜水時，溫度記得要控制在50℃以內，才能保留最完整的營養成分。

【這樣吃不OK】

脾胃虛寒的人，或有潰瘍、胃酸分泌過多者，千萬不可空腹飲用蜂蜜。

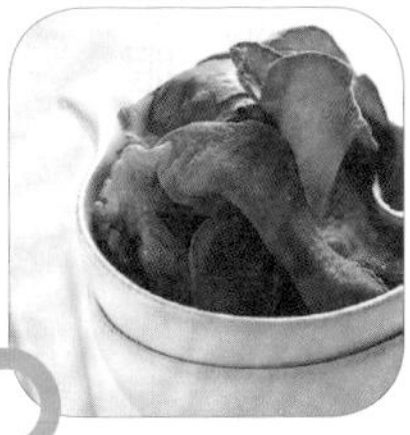

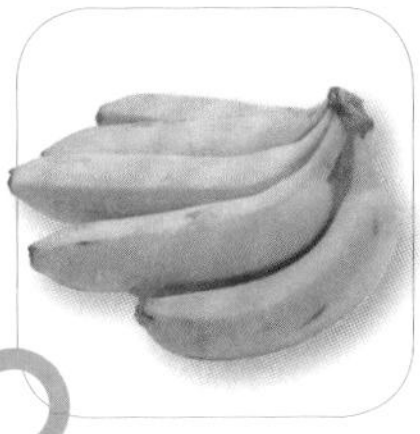

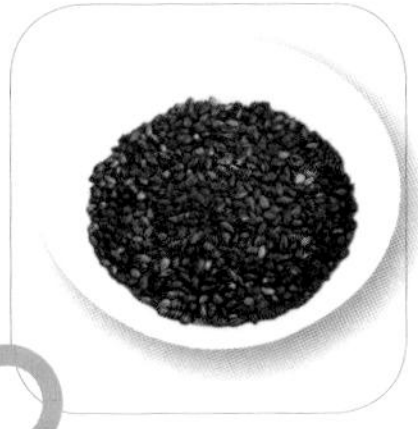

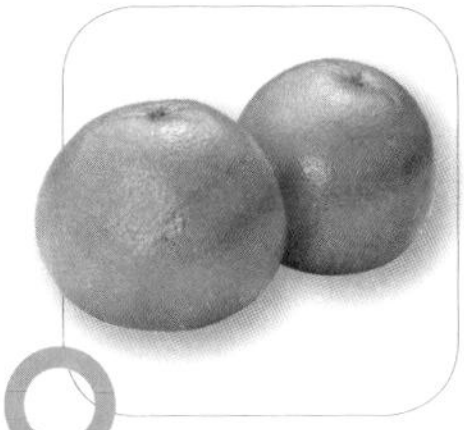

擊退便秘對症食物
讓腸道、血管變年輕

3 日本茼蒿

性味
寒　涼　**平**　溫　熱
辛　**甘**　酸　苦　鹹

營養成分解析

100公克的新鮮茼蒿中，水份高達95公克，且含有蛋白質、脂肪、醣類、維生素A、B_1、C、E，以及礦物質鈣、磷、鐵、鉀。胡蘿蔔素的含量更是豐富，比其他蔬菜高出許多。

保健效用：細軟纖維使腸道好菌多

煮火鍋的最佳良伴—茼蒿，往往散發出令人食欲大增的特殊清香，乃是因為它含有精油成分，當加熱後香氣揮發，不僅能加速唾液分泌、開胃，還是調整腸胃、促進吸收的來源。

在唐朝孫思邈的「千金要方」中便記載茼蒿可以「安心氣、養脾胃、消痰飲、利腸胃」。從營養學觀點看來，因茼蒿的纖維較細嫩、容易咀嚼、消化，對於腸道的蠕動自然能發揮作用，對大便乾結、消化不良極有助益。

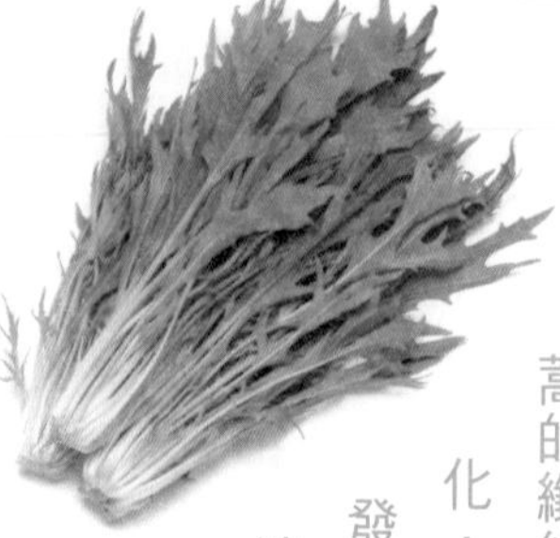

吃茼蒿除了可以排除體內毒物外，它在淨化血液、降膽固醇也有效用；又因為水分含量特別豐富，在減輕便秘現象的同時，小便也得以順暢。

茼蒿裡還含有一種膽鹼成分，能被大腦運用製造成乙醯膽鹼，幫助神經傳導正常，亦能降壓補腦、強化記憶力。

營養搜查線

想要腸道好菌多多，膳食纖維的攝取絕對是必要條件。

飲食中的膳食纖維還可分成水溶性與非水溶性兩大類。

水溶性纖維—溶於水，通常指蔬菜中的果膠，或是海藻昆布裡的海藻膠，以及黏質物、植物膠、寡醣……等。有助增加糞便量及柔軟性，並吸附膽酸、降低膽固醇。代表食材包括木耳、愛玉、燕麥、堅果、紅蘿蔔、蘋果、柑橘、柳丁皆是。效果更好的細纖維則存在於香蕉、蘋果……等水果，以及海帶、紫菜食物裡。

非水溶性纖維—不溶於水，但能吸附大量水分，有木質素、半纖維素、植物表皮質、幾丁質……等。能控制血糖、血脂，增加飽足感，促進腸道蠕動。通常存在未加工的全麥穀物中，以及豆類、根莖類食物中。例如糙米、燕麥、堅果、香蕉、水梨。

【這樣吃100分】

烹調茼蒿時最好旺火快炒，可留住精油成分，充分達到健胃作用。對腸胃功能不良的人來說，汆燙涼拌是最佳吃法。

【這樣吃不OK】

茼蒿裡的鉀離子有助血壓調控，但卻不適合腎臟病患者多吃，尤其菜汁更不宜飲用。

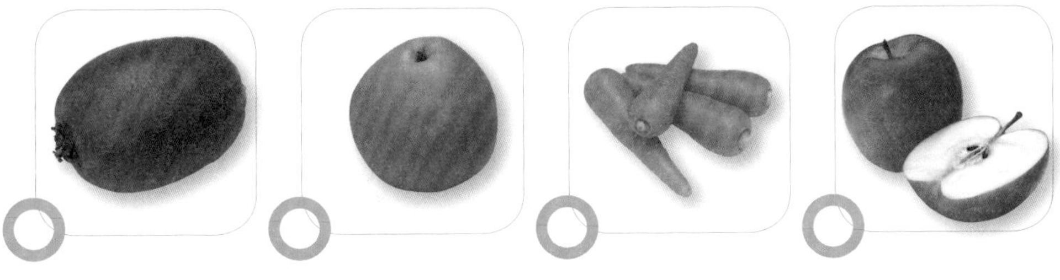

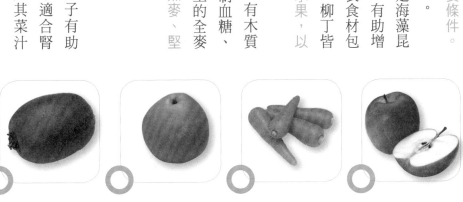

擊退便秘對症食物 4 潤滑腸道超強效

桑椹

性味
寒 涼 平 溫 熱
辛 甘 酸 苦 鹹

『本草綱目』談到桑椹具有「養肝明目、烏髮、提神解勞、補血、補氣、助眠」……等多種功效。這是因為桑椹裡含有大量鐵質及維生素C，能強化人體的造血功能，很適合血虛體弱者食用。

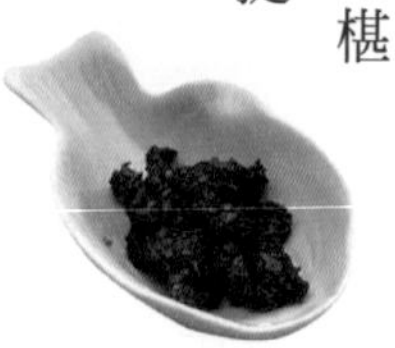

桑椹入胃後有助促進胃液分泌，調整消化機能；大量纖維進入腸道後亦能刺激腸黏膜分泌，促進蠕動，有胃病、便秘，尤其是腸燥型便秘者可多吃。

營養成分解析

桑椹含有十多種胺基酸成分，並有多種維生素如A、B_1、B_2、C、D，以及葡萄糖、果糖、蘋果酸，還有可抗老、防癌的花青素、胡蘿蔔素……等植化素。在蔬果排行榜上，它的鐵含量居冠，鈣質則排在第三名，維他命C則名列第八。

保健效用：桑椹汁消滅腸燥型便秘

過去在農家裡，桑樹是很常見的植物，其果實—桑椹，酸酸甜甜很容易入口，殊不知它對人體健康其實有許多保健功效，甚至還被拿來製成中藥，也有「長生不老藥」的雅號。

營養搜查線

【這樣吃100分】

每天飲用桑椹汁，對經常便秘、火氣大、睡眠品質不佳者有益，連續服飲3個月可見效。但期間不可熬夜，飲食也要清淡，效果才好。

【這樣吃不OK】

桑椹性質偏寒，有脾胃虛寒、大便稀薄不成型者不宜多吃。

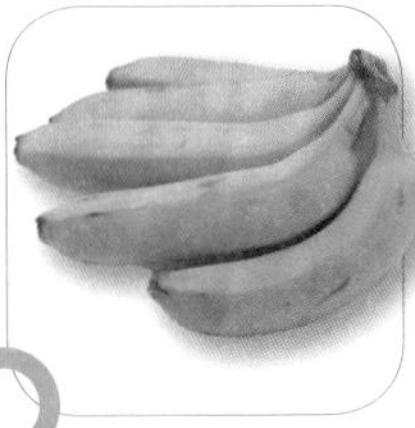
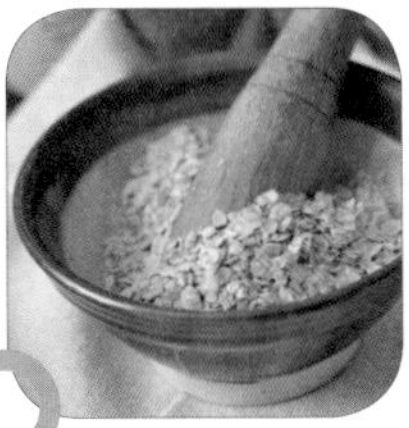
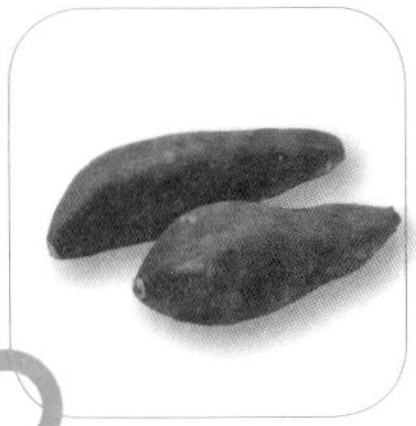
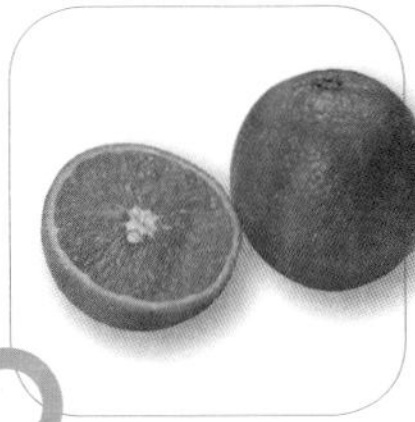

國寶女中醫私傳關鍵食療方

桑椹汁

功效：具有補肝益腎、生津止渴、潤腸通便的作用，特別適合習慣性便秘、貧血、失眠患者飲用。

做法：新鮮桑椹1斤挑出雜質，洗淨，與冰糖1斤放入乾鍋熬煮成汁，並不時攪拌，煮至水氣蒸發，汁液呈濃稠狀，待冷卻、放入冰箱冷藏。飲用時以1：10的比例加水沖泡。

☆桑椹性寒，每天飲一杯即可，過量反而會拉肚子。濾剩的桑椹餘渣可用來當果醬，有助通便潤腸。

☆挑選桑椹時應該以個大、肉厚、紫紅色比較適合。

4-7 月經失調對症飲食法

我的門診女病人中，有不少才40出頭，因為發現月經有點提前或月經量變少，就開始擔心更年期到了，自己已經開始邁入老年。其實，這種情況不必太緊張，經由中藥調理就可以恢復正常。當經量變少、血熱，經期就會一直提前往前趕，例如原來是28天，逐漸變成25天、21天甚至19天就來一次，這表示陰虛，可經由滋陰的方式，經期與經量就會逐漸回復正常。

更年期的女性卵巢由於功能逐漸退化，漸漸無法產生成熟的卵泡，月經失去正常週期性變化，開始出現不規律排卵的「亂經」現象，包括月經週期不規則、月經日數拖太長、經血量過多或經血不止，或整個月都在不停的點狀出血等。而子宮異常出血的現象，在中醫就叫做「崩漏」，「崩」是大血，「漏」是小血。主要原因是內分泌失調，卵泡無法正常排卵，

調理月經OK食材

多食用富含植物性雌激素及維生素E的食物，例如豆漿、山藥、豆腐、芝麻、銀杏、味噌……等，能對卵巢保養發揮很好的調養作用，又非常安全。

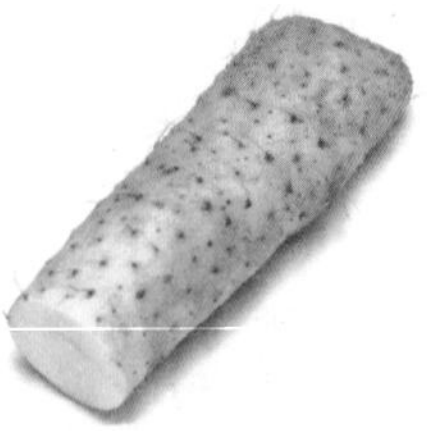

山藥能對卵巢保養發揮很好的調養作用，可經常食用。

造成子宮內膜不正常增厚，一旦崩落就會大量出血，因此氣血虛衰，子宮無力收縮；或者因為氣血不足，週而復始造成更嚴重的氣血兩虛。

通常，經血量太多，容易造成貧血、眩暈、抵抗力下降、腰痠背痛等症狀；經血量太少，排不乾淨，容易產生毒素滯留體內，於是黑斑、老人斑長滿臉。

此外，有許多疾病都可能會造成月經週期不規律、不正常出血現象，例如子宮肌瘤、子宮肌腺瘤、子宮內膜瘜肉，這些是屬於良性的病兆；但是子宮內膜增生、子宮內膜癌、子宮平滑肌癌、子宮頸癌則是惡性的病兆，如果未做進一步的就醫檢查，常會錯失最佳黃金治療時間，嚴重時甚至要進行子宮切除。

所以當有不正常的出血現象時，一定要立即至醫院接受子宮頸抹片檢查、陰道超音波檢查。只要早期發現及早治療，這兩種癌症的痊癒率是很高的。

調理月經 NG 吃法

少吃生冷、寒性、過度辛辣刺激的食物。如果用傳統四物湯、十全大補湯、或是麻油雞、薑母鴨……等，以為可以調理月經的話，反而會過度燥熱，使熱潮紅、盜汗等不適症狀更嚴重。另外，平日特別喜歡吃辛辣、油炸食物及嗜喝咖啡的女性，都有可能增加提早亂經的機率。

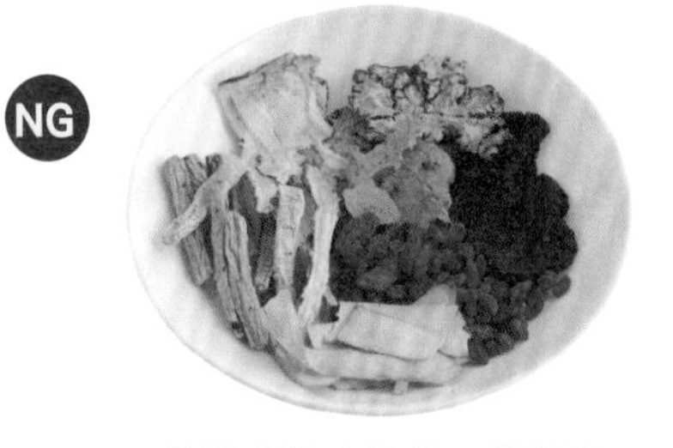

四物湯會過度燥熱，使熱潮紅、盜汗等不適症狀更嚴重。

調整月經對症食物 1 黑木耳

止住淋漓的出血現象

性味

寒涼平溫熱
辛甘酸苦鹹

營養成分解析

含維生素B_1、B_2、C，與人體必需的8種胺基酸，還含有大量膳食纖維、鈣、鐵、磷、胡蘿蔔素，以及黑木耳特有的木耳多醣、植物膠質……等成分。

保健效用：既能補鐵也有助止血

大概是這兩年開始，黑木耳也變得很熱門，無論是強調加了黑糖還是紅棗的黑木耳露產品如春筍般冒出來，相中的就是它多元的保健效果。

黑木耳吃起來滑溜的口感，是由於裡頭所含的植物膠質。這種成分有很強的吸附效果，可以包覆住殘留在消化道裡的雜質、髒汙，再加上纖維成分的作用，將廢物一舉排出體外，達到清理腸胃道的目的，還有利於控制體重。

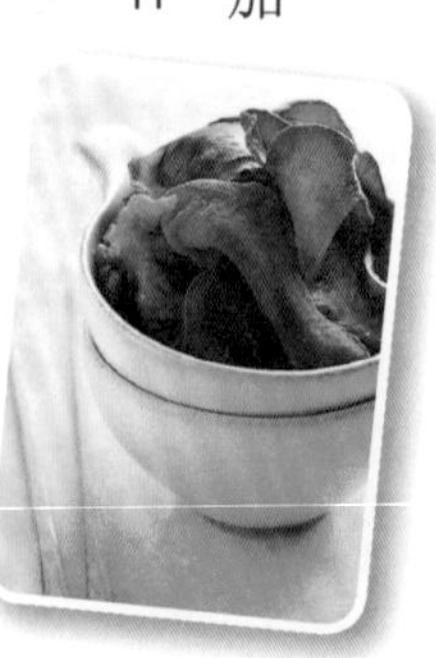

類核酸物質則可降低血液中的膽固醇、血脂含量，並能消除血栓，保持血管的暢通。且黑木耳的含鐵量比起大多數食物都還要優異，是缺鐵性貧血者最好的補鐵來源之一。

中醫認為黑木耳能涼血、止血，可治女性崩漏，或是痔瘡及便秘的出血等症。有月經紊亂、經量過多甚而淋漓不止的更年期女性，可多吃黑木耳來自我保養。

【這樣吃100分】

市售的黑木耳露飲品含有較多糖分，香滑口感往往讓人不知不覺大量飲用造成糖分攝取過多。建議黑木耳入菜吃最好，例如用來炒肉或與白木耳涼拌；若要飲用黑木耳露，自己熬煮較能控制糖用量。

【這樣吃不OK】

因黑木耳有活血抗凝的作用，因此手術前後患者，以及孕婦、女性生理期間不宜過量食用。

國寶女中醫私傳關鍵食療方

雙耳凍

功效：涼血，活血，調整血脂。

做法：黑木耳、白木耳各3錢泡水至軟，去除雜質、硬蒂，放入果汁機加少許水打成汁，小火煮約2小時，中途需不斷攪拌，待涼、冷藏，每天服用1/4。食用前切塊，可依個人喜好淋上蜂蜜或沾各式和風醬或醬油膏。

☆木耳性涼，經常腹瀉、手腳冰冷者不宜多服。晚上睡前不要多吃，以免因頻尿而影響睡眠。

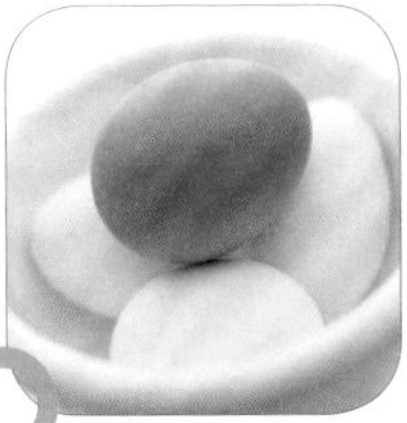

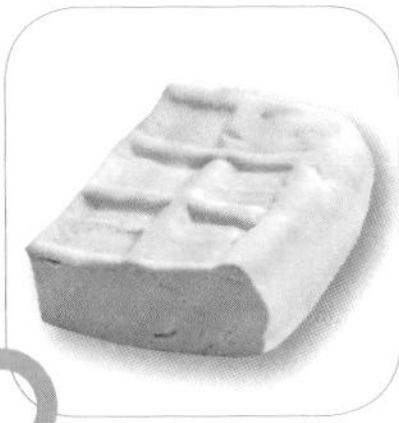

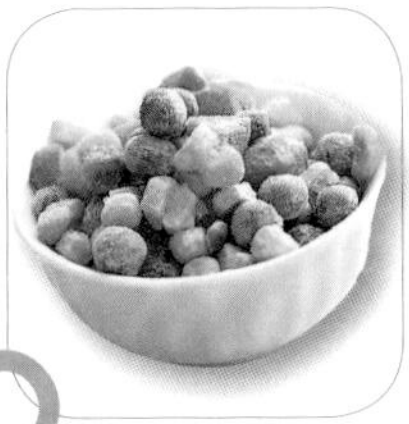

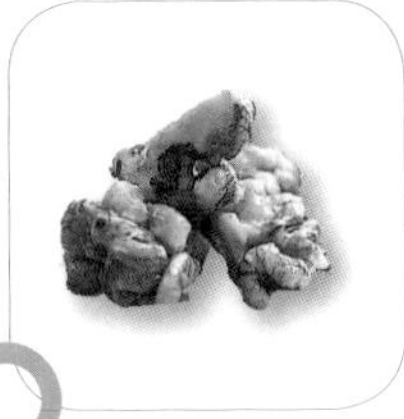

調整月經對症食物 2 滋補失調的氣血

桂圓

性味
寒 涼 平 溫 熱
辛 甘 酸 苦 鹹

桂圓歸心、脾經，具有開胃益脾、養血安神的食療效果，而且早在『神農本草經』裡就提到它有「輕身不老」的特色。據科學研究也證實長期食用龍眼的確能減慢自由基的氧化速度，在延緩老化、防癌、抗癌方面有效用。

營養成分解析

以龍眼燻製而成，含有蛋白質、多種胺基酸、脂肪、葡萄糖、蔗糖、腺嘌呤、膽鹼、維生素B_1、B_2、C、P，以及鈣、磷、鐵……等。有非常好的滋養補益、安神補血作用。

保健效用：順暢血氣促進循環

新鮮的龍眼水果每年只產一次，產期又短，加上一成熟後就要馬上摘下，為了保留住龍眼的食用性，農民們便利用柴燒慢火、煙燻的烘焙方式將其製成龍眼乾。由於性質偏溫補，是經常被用來做為滋補的食材之一。

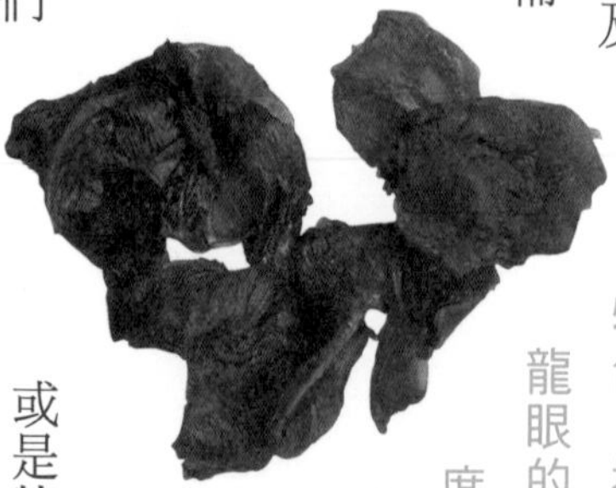

女性常因氣血不足、不暢通而有手腳冰冷、頭暈、臉色蒼白的現象，或是特別容易焦慮緊張、失眠多夢……等，用桂圓加紅棗來沖泡茶飲，便能迅速補養血氣、溫暖身體、安定精神、恢復良好睡眠。

【這樣吃100分】

月經期想要補血的女性，可在月經來潮時服飲桂圓茶，能紓緩經期不適的症狀。

【這樣吃不OK】

糖尿病患者不宜多吃；有內熱、上火、痰多的人應慎食。

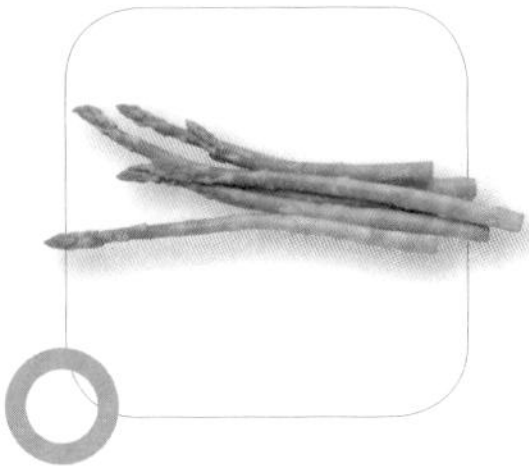

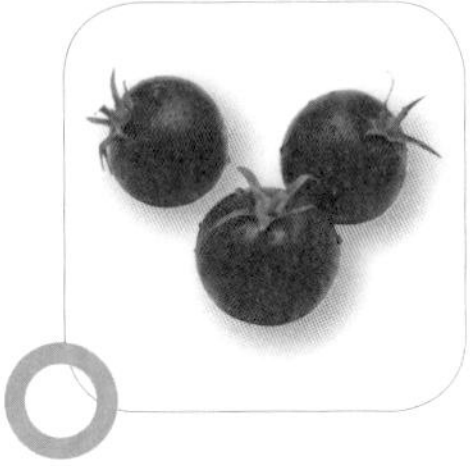

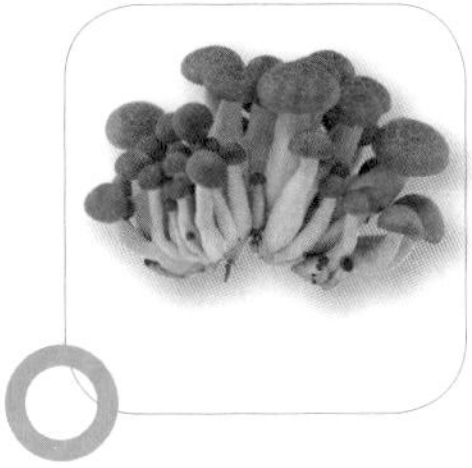

國寶女中醫私傳關鍵食療方

福圓紅棗茶

功效：補血，補益心脾、養血安神。

做法：將福圓100公克加水1公升慢火煮滾，加入紅棗20顆再煮20分鐘，待福圓膨脹且泛白時再加入冰糖5小匙，冰糖溶化後即可熄火。

☆福圓即桂圓。冬天熱飲可暖身暢血，夏日冷飲可降火氣解暑熱。

☆感冒咳嗽者不能飲用。因為過多龍眼肉容易滯氣，使氣不通，造成心肺火盛，使咳嗽症狀加劇。

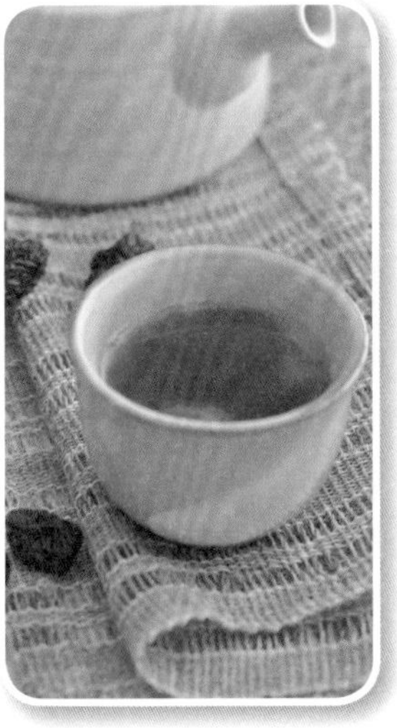

調整月經對症食物 3
活化瘀滯的血氣

山楂

性味
寒 涼 平 **溫** 熱
辛 **甘** 酸 苦 鹹

營養成分解析

含蛋白質、脂肪、鞣質、果糖、維生素B_2、C外，還含大量多種有機酸，如山楂酸、檸檬酸等等。其中維生素C、胡蘿蔔素及鈣含量都很高，有良好的消食健胃效果。

保健效用：最平和的化瘀活血保健品

天氣炎熱或酒足飯飽後，來杯酸梅湯能解膩助消化，而這當中，山楂是絕對少不了的配方之一。正如許多中醫典籍所說山楂「化飲食，消肉積」、「健脾行氣，散瘀化痰，消食磨積」。很適合飽食一頓後、感到胃脹者食用，尤其當吃了過多的肉類食物引發消化不良的現象，吃點山楂有助分解食物脂肪，緩解不適。

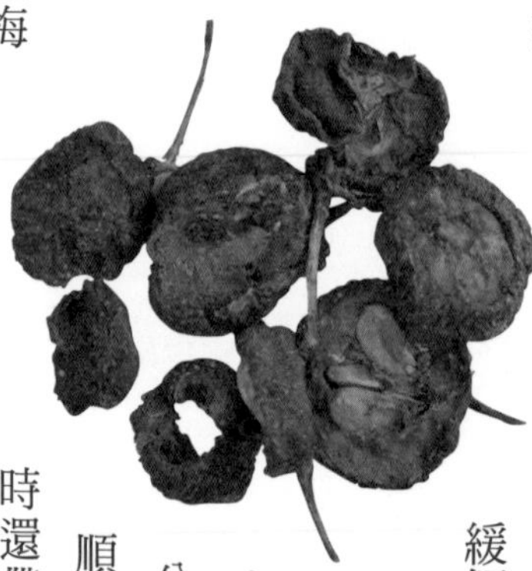

此外，山楂在中醫眼中，更是活血化瘀的代表。有部分女性朋友除月經不順、痛經外，經血有時還帶著血塊或呈現暗黑色，這就是血瘀的現象。每天吃幾片山楂或是加點黑糖煮成山楂飲做好保健，既能活化瘀血卻不傷新血，行鬱氣而不傷到正氣，性質十分平和。

【這樣吃100分】

將山楂掰碎、紅棗略切開，加入枸杞一起沖煮茶飲，可活血、益氣，並有滋陰之效，能有效降低血脂。

【這樣吃不OK】

山楂含有鞣酸，不可與魚、蝦……等海鮮同食，會降低蛋白質的吸收率，還會刺激腸胃，引起不適。

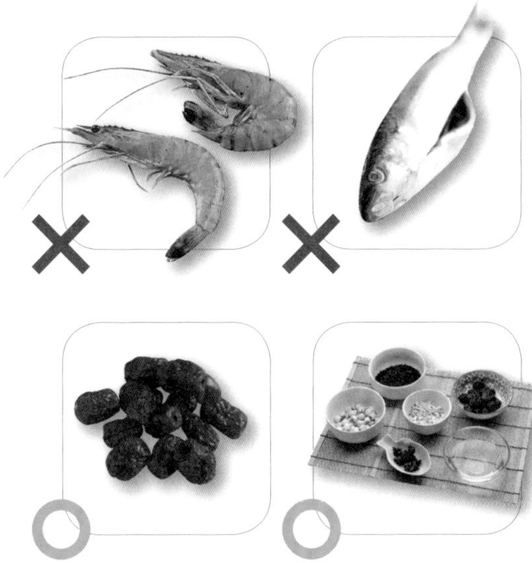

國寶女中醫私傳關鍵食療方

山楂玫瑰飲

功效：涼血、止血，適用於陰虛血熱型，尤適合停經前經期不順的血瘀型。

做法：山楂3公克略沖洗後，放入鍋內加水約500 c.c.煮滾，放入5公克玫瑰花後立即熄火，濾渣，加適量冰糖飲用。

☆玫瑰要後下，並且放入後馬上熄火，煮太久味道會跑掉。

☆玫瑰和山楂都是具有活血化瘀功效的食物。其中玫瑰對神經有安定的作用，常飲可幫助睡眠。山楂有消積助化的功能，二者合用對神經系統、消化器官都有益處。

調整月經對症食物 4 小魚乾

鈣質多多有助調經

性味

寒 涼 平 **溫** 熱

辛 甘 酸 苦 **鹹**

小型魚的魚骨根本沒法食用，唯有從頭到腳、連骨帶肉都可以食用的小魚乾，所含的鈣質才能被人體充分吸收，營養不流失。

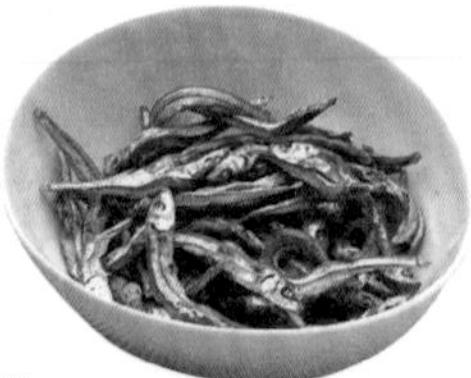

除了預防骨質疏鬆問題外，補充鈣質還有助改善經前症候群。有很大一部分的女性在生理期前，因為體內血鈣濃度降低，容易暴躁、緊張或是情緒不穩，或引發經痛，平常多食用小魚乾、魩仔魚、帶骨沙丁魚……等魚種，能有很好的調節作用。

營養成分解析

含有維生素A、D、B_2，以及多種微量元素、磷酸鈣……等，蛋白質、鐵質、鈣質含量都極為豐富，很適合各年齡層的人多多食用。

保健效用：補充鐵質，貧血掰掰

吃魚有利健康，這是因為魚類含有很高量的蛋白質、維生素D與鈣質，還有能預防心血管疾病的EPA、DHA，脂肪含量卻很少。然而吃魚固然有利補充鈣質，但要說到能完全攝取鈣質營養的，就屬小魚乾了。

魚骨是最佳的鈣質來源，但一般中

營養搜查線

取鯷魚、丁香魚……等魚類曬乾後的小魚乾貨，不像一般海鮮多屬寒涼，其溫補性質及富含鐵質的特色，很適合女性生理期食用來溫暖子宮、調養氣血。

月經一旦出現失調，就很容易發生婦科裡常見的缺鐵性貧血症，這類患者往往有頭暈、心悸、易喘、疲累、嗜睡的困擾。平日在飲食中多選擇含有豐富鐵質及滋補性的食物，有利增強體質。例如：

肉類及海鮮、海藻類——動物肝臟、瘦肉、蛤蜊、牡蠣、紫菜、髮菜。

蔬菜類——綠葉蔬菜，如莧菜、菠菜，金針、蘆筍、木耳。

核果、豆類——堅果、紅棗、黑棗、葡萄乾、豆類。

其他——全穀類、燕麥、蛋黃、牛奶。

【這樣吃100分】

小魚乾油炸過後特別香酥，是很多人的下酒小菜，但還是建議大家，小魚乾盡量用來煮湯或快炒方式調理。

【這樣吃不OK】

鈉含量不低，患有高血壓、心血管疾病及腎臟病患者，不可過量食用。

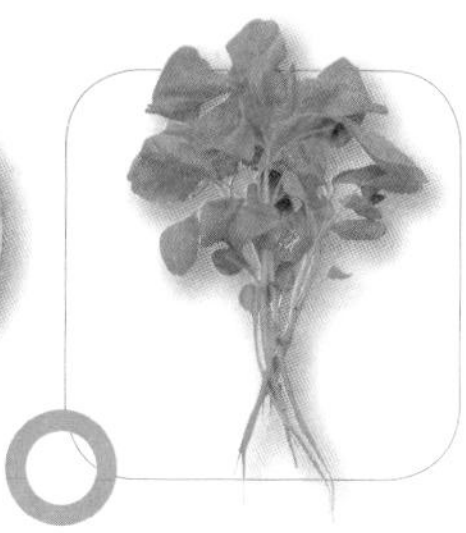

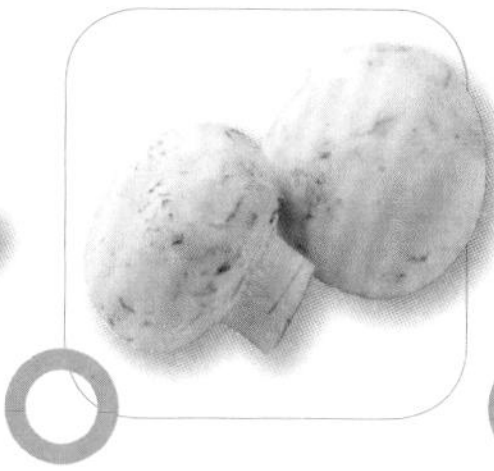

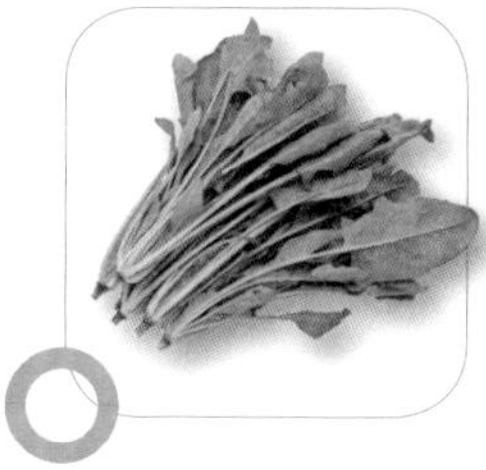

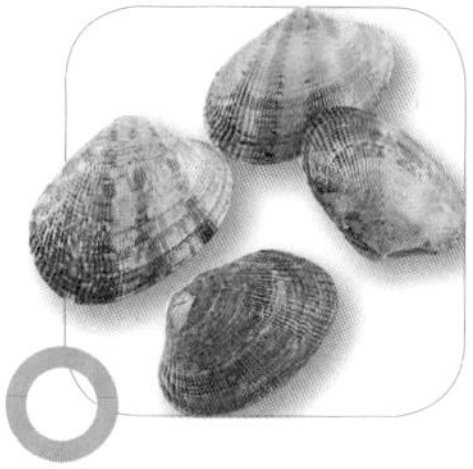

4-8 對抗男性性功能障礙對症飲食法

「40歲還像一尾活龍！」是很多男性常掛在嘴邊的一句話，如何提高性能力也是大部分男性的想望。但是真正過40歲以後還能保持精力充沛、宛如20歲小夥子的巔峰狀態，幾乎是少之又少。

男性在40歲後，性功能就會慢慢衰退，過了知天命的50歲後，便像溜滑梯一樣大幅度的往下。中醫認為這跟男性更年期老化，腎氣漸衰、腎精不足相關。此外，由於生理及外在環境的變化（例如退休），情緒上一時無法調適，導致肝氣鬱結、氣滯血瘀也是性功能低下的原因之一。

在傳統醫學上，腎就是生命的來源，主要用來藏精、納氣，與人體的骨骼、血液、皮膚都有相關，簡單來說，就是調控人類的生長與生殖功能。一旦腎氣匱乏，體內的氣血也會不

改善男性性功能障礙 OK 食材

多吃一些能改善、加強性腺功能的食物，例如牡蠣、韭菜、核桃、羊肉……等。新鮮蔬菜、豆類、根莖類及粗糙飲食（糙米、全麥、各種穀類），有利維護血管健康。

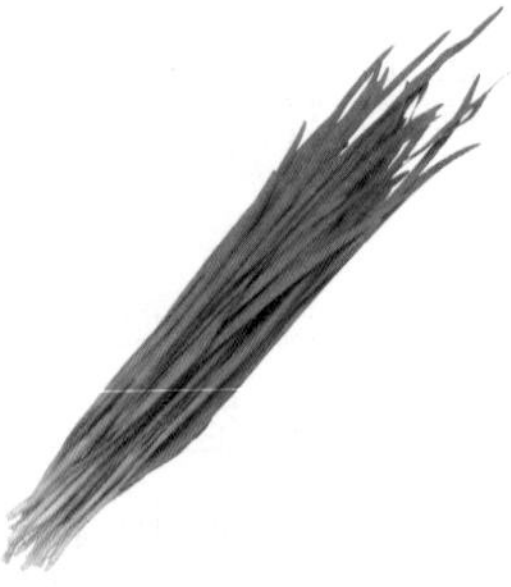

韭菜有助於改善、加強性腺功能，平時可以多多食用。

足，體質便會被削弱，生殖能力轉衰，嚴重失調時也會破壞各臟腑的正常功能。

然而，腎虛多是因為長時間的累積造成，在治療上不可操之過急，隨便用藥或進補。當發現有男性更年期或性功能障礙症狀，已嚴重影響生活品質者，千萬不要諱疾忌醫，遵循醫師建議，從飲食上著手、搭配藥膳調理數月，大多數都可見效。

另外，即使已退休者，還是要維持一定的人際互動及參與社交活動，並保持正向情緒，以防止憂鬱、焦慮……等現象。隨著年齡漸增，房事次數也要跟著減少，以利養生。

穴位調養 know how

湧泉穴：可滋養腎水，降陰火，強筋壯骨，安神，防頭髮早白或掉落，增強性能力。

取穴處：位於足底，用力彎起五指，約第2、3指指縫凹陷處。

按壓方式：用指腹以畫圓方式按壓，或以小球、小木棍刺激穴位，直到略帶酸酸脹脹的感覺，每次持續2～3分鐘，每天數次。

改善男性性功能障礙 NG 吃法

切忌隨便進補，例如羊肉爐、薑母鴨、十全大補湯……等燥熱性飲食，只適合虛寒體質者，在未辨明自己體質時，任意進補只會造成反效果。也不要隨便服用來路不明的藥物，以免適得其反。

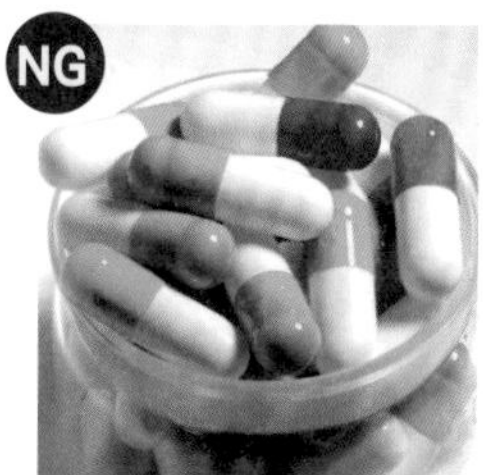

隨便服用來路不明的藥物，傷荷包又傷身，千萬不要隨便購買。

對抗男性性功能障礙對症食物
解救欲振乏力的房事

1 蝦子

性味：寒 涼 平 溫 熱／辛 甘 酸 苦 鹹

營養成分解析

含有非常豐富的蛋白質，幾乎不含任何碳水化合物，另含有脂肪以及維生素A、B_1、B_2、D，與鈣、磷、硒、鐵、鋅等礦物質。一般說來，無論哪一種蝦，營養價值都差不多，跟體積的大小、價格高低與否無關。

保健效用：精胺酸促進精子活力

自古以來，蝦子就被認為是一種能增進體力、強壯體質的食物。不但因為它含有質量均佳的蛋白質，且肉質細嫩、容易消化，無論是哪一個年齡層的人來吃都很容易獲得其中營養。

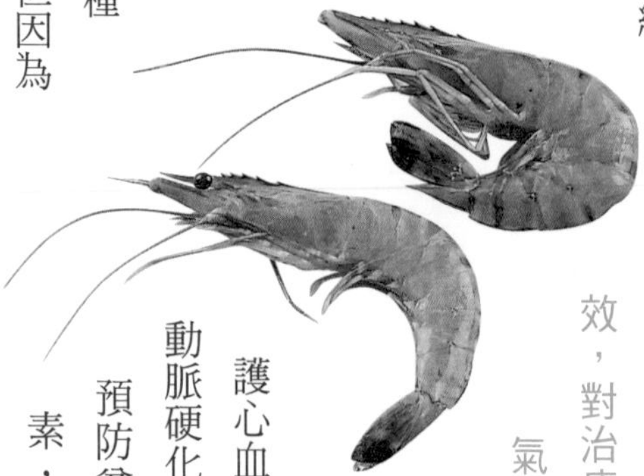

在中醫看來，蝦入心、肝及腎經，有補腎壯陽、通乳、健脾益氣的功效，對治療腰膝痠軟、腎虛陽萎、氣血虛弱、畏寒及神經衰弱等等，均有療效。

蝦還含有牛磺酸物質，能降低膽固醇，保護心血管及肝臟的健康，可防止動脈硬化；鎂和鐵則可強化心臟、預防貧血；就連蝦殼裡的甲殼素，都被萃取出來製成保健食品，達到吸附脂肪、增強免疫力的作用。

營養搜查線

蛋白質是人體組織的重要成分，也是體內各種荷爾蒙的主要物質，是由多種胺基酸所組成。胺基酸中的精胺酸在維護生殖功能上具有作用，也已經被許多醫學研究證實的確有改善性功能障礙，並可有效提高精子數量及活動力。

由於人在進入30歲後，腦下垂體會停止分泌，年齡較長的男性難免會在房事上有力不從心的感覺。補充精胺酸有助腦下垂體分泌正常、促進荷爾蒙合成。可從多吃擁有優質蛋白的食物來攝取，包括乳製品、魚蝦、肉類……等。

【這樣吃100分】

蝦子裡的膽固醇集中在頭部及蝦卵，食用時將這兩個部位去除不吃，就能放心享受高蛋白、低脂肪的蝦肉。

【這樣吃不OK】

吃蝦時不可與葡萄、山楂、柿子、梨子或濃茶……等含有鞣酸的食物一起食用，會降低蛋白質的營養價值，還會刺激腸胃、引起不適。

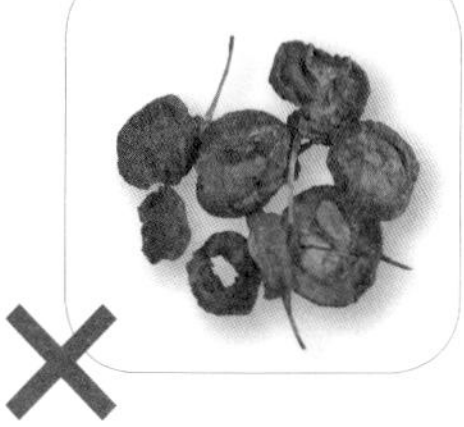
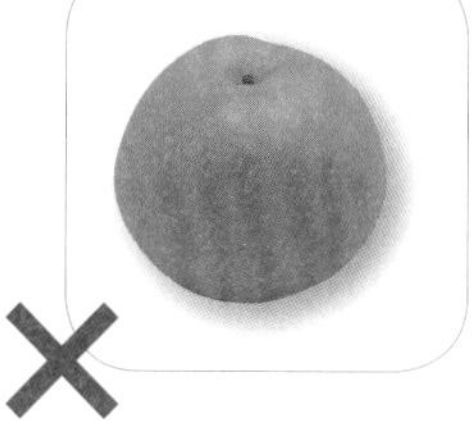
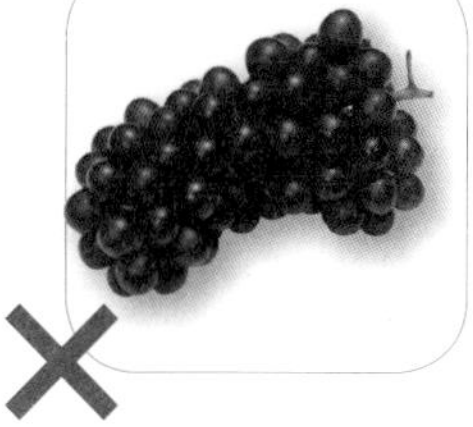
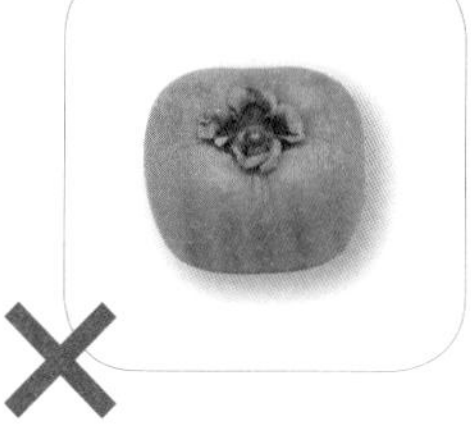

對抗男性性功能障礙對症食物
有效溫補壯腎陽

2 羊肉

性味：寒 涼 **平** 溫 熱
辛 **甘** 酸 苦 鹹

營養成分解析

羊肉的脂肪與膽固醇含量，跟豬肉、牛肉相比是較少的。含有蛋白質、維生素B_1、B_2、E，與鐵、鈣、磷……等營養素。羊肉肉質細嫩，是很容易消化的肉類食材，適合冬季用來溫補身體。

保健效用：溫補氣血治陽痿

羊肉爐可說是冬天裡最受歡迎的進補藥膳，這是取羊肉性屬溫熱，能補中益氣、治虛勞、祛除寒冷、溫補氣血的特性。就現代醫學的角度來說，吃羊肉可以增加熱量、禦寒暖身；因鐵質含量豐富，所以有促進血液循環的作用。

『本草綱目』描述羊肉「補中益氣，主治虛勞寒冷、丈夫五勞七傷」，因此不但適合一般人冬令進補，對體質虛弱、產後女性，或因氣血虧損有怕冷、頻尿、陽痿早洩、不孕者都有很好的滋補效果。

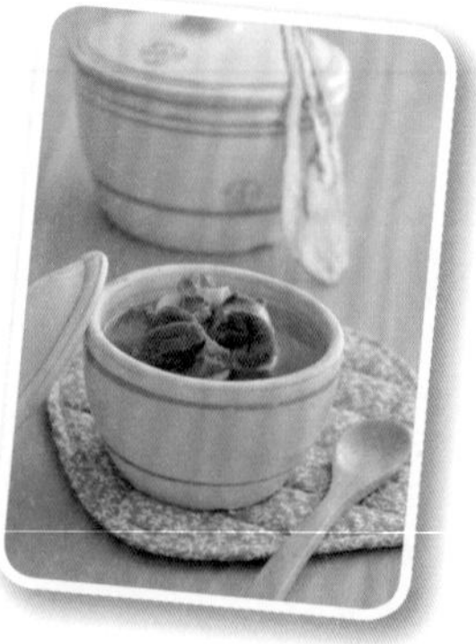

不過，也因為羊肉的溫補效果強，食用時可搭配一些涼性、平性的蔬菜一起烹煮，像是白菜、蘿蔔、菠菜、金針菇……等，既能化解油膩，還能緩和補性，讓人吃了不容易上火。

營養搜查線

我們常聽到「立冬要吃補」、「嘴破火氣大，不要吃薑母鴨、羊肉爐」、「如果是『冷底』的體質，不要吃太多寒涼食物」等，這些都是流傳千年的食療智慧。

食物吃進體內後會產生作用，根據它能治療的症狀，分成溫、熱、涼、寒「四氣」，或稱為「四性」。這其中能治療寒症的食物就是「溫、熱」性的食物，有活血、通絡、散寒、溫經、助陽的作用，羊肉即屬溫補食材。

而食物用火處理過性質會偏向熱性，所以用老薑爆炒過又加了中藥材的羊肉爐，性質就會轉向燥熱，上火體質者要慎食。

【這樣吃100分】

羊肉具有腥羶味，搭配香料或是中藥材燉煮，可增加香氣又沒有健康負擔。而黃芪、黨參具有補氣作用，當歸可活血補血，這三者與羊肉煮湯，滋補氣血的效果極好。

【這樣吃不OK】

吃完羊肉後，千萬別接著又吃過於生冷的食物（例如冷飲、寒性食物），將會降低羊肉的溫補效用。涮燙羊肉未完全熟透即食用，容易有病菌殘留問題。

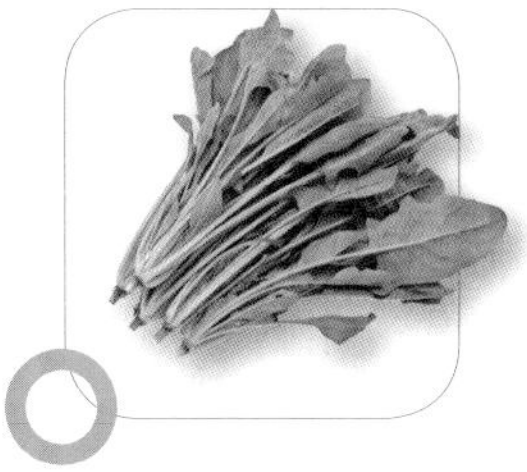
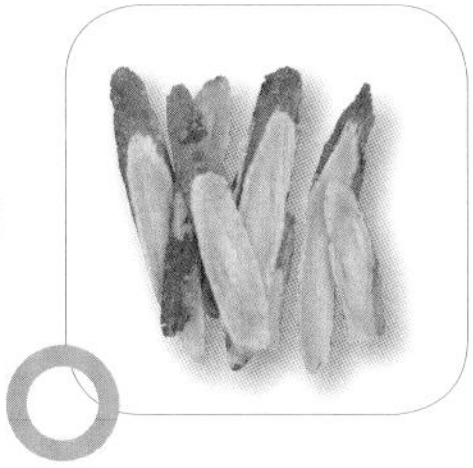
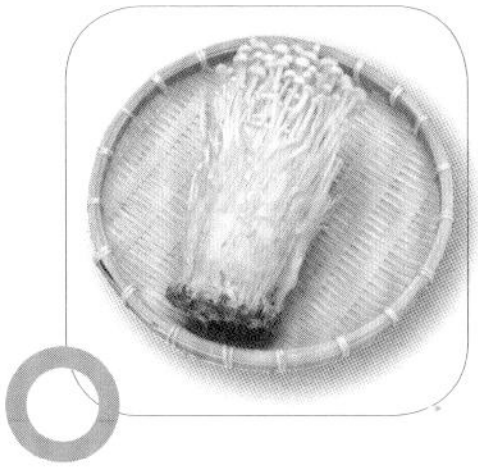
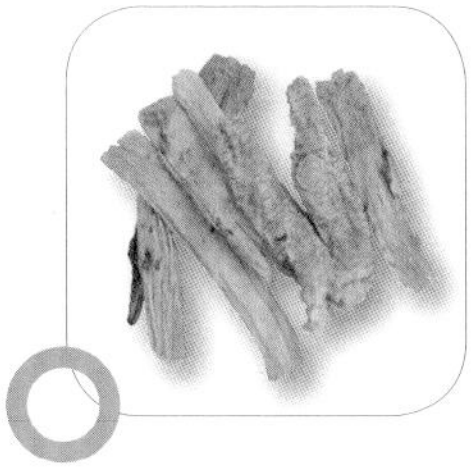

對抗男性性功能障礙對症食物
補腎益陽活化精力

3 韭菜

性味：寒 涼 平 溫 熱／辛 甘 酸 苦 鹹

營養成分解析

含有蛋白質、脂肪、碳水化合物，與維生素A、B、C，以及鈣、磷、鐵、胡蘿蔔素、尼克酸、抗壞血酸……等營養成分。膳食纖維的含量比起一般蔬菜較多，能整腸助消化。

保健效用：溫中益陽強化體質

韭菜是非常常見的蔬菜，甚至有些人可能還不太喜歡它的氣味，不過在中醫裡它卻具有一定的藥用價值，在醫書上還被稱為「起陽草」。而且它具有獨特氣味的揮發精油成分—含硫化合物，其實有著

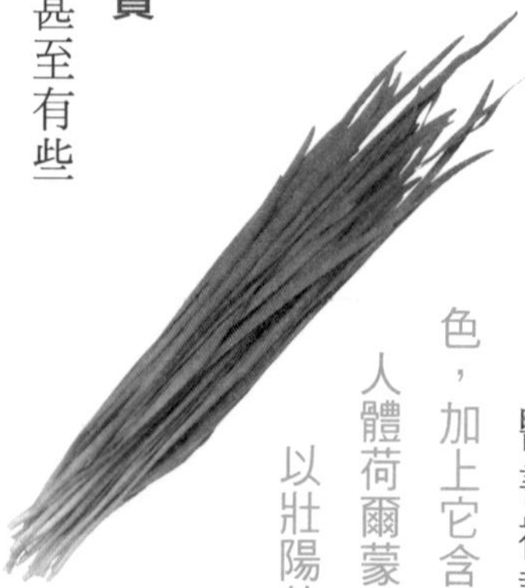

能調整自律神經、降低血脂、疏肝理氣、促進食慾的作用。

醫書裡記載韭菜有補腎益陽的特色，加上它含有較高的礦物質鋅，鋅又與人體荷爾蒙的活性有關，因此吃韭菜可以壯陽的說法也就自古流傳至今。

所謂「一月蔥二月韭」，利用韭菜補腎補陽的功效，春天時節多吃一些盛產的韭菜，能祛除累積了一整個冬季的體內寒氣，還能增強脾胃的消化吸收，有益肝功能的養護。

【這樣吃100分】

韭菜最好以大火快炒方式烹調，才能留住特殊的風味，也能留存最多的維生素C；要是不喜歡它的氣味，汆燙再涼拌吃也很清爽。

【這樣吃不OK】

雖說食用韭菜有許多益處，但它畢竟還是偏熱性的食材，多吃易上火，體質呈陰虛火旺者不宜過量。

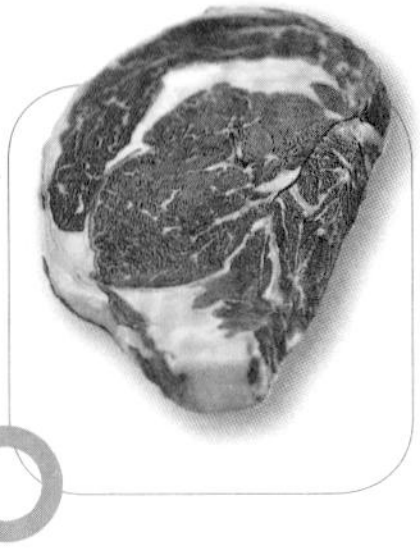

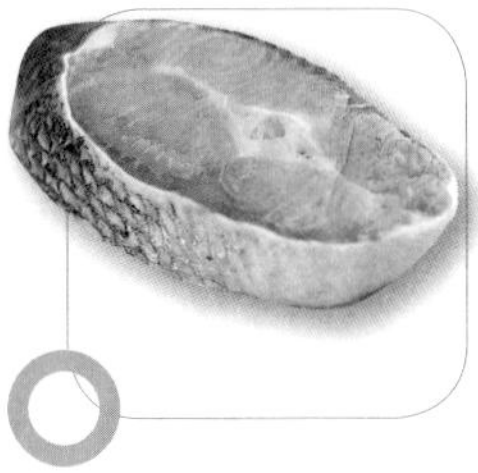

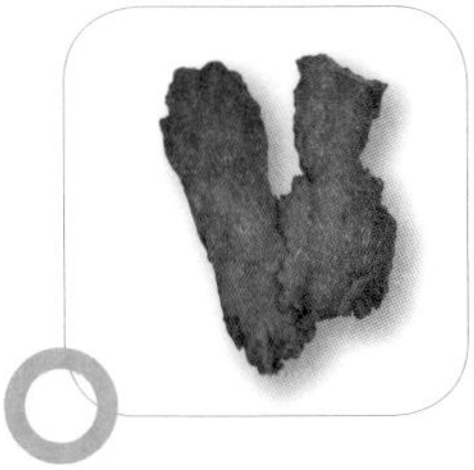

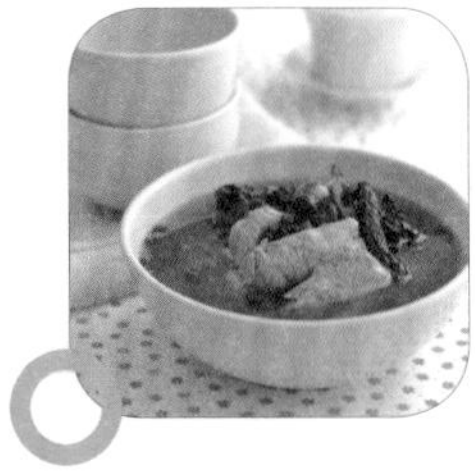

國寶女中醫私傳關鍵食療方

韭菜炒核桃

功效：可治婦女畏寒、四肢冰冷、面色蒼白；或男性陽痿、早洩遺精……等症。

做法：鍋中倒少許油燒熱，放入核桃40公克以小火炒至香味溢出、表皮顏色轉深，盛起，原鍋再倒入切成小段的韭菜300公克大火炒熟，將核桃倒回鍋中加鹽炒勻即可。

☆體內有實熱，大便稀薄不成型者不宜食用。

☆核桃也可放入烤箱中用低溫130～150℃烤熟，再入鍋與韭菜拌合。

對抗男性性功能障礙對症食物
拯救日漸衰退的性功能

4 肉蓯蓉

性味
寒 涼 平 **溫** 熱
辛 **甘** 酸 苦 **鹹**

營養成分解析

含有糖分、脂肪油、列當素、生物鹼、醇素……等營養成分。因為主要產於內蒙古、甘肅、新疆……等地，加上補益效果好，因此又被稱做「沙漠人參」。

保健效用：補腎助陽男女皆宜

肉蓯蓉在中藥裡是一帖補腎、潤燥的好方子，它歸腎、大腸經，『神農本草經』裡記載它能「養五臟，益精氣，久服輕身」。可見它在對抗老化上也有一定程度的作用。肉蓯蓉的補腎助陽功效，能有效抵抗寒冷，諸如手腳不溫、子宮寒冷……等；對內分泌系統也有調節之效。

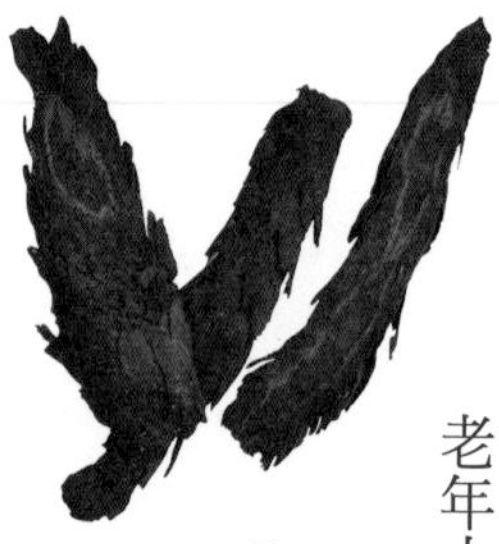

質地油潤的肉蓯蓉，還是治療糞便燥結的良方。『本草綱目』描述肉蓯蓉「此物補而不峻，故有從容之號、其溫而能潤，補而不燥，滑而不瀉，常補不峻」。其滋補卻溫和的藥性，很適合中老年人保養用。

在傳統的臨床上，肉蓯蓉多用來治療男性陽痿、遺精、不孕及改善女性月經失調，在生殖系統方面有很好的效果。

另外，亦可多吃富含精氨酸的食物能讓精子品質更好，例如鰻魚、芝麻、豆腐、花生、核桃、豌豆等。

【這樣吃100分】

做為養生保健用的話，每日用量3～5公克即可。可將肉蓯蓉加酒浸泡，約7天後待成分釋出，便可取少量飲用，亦可加進菜餚裡烹調。

【這樣吃不OK】

有陰虛火旺、脾胃虛弱而腹瀉者，不適合服用。

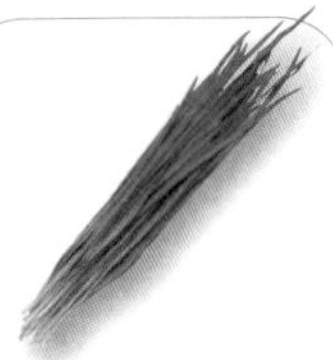

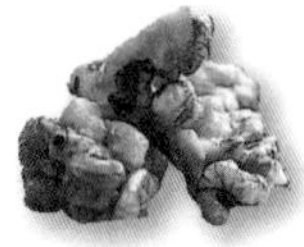

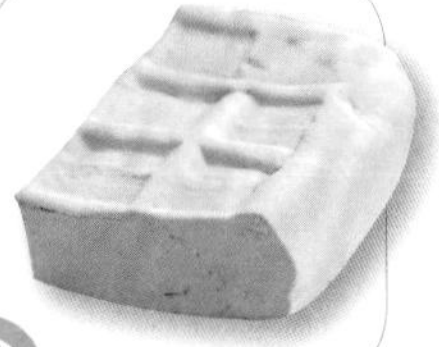

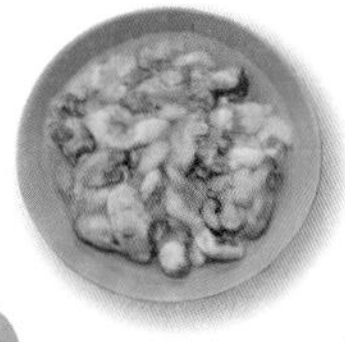

國寶女中醫私傳關鍵食療方

羊肉蓯蓉粥

功效：能補腎益精，潤腸通便，主治大便秘結、腹中冷痛、腰膝酸冷……等症狀。

做法：肉蓯蓉15公克切碎後加水煮至出味，濾渣，藥汁加入羊肉100公克及白米60公克大火煮滾，轉小火熬煮成粥，最後加鹽、薑絲、蔥末略煮一下即可。

☆烹調時最好使用陶鍋，使用一般的鐵鍋或鋁鍋，經長時間燉煮會釋出金屬成分，導致中藥材療效降低。

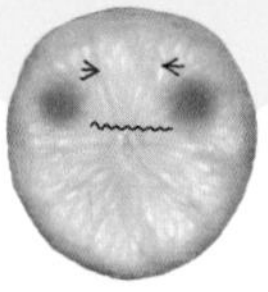

4-9 預防男性攝護腺腫大對症飲食法

本來小便一分鐘就能解決，現在卻延長3倍以上的時間；以往排尿過程順暢無比，現在卻老是中斷、滴滴答答；明明剛剛才尿過，怎麼現在又想尿了？到了晚上更嚴重，一直起來上廁所，連睡也睡不好……。50歲以上的男性朋友如果有以上症狀，那麼就要注意自己的攝護腺是否有肥大問題了。

攝護腺，又叫前列腺，是男性特有的器官，位置在膀胱正下方出口處，包圍著尿道。它的重要性在於所分泌的攝護腺液佔了精液總重的20%~30%，因此與精子活動力及保護生殖泌尿道不受感染有密切關係。

男性攝護腺腫大，在中醫觀點認為這是因為腎陽氣不足或因痰濕壅塞。邁入中老年後往往腎氣衰弱，導致氣化不及泌尿

預防男性攝護腺腫大 OK 食材

多攝取富含纖維的蔬果及雜糧、豆類及大豆製品。食用含有維生素C、E及鋅的食物，如番茄，萵苣、花椰、包心菜……等十字花科蔬菜。烹調上改用橄欖油、芥花油……等Omega-3脂肪酸含量較高的油脂，具有抗發炎的效果。

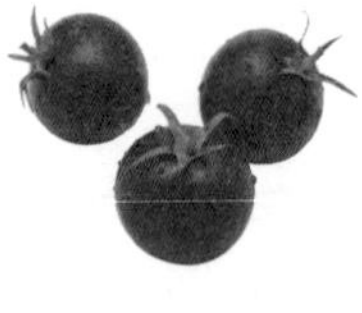

番茄含有維生素C、E及鋅具有抗發炎的效果。

系統，造成小便排出困難，經常還伴隨著腰痠腳冷現象，尤其夜間睡眠時更甚。在治療上多採益腎補氣、健脾利濕、活血化瘀……等方式。

大多數的男性攝護腺腫大雖為良性，但有些會有癌變的可能，最好藉由西醫直腸超音波的照射及抽血檢驗，做及早的診斷治療。

此外，多喝水、少憋尿，可避免尿路引發感染；適度的運動有利改善循環；每天用溫熱水進行坐浴15分鐘，有助攝護腺的血液循環，對止痛、消腫有作用。

至於尚未有此症狀的男性們，建議還是要回歸到健康的飲食及規律的生活作息，有助延緩或減輕攝護腺退化所帶來的不適。

預防男性攝護腺腫大 NG 吃法

勿亂服壯陽食品及藥物，並戒除抽菸、喝酒的習慣。辛辣、刺激性食物，例如太辣、過鹹或燒烤類的食物及咖啡，會引發急性尿滯留（下腹部脹滿，尿液卻留在膀胱中無法排出），不利攝護腺健康。

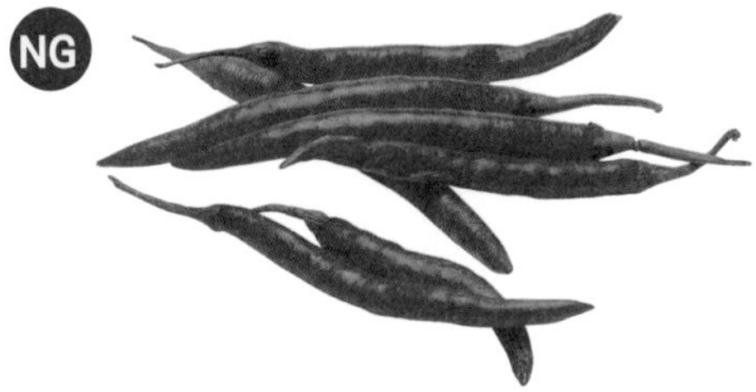

辛辣、刺激性食物會引發急性尿滯留，不利攝護腺健康。

預防攝護腺腫大對症食物
對抗攝護腺癌效果好

1 番茄

性味

寒 涼 平 溫 熱

辛 甘 酸 苦 鹹

營養成分解析

含有容易被人體吸收的果糖、葡萄糖，也含有蛋白質、脂肪，及維生素A、B_1、B_2、C、P……等多種維生素，與鈣、磷、鐵、鋅，最常被提到的茄紅素，含量不可小覷，且番茄熟度越高，茄紅素也越多。

保健效用：茄紅素抗癌超強效

番茄裡含有抗氧化的茄紅素，是類胡蘿蔔素的一種，是所有多種類胡蘿蔔素中具最強生理功能和特殊營養的天然色素，具有延緩老化和抗癌的效果。還含有養顏美容的維生素C；可預防老化及提升免疫力的β-胡蘿蔔素；合成細胞所需要的葉酸；降血壓的鉀；以及能整腸健胃的有機酸。難怪番茄曾榮登『美國時代雜誌』十大保健食物的榜首。

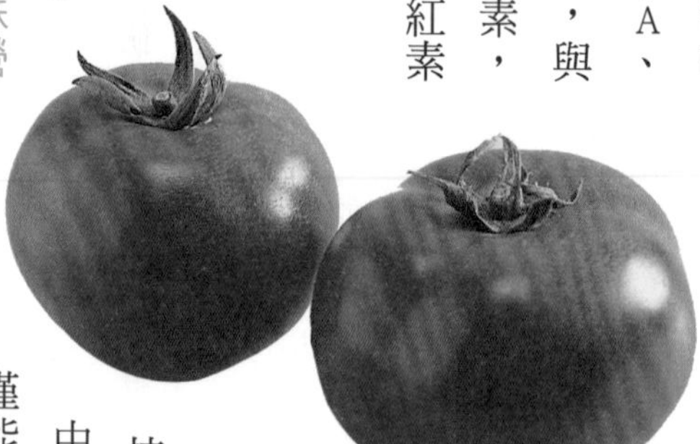

因為茄紅素有強大的抗氧化作用，能有效抑制自由基對身體的破壞，因此不僅能對抗攝護腺癌，還被發現可以預防乳癌、子宮頸癌、肺癌膀、胱癌……等多種癌症。

營養搜查線

茄紅素也是類胡蘿蔔素的一種，經過醫學證明確實能減緩前列腺癌細胞的生長速度，甚至能殺死癌細胞，是中老年男性保養攝護腺、增加免疫力的最佳食物。

部分營養素會因為加熱被破壞，但是番茄裡的茄紅素卻必須經過烹煮才能充分釋出，甚至加工過後的番茄汁、番茄醬……罐頭食品，經測試發現，茄紅素多了3～4倍。不過加工食品有含鈉量較多的疑慮，慢性病患者要特別注意市售品的成分。

【這樣吃100分】

茄紅素溶於脂肪，所以烹煮番茄時最好添加一些油脂，像是番茄炒蛋、番茄義大利麵、羅宋湯等，就是營養又美味的食物。也可以在煮番茄蛋花湯的時候滴幾滴油進去。

【這樣吃不OK】

番茄屬寒性，冷性體質或腸胃功能不佳的人，不可多吃，以免身體不適。

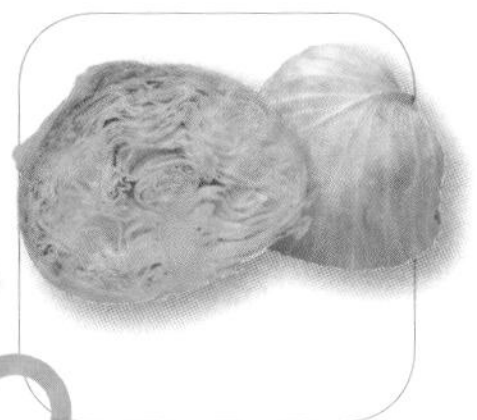
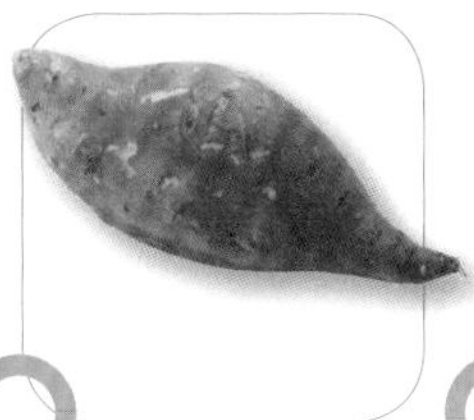
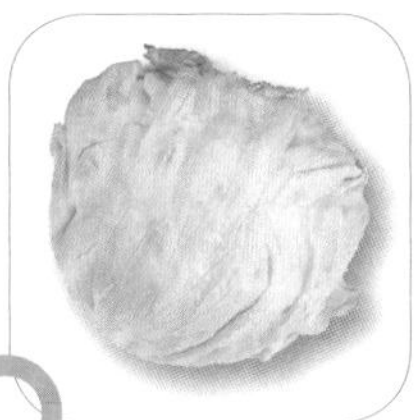
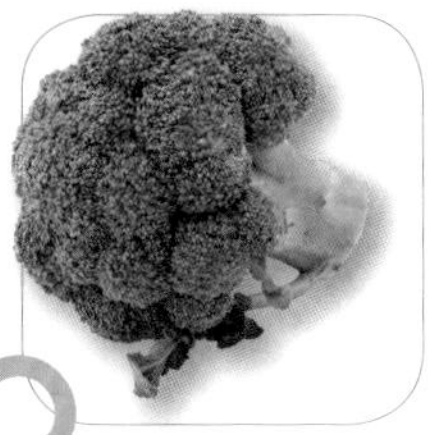

預防攝護腺腫大對症食物 抗老防癌效果佳

2 黑豆

性味

寒 涼 平 溫 熱

辛 甘 酸 苦 鹹

營養成分解析

含有豐富的優良蛋白質、不飽和脂肪酸、纖維質，以及鈣、磷、鐵、鎂，維生素B、E，與少量的澱粉質。與同屬大豆類的黃豆不一樣的是，黑豆的異黃酮更豐富，還有能抵抗氧化的花青素。

保健效用：黑色食材養護腎臟

『本草綱目』記載「常食黑豆，可百病不生」、「黑豆汁可以解藥品之毒，治腎病」。如果從營養學來做分析，這正是因為黑豆含有許多抗氧化成份，包括可抗癌及預防心血管疾病的硒質；能降低血中膽固醇、減少血管栓塞、保護血管的異黃酮素及花青素。

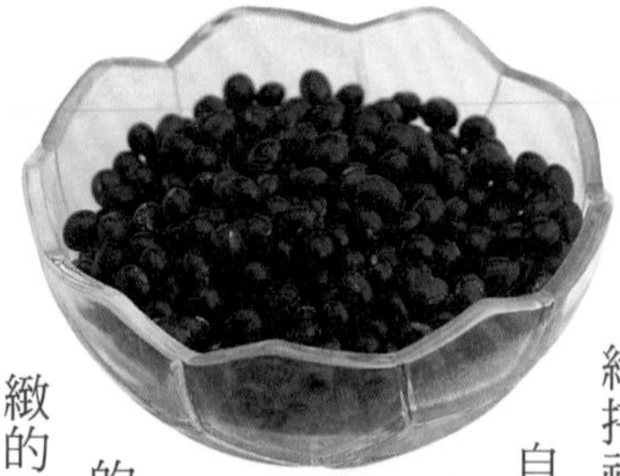

黑豆滋補肝腎的作用極好，也有助維持視力的健康，主要就是來自它所含的花青素及維生素A，這兩種營養素都能緩解眼睛的疲勞度，防止視力老化。

黑豆還含有很大量的粗纖維，對飲食過於精緻的現代人，很適合用來改善腸胃問題；加上其不飽和脂肪酸含量也很高，能有效代謝膽固醇、降低血脂。

營養搜查線

我們老祖宗在了解飲食與健康的特性後，把食物的五色、五味與人體的五臟做了很好的對應。其中顏色呈現黑色或紫色的食物，恰好對應到「腎」，與生殖及排泄系統特別相關。

黑色食物不但能強化腎臟的排毒作用，對男性的腎、睪丸、攝護腺功能及女性子宮、卵巢的代謝都能發揮保養效果。除了黑豆外，亦可多吃紫米、桑椹、紫黑色葡萄、櫻桃……。

【這樣吃100分】

早餐改喝黑豆漿，或者將黑豆加入排骨熬煮成湯，或在米飯中灑點黑豆同煮，就能輕鬆獲得黑豆的營養。

【這樣吃不OK】

以前有一陣子很流行生吞黑豆，但其實未煮過的黑豆會降低蛋白質的吸收利用率，且容易造成脹氣，還可能損傷食道，千萬不可生食。

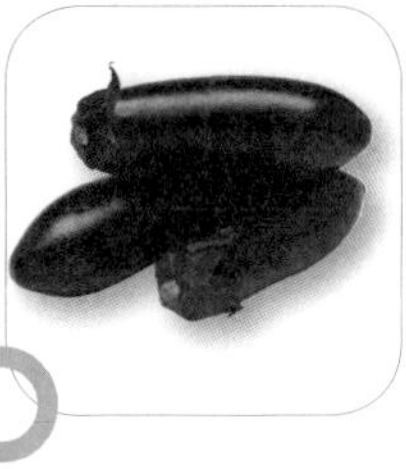
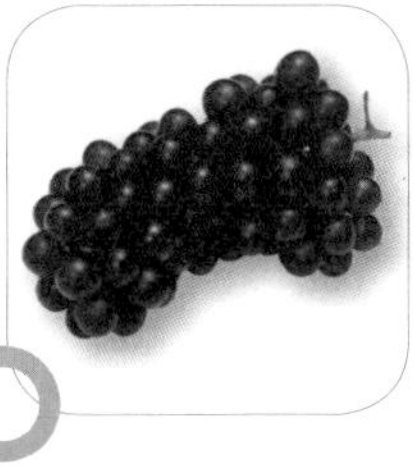
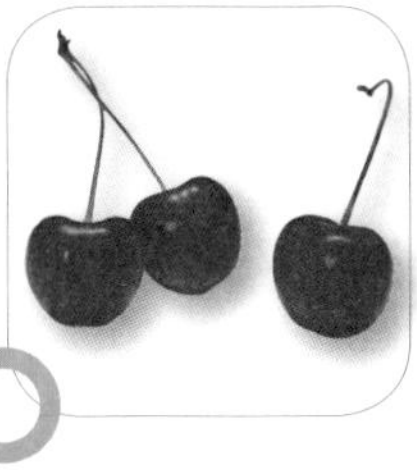
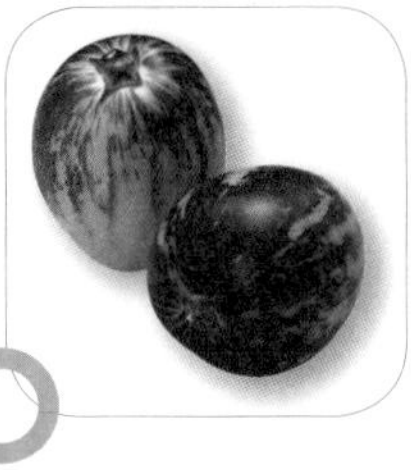

預防攝護腺腫大對症食物
對抗癌症護血管

3 青花菜

性味：寒　涼　平　溫　熱
辛　甘　酸　苦　鹹

營養成分解析

屬於十字花科蔬菜的一種，除含有維他命A、B及大量的維他命C外，尚含碳水化合物、蛋白質、脂肪、鈣、磷、鐵、鉀以及類胡蘿蔔素……等。營養完整豐富，且抗氧化力高，是數一數二的抗癌聖品。

保健效用：蘿蔔硫素抗氧第一名

凡是屬十字花科的蔬菜，都含有豐富的葉酸、纖維、β-胡蘿蔔素和維生素C，能預防心臟血管疾病。青花菜除了有上述的營養之外，還有豐富的蘿蔔硫素，能幫助肝臟解毒，分解致癌物質，對於肺癌、胃癌等都有療效。

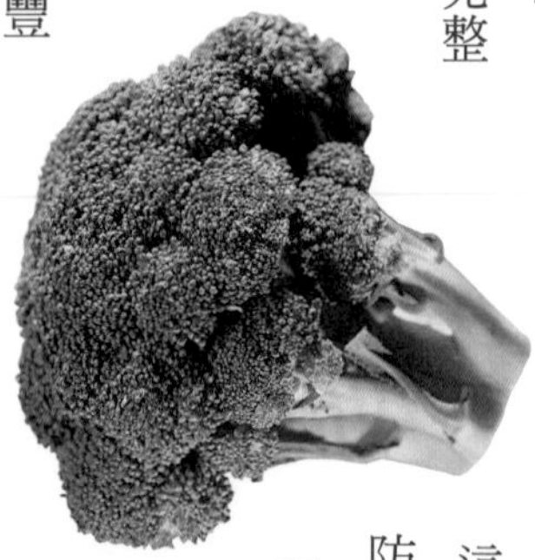

具有護眼功效的葉黃素及玉米黃素，也可在青花菜中找到，這兩種類胡蘿蔔素都可預防眼睛黃斑部的退化。不過，在烹調時要注意，水煮青花菜如果超過3分鐘，就會流失50%的維生素C；如果只煮2分鐘，則可以保留80%的維生素C。所以，將青花菜切成小塊，並分多次入水快煮，縮短加熱的時間，就能留住最多的維生素C。

營養搜查線

青花菜含有一種名叫「異硫氰酸鹽」的化合物，又稱蘿蔔硫素，它是能促進人體用來製造能保護血管的酵素，還有破壞致癌化學物質的作用，被認為可預防乳癌、攝護腺癌，並可抑制癌細胞的增生，是科學界到目前為止，發現蔬菜裡抗癌功效最好的一種物質。此外，蘿蔔硫素還能保護關節、骨骼不被酵素破壞，舒緩退化性關節炎的不適症狀。可多吃青花菜、白花椰及甘藍菜來攝取蘿蔔硫素。

【這樣吃100分】

青花菜裡的脂溶性營養，如果與肉類或排骨一起煮湯，能讓有效成分溶於油脂內，療效最佳。若要吃進較多的維生素C，可用少許水翻炒青花菜，加蓋略燜一下即可。

【這樣吃不OK】

青花菜裡的鉀質雖能預防高血壓，但腎功能異常的人不可大量食用。

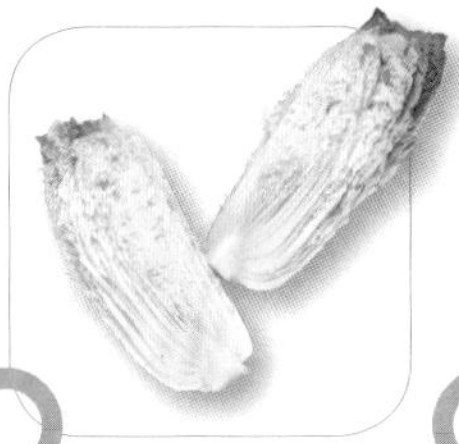
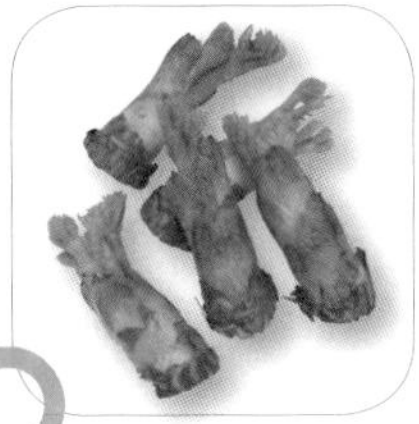
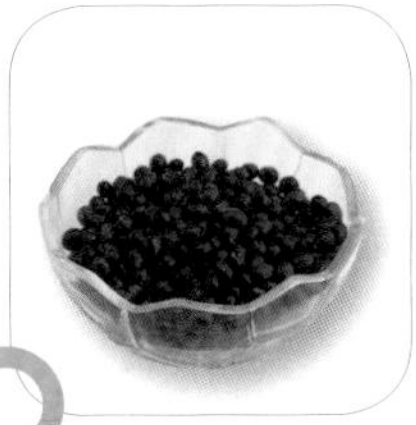
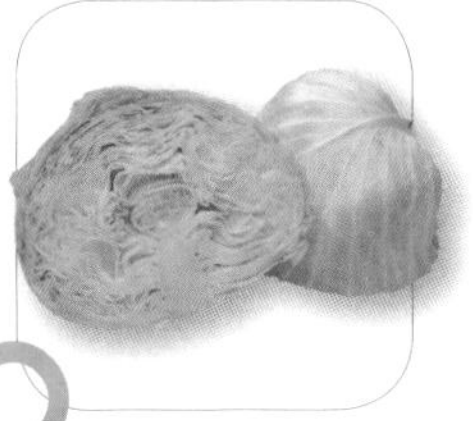

預防攝護腺腫大對症食物
強化攝護腺

4 南瓜籽

性味
寒 涼 **平** 溫 熱
辛 **甘** 酸 苦 鹹

營養成分解析

含有豐富的糖類（葡萄糖、蔗糖）、澱粉、蛋白質及脂肪，脂肪中有多種不飽和脂肪酸；也含有維生素B_1、C、E……等多種維生素，以及鐵、鋅、錳、鎂、硒。

保健效用：鋅及脂肪酸顧好前列腺

你在什麼時候會吃到南瓜籽？除非平常就有習慣吃堅果養生的人，否則南瓜籽似乎不存在我們的飲食裡。但南瓜籽卻是歐美很普遍的食物，甚至還從南瓜籽中萃取製成油，廣泛被用在料理中。

而且南瓜籽還是歐美國家泌尿科常用的保健草藥之一，在德國、美國藥典中都有記載，因此許多醫師都將南瓜籽列為前列腺肥大患者的推薦食品。

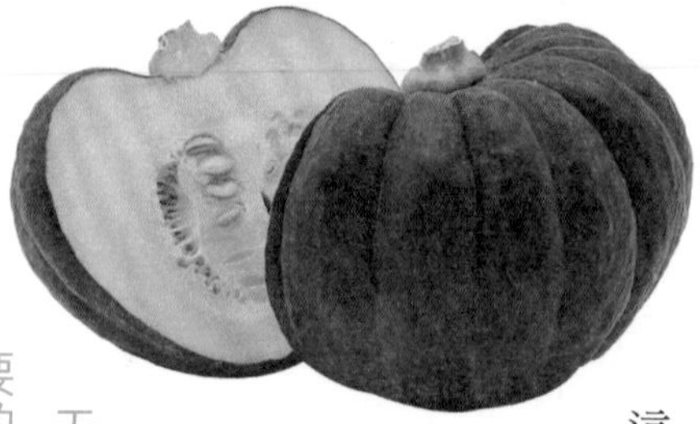

這是因為南瓜籽含有較高量的鋅，能預防前列腺肥大，並改善排尿速度，讓男性們減少半夜上廁所的次數。

其中還有一種特別的南瓜素，據稱是一種天然荷爾蒙；更含有很重要的微量礦物質—錳，在促進傷口癒合、維護生殖系統及調控膽固醇的代謝，都有舉足輕重的影響。

營養搜查線

經過美國研究後發現，每天吃進50公克左右的南瓜籽，就能有效防治前列腺疾病。南瓜籽中含有的不飽和脂肪酸Omega-3，是維持前列腺分泌激素功能的重要物質。

根據研究，認為經常攝取含有足量不飽和脂肪酸的食物，就能消除前列腺炎初期的腫脹現象並恢復正常。讓中年男性常感困擾的小腹痛、頻尿及排尿困難的症狀得以好轉。

但南瓜籽熱量不低，50公克的熱量就有將近280卡的熱量，建議要攝取Omega-3脂肪酸，也可多吃魚，其中又以深海魚類最佳。

【這樣吃100分】

南瓜籽生吃、熟吃都可以，營養價值也差不多。一般多炒熟後當做零嘴，但恐怕不知不覺中會吃進太多，不妨在早餐中舀一湯匙食用，既可補充熱量又能達到保健目的。

【這樣吃不OK】

南瓜籽富含油脂的特性，泄瀉效果好，但對於有慢性胃炎、腸炎，以及胃脘感到疼痛、灼熱，且喜冷飲的胃熱病人要少吃，以免腹部更加悶脹難受。

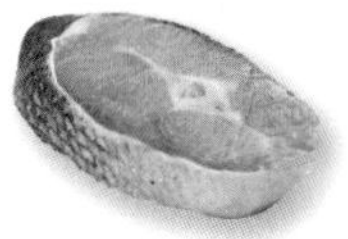

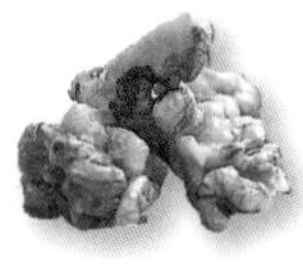

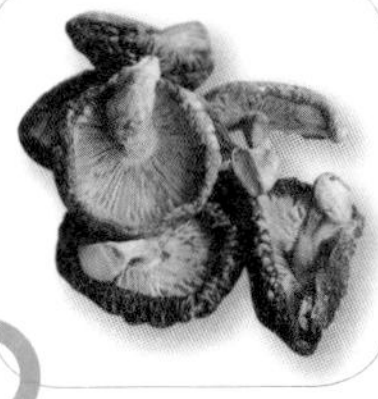

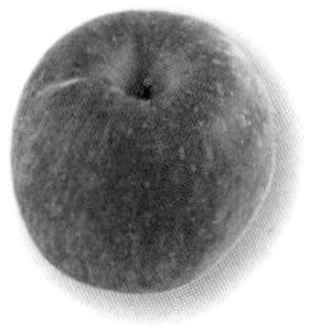

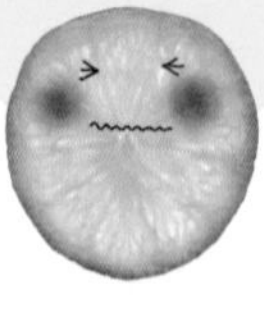

4-10 解除疲倦乏力的對症飲食法

男性的更年期不像女生可以用停經做為指標，因此往往也被人忽略。不過，透由一些症狀，例如容易疲倦、情緒低落易怒、體力漸衰、全身乏力、性功能障礙……等狀況，男性更年期症候群還是有跡可循，並且可以延緩或改善。

西醫在辨明男性更年期問題時，認為主要是因為睪固酮的濃度下降造成，而睪固酮正是主要的男性荷爾蒙，多採取補充睪固酮的方式治療。用來緩和女性更年期症狀的異黃酮，同樣也適用於男性，除可平衡男性荷爾蒙外，還能避免中年男性常見的雄性禿、攝護腺肥大症狀。

中醫治療男性更年期症狀，是著眼在腎虛的觀點上，以調理心、肝、腎為主。而腎虛又分為腎陽虛及腎陰虛。這兩者怎

解除疲倦乏力 OK 食材

含有維生素B_6的食物，亦有助減輕情緒沮喪不安、倦怠的現象，富含維生素B_6的食物包括肉類、豆類、牛奶、紅蘿蔔、菠菜、酵母、葵瓜籽、核桃等等。無力疲乏時可多吃含鐵質、蛋白質的食物，如黑木耳、紅棗、烏骨雞。

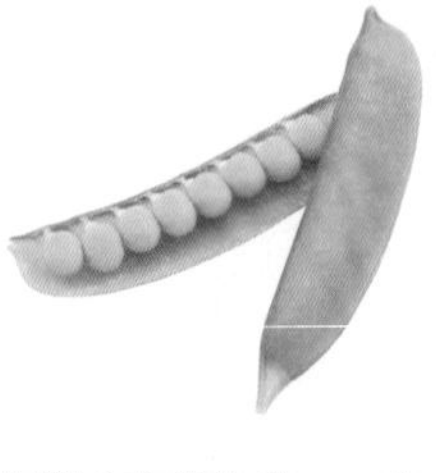

豆類含有維生素B_6，有助減輕情緒沮喪不安、倦怠的現象。

麼分辨呢？簡單來說，腎陰虛者大多口乾咽燥、手腳心等五心煩熱、潮熱盜汗；腎陽虛則多以怕冷、腰痛膝軟、不耐疲勞、精神萎靡，甚至陽萎、早洩……等性機能減退症狀，對這種倦怠乏力的腎陽虛者，治療上宜溫補腎陽。

有時候，疲倦乏力的狀況也可能是肝臟出了問題，不可等閒視之。總而言之，男性更年期的調理，必須根據症狀來辯證分型、對症下藥，及時求助醫師，就能有效緩解中年男性面臨的各種不適症狀。

緩解疲倦乏力的食物包括：補腎陽者可適量食用羊肉、牡蠣、韭菜、香菜、大蒜、荔枝、桂圓……。補腎中藥材則有人參、西洋參、黨蔘、黃耆、冬蟲夏草、淮山……等。

解除疲倦乏力 NG 吃法

過於油膩的飲食要避免，少吃肥肉、烹調上採少油少鹽料理。油炸物及香腸、臘肉等醃製食物，或是過於辛辣，黏膩、不易消化的食物，如辣椒、油飯、米糕，少吃為宜。

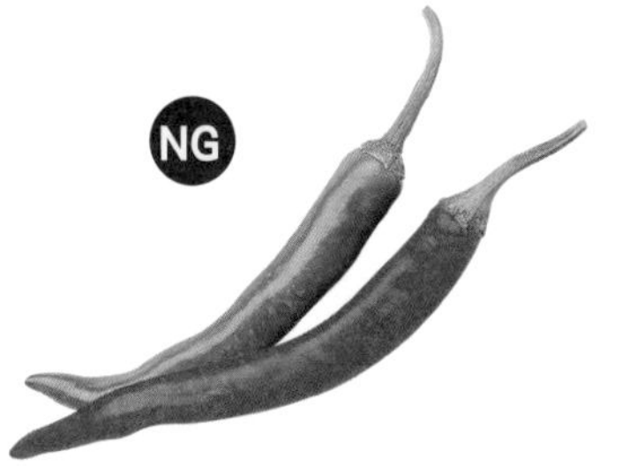

過於辛辣，黏膩、不易消化的食物，千萬不要成為餐桌的常客。

解除疲倦乏力對症食物
提振精神增加快樂指數

1 香蕉

性味
寒 涼 平 溫 熱
甘 酸 苦 鹹 辛

營養成分解析

香蕉的營養十分豐富，含有碳水化合物、纖維質、蛋白質、脂肪，還含有維生素C、E，以及胡蘿蔔素、大量的微量元素鉀。吃起來雖甜但熱量低，可說是人人適合的健康食物。

保健效用：鉀質快速提神醒腦

為人所知的是，香蕉因為富含膳食纖維—果膠，能促進排便順暢。性質偏寒，所以能清腸熱，比較適用於腸胃積熱而導致的熱性便秘，典型的症狀就是大便燥結堅硬，小便短赤，常有口乾，身體發熱或兼有腹脹、腹痛。

加上它又含有果寡糖，而且含量非常多，可以增加腸道裡的益菌，減少致癌物質停留體內，進而降低直腸、結腸癌的發生。

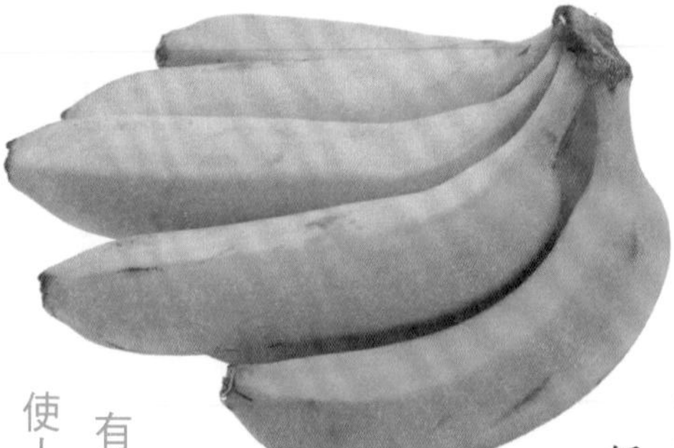

香蕉裡含有的血清素、正腎上腺素及多巴胺，是大腦專責神經傳導的物質，有安神鎮定之效，能使人感到愉快舒暢，進而防止憂鬱，因此讓香蕉成為快樂減壓食物排行榜上的常勝軍。

營養搜查線

鉀質是維持人體肌肉、神經正常活動的必需物質。當人體缺乏鉀質時，會產生心律不整、血壓下降、反應遲緩、精神不振，疲倦發睏的情形；或因為運動後、大量排汗所產生的乏力現象，這時吃一根含鉀豐富的香蕉，就能快速補充精力、消除倦怠感，維持身體機能的穩定，也有助預防高血壓、中風。

建議可在一天的第一餐—早餐加點香蕉，能夠增強活力，還可活化免疫力，為這一天帶來好心情。

【這樣吃100分】

最佳食用香蕉的時機是飯後1～2小時，每日1～2根即可獲得所需營養。等香蕉表皮出現斑點後再吃，據研究熟度越高，免疫效果越好。

【這樣吃不OK】

香蕉性質偏寒，有脾胃虛寒、胃痛、腹瀉者要少吃。另外，空腹時胃腸因為沒有可供消化的食物，此時吃香蕉將會加速腸胃蠕動，增加身體消化負荷。

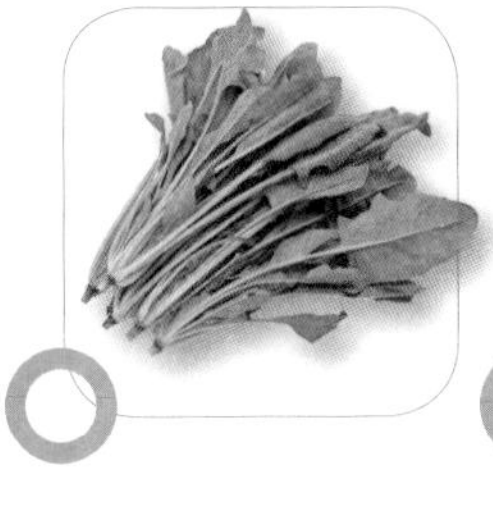
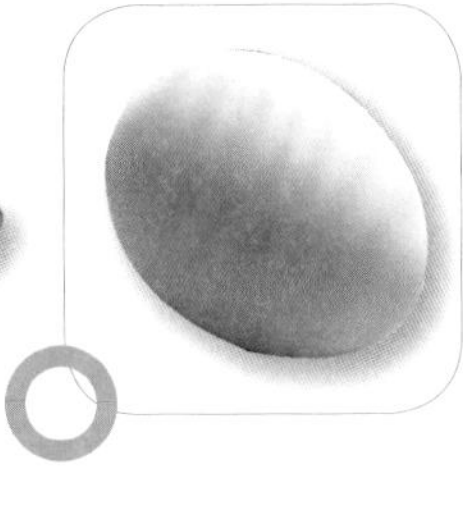
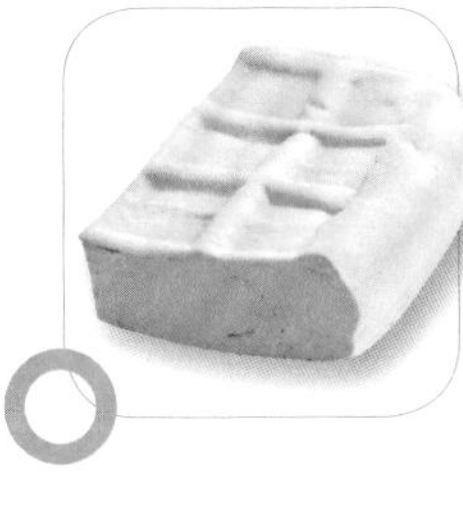
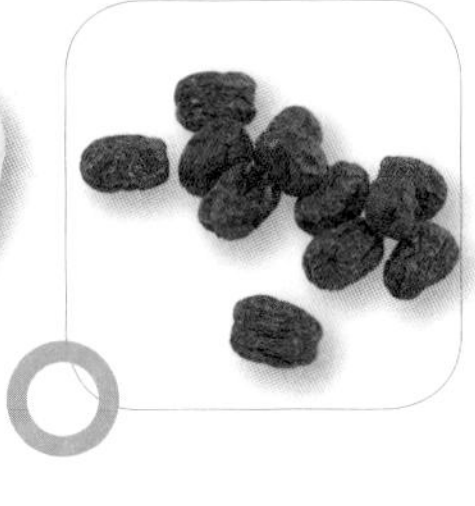

解除疲倦乏力對症食物
助你找回失去的活力

2 地瓜葉

性味

寒 涼 **平** 溫 熱

辛 **甘** 酸 苦 鹹

營養成分解析

含有蛋白質、醣類、膳食纖維、葉綠素，維生素A、B_1、B_2，與礦物質磷、鈣、鐵，並有β-胡蘿蔔素、槲皮素、楊梅素……等多種植化素。是超級平民化、營養卻頂呱呱的蔬菜。

保健效用：多酚物質抗氧力最強

台灣早期農村用來餵豬的地瓜葉，現在是平民地位大翻身，除了被美國阿肯色大學列為全世界最營養的蔬菜之外，也被聯合國亞洲蔬菜研究發展中心列為十大抗氧化蔬菜之一。

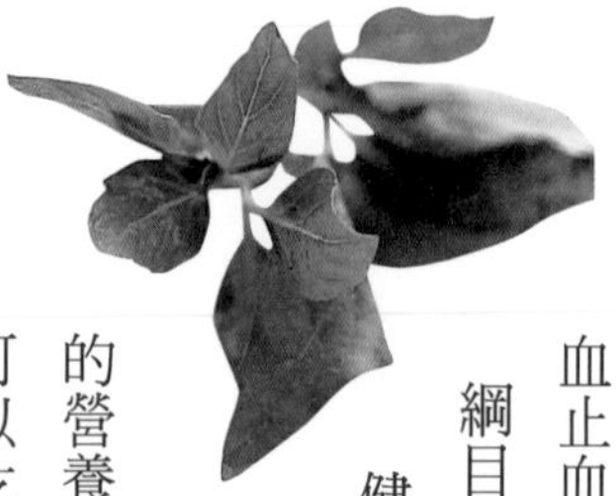

地瓜葉有補中益氣、生津潤燥、養血止血，以及通乳汁……等功效。『本草綱目』記載，地瓜能「補虛乏、益氣、健脾胃」外，還能補腎，副產品—地瓜葉的功效也差不多。

天天5蔬果能確保一天所需的營養，但如果沒有時間準備這麼多種，可以吃便宜又好吃的地瓜葉替代。地瓜葉含有β-類胡蘿蔔素，能轉換成維生素A，不但能保護眼睛，還有抗氧化效果；豐富的纖維質，則可以讓排便更順暢。

對更年期的人來說，地瓜葉更是有益的葉菜。因為地瓜葉裡含有一種類似荷爾蒙的植固醇成分，能夠養陰滋潤，緩解

營養搜查線

更年期不適的症狀。

　因為飲食攝取不當，造成人體內酸性物質過多，無法排除而累積在肌肉組織中時，就會引發渾身乏力、容易疲勞、腰酸背痛、精神不振等等的所謂「疲勞綜合症候群」，透過多吃鹼性的地瓜葉能淨化血液、調整體質。

　而且地瓜葉含有可對抗氧化的多酚物質，以及維生素B群，對於容易疲勞的人，有促進血液循環、幫助恢復精神與體力的功效。想要攝取多酚，可多吃地瓜葉、紅鳳菜、香椿或九層塔。

【這樣吃不OK】

　地瓜葉在中醫來說屬生冷食物，體質虛冷、容易腹瀉的人不宜多吃。尤其患有腎病者，地瓜葉的豐富鉀離子會增加代謝困難，更要避免飲用菜汁。

【這樣吃100分】

　為避免營養流失，汆燙地瓜葉時間越短越好。吃素的人，多吃地瓜葉可以補充鐵質，顧好氣血。

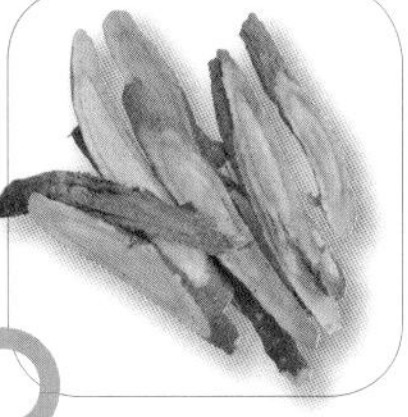

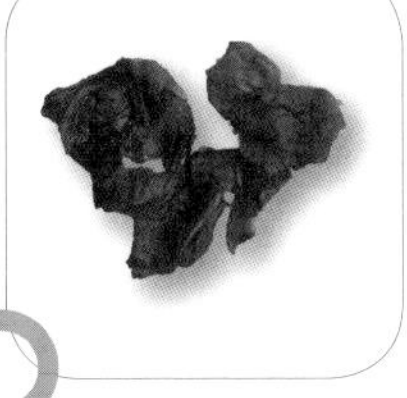

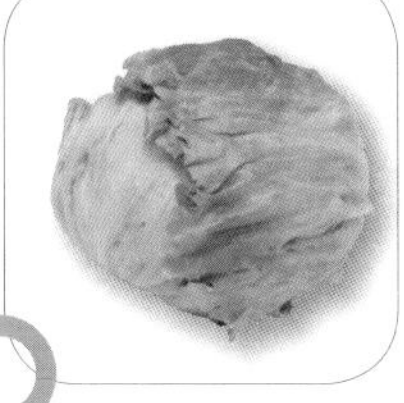

解除疲倦乏力對症食物
強壯逐漸老化的體質

3 栗子

性味
寒涼平溫熱
辛甘酸苦鹹

營養成分解析

又稱板栗，含豐富的糖分及澱粉，約占了七成，另含有蛋白質、脂肪，維生素B、C及胡蘿蔔素，與鈣、磷、鐵、鋅。尤其是維生素B、C及胡蘿蔔素含量都比其他乾果高，素有「乾果之王」的美稱。

保健效用：益腎防衰多吃乾果

栗子之功，在於能補腎壯腰、強筋健骨、養胃健脾。唐代孫思邈便稱栗子為「腎之果」。它入脾、胃、腎經，適用脾胃虛寒所引起的慢性腹瀉，以及因腎虛而產生的腰痛膝軟現象，尤其特別適合中老年人減緩老化現象，及補養身體、調整體質之用。

栗子所擁有的不飽和脂肪酸，讓它成為降低膽固醇、抗衰防老的最佳良方；它的碳水化合物含量較高，因此能有效供給人體較多的熱量，並幫助脂肪代謝；豐富的維生素C，則是維持牙齒、骨骼、肌肉正常運作的必備營養，能預防、降低骨質疏鬆症狀，改善腰腿酸軟，筋骨疼痛、疲倦乏力……等。

除了栗子外，大部分的核果類食物都有很好的補腎強壯之效。因為這些乾果

營養搜查線

均含有豐富的維生素E，又不用擔心膽固醇的問題，在中醫看來都是很好的補腎佳品，例如杏仁、花生、黑芝麻均是。

就拿核桃來說，在歷代醫家眼中它是天然的補腎固精丸，凡有腰痛腳軟、陽痿遺精、小便頻數……等腎虛之症，經常性的適量食用，有助改善並防止中年後漸漸衰弱老化的體質。

【這樣吃100分】

吃栗子要盡量嚼碎，最好是兩餐間食用；亦可入菜，加入紅燒肉裡一同燉煮，既美味也兼補腎陽。但栗子食多易滯氣，一次食用過量反倒傷害脾胃，建議一天五顆為佳。

【這樣吃不OK】

脾胃虛弱及消化功能不佳者，不宜多食，容易阻滯腸胃、不利消化；又因栗子熱量高，多吃易使血糖升高，糖尿病人不可過量。

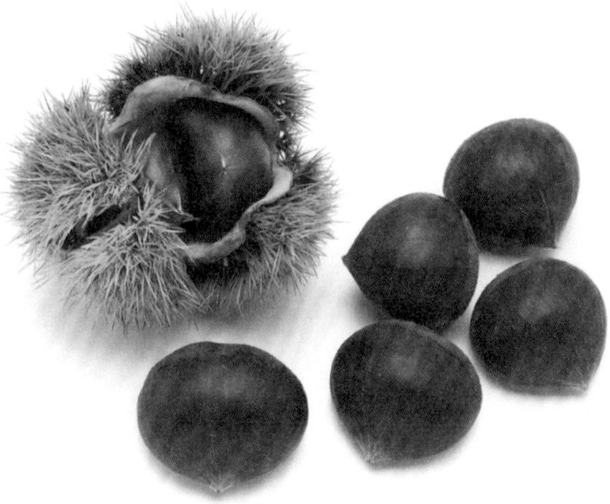

Young

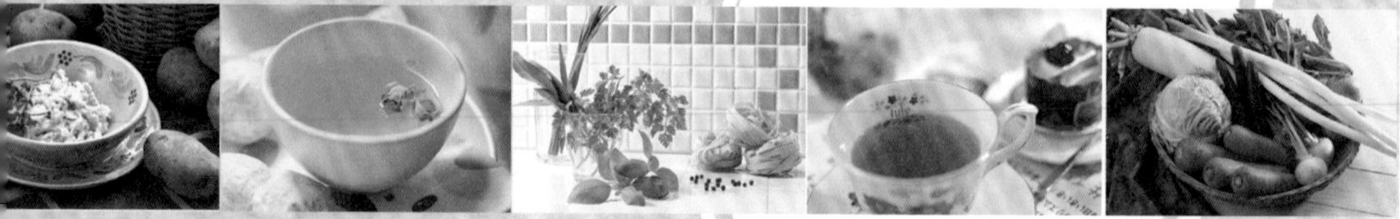

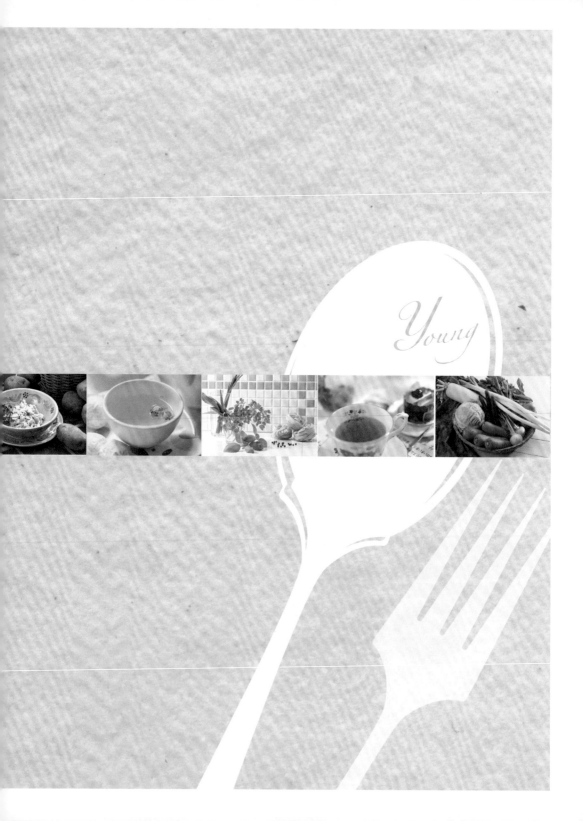

Part 5

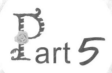

逆轉青春的私房菜單
精選回春藥膳，讓你慢老、從裡到外都年輕

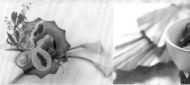

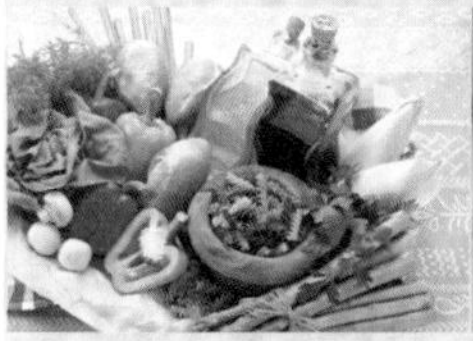
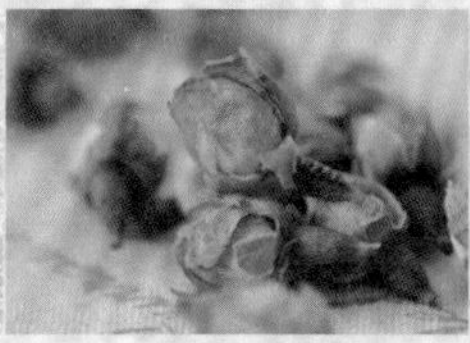
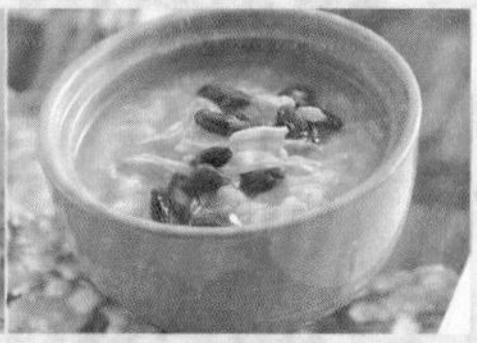

5-1 氣血雙補的保健良方—黨參

黨參是臨床上常用的補氣藥材，什麼人需要補氣呢？自然就是「氣虛」的人。

中醫很強調「氣」的概念，因為它遍佈在人體各部位，是形成一切動力的來源。就像有時候我們說一個人「有氣無力」，這就是一種氣虛的表現。

氣無所不在，在肺就是肺氣，在心為心氣，於腎就稱腎氣……。如果氣的運行跟力量都失去正常的水準，人就要生病了。就像黃帝內經說的「邪之所湊，其氣必虛」，一旦「正氣」不足，人體就失去

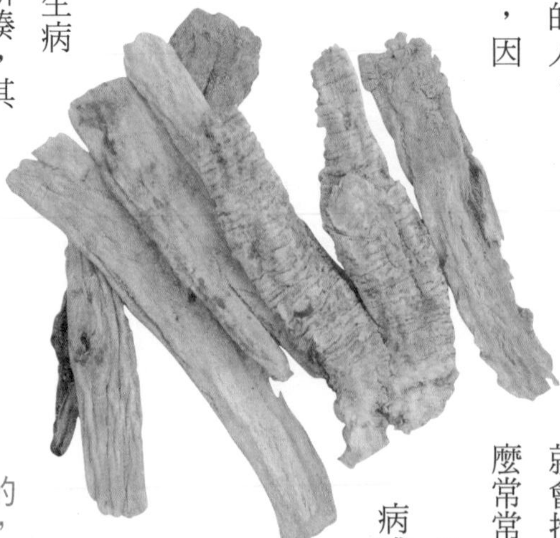

抵抗外邪（致病因素）的能力，例如有些人就會抱怨自己很容易感冒啦，或怎麼常常生病之類的。

造成氣虛的原因很多，久病或有重病的人，或因年紀漸長、體力漸弱而精氣不足者，或是因為過度勞累、耗損元氣，也有可能是你的飲食習慣不好、營養不均衡所造成。

不過，因為氣是看不見的，病人要是跟醫生說：「我覺得全身無力，常感到疲倦、很怕冷……」之

類的話，在西醫是檢查不出來的。透過中醫的望、聞、問、切能夠做出辨證，那麼這時候，黨參就是很適合的用藥之一。

黨參效用與人參相近，卻沒有那麼強的藥性，既能滋補脾胃而益肺氣，又能益氣以補血，主要用來治療脾胃虛弱及氣血兩虧症狀。談到氣血兩虧，就不得不再說「血」在中醫治病裡的重要性。

有時候我們會說人：「你今天氣色不錯！」這就是一種氣血充足且運行順暢的結果，所以人看起來面色紅潤、精神佳。「血」從何處來呢？中醫認為「脾胃為氣血生化之源」，也就是說氣血都來自於我們所吃下的食物，經脾胃的消化與吸收轉變而來。當人的脾胃功能不好，或沒有好好吃東西，就會導致血虛。

而黨參正好有這樣氣血雙補的效果，為加強補血的力道，常以養血良方─當歸做搭配，會有很好的活血、鎮靜作用，也是所有女性們調整體質的兩樣法寶。

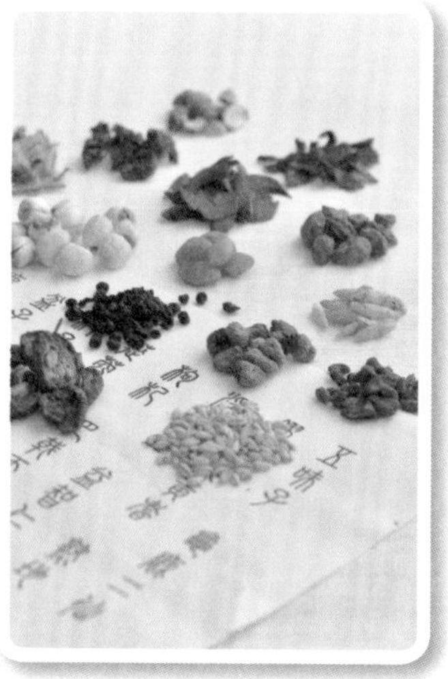

Menu

藥熬豬心

功效：補中益氣，健脾養胃，可治驚悸怔忡（心悸）、神經衰弱、失眠等症狀。

材料：黨參、當歸各1兩，豬心1個。

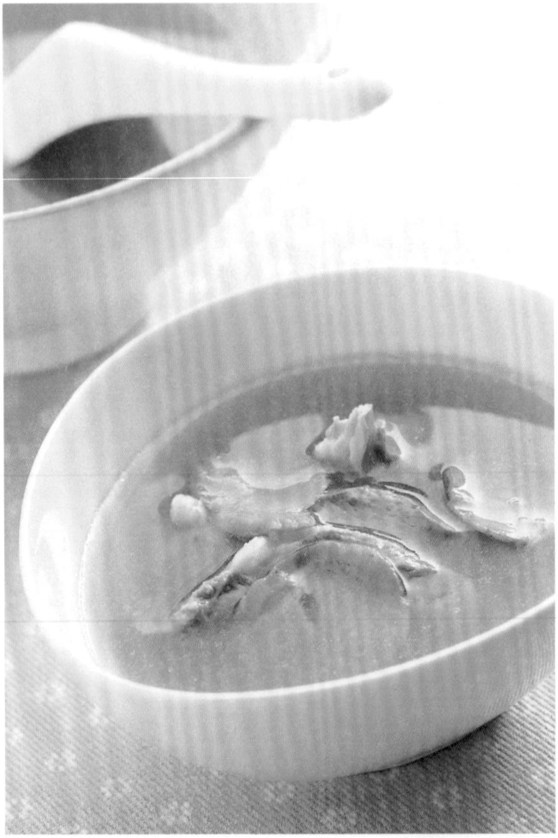

做法：

1. 將豬心剖開，洗淨。
2. 將黨參、當歸置於豬心中，用電鍋蒸熟，或加水煮熟皆可。
3. 濾除藥渣，取豬心切片，可沾醬油等調味料食用。

〔私房筆記〕

中醫有「以形補形」的說法，也就是吃什麼就可以補什麼，屬臟器療法。以豬心為例，吃豬心能以心補心，有增強心臟收縮、營養心肌的作用，可安神定驚，有助於改善心悸、驚恐、健忘、睡不著、心煩。

Menu

鹿膠黨參燉雞肉

功效：補腎益精，固崩止血。

材料：土雞1/4隻，鹿膠1兩，黨參1兩半，生薑5片，黃耆4片。

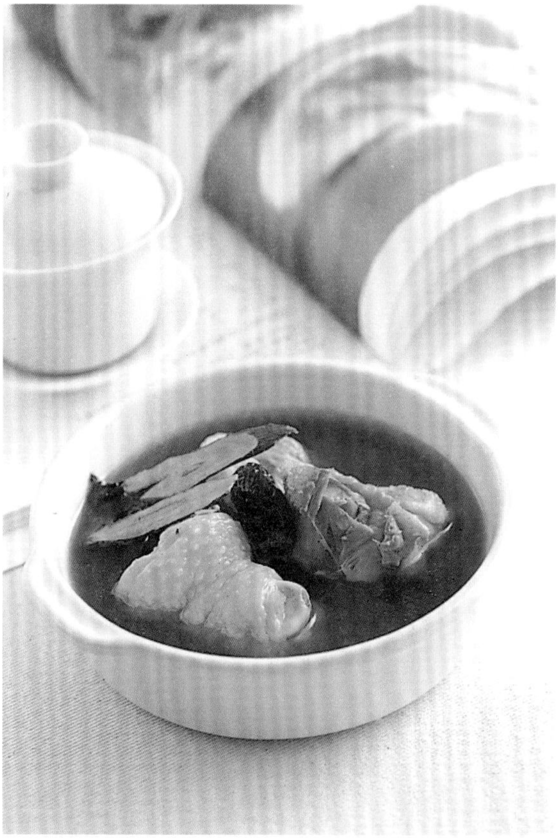

做法：

1. 將土雞切塊，紅棗去核。
2. 所有材料放入燉盅，加水蓋過，加鍋蓋，隔水燉1小時。

〔私房筆記〕

可治療久病傷腎、腎陽不足、精血虛少之無排卵型，功能失調性子宮出血，如陰道出血無規律、量多淋漓不盡、下腹冷痛、腰膝酸軟、頭暈乏力等症狀。亦可用於有排卵型子宮功能性出血、貧血，以及屬陽虛、精血不足的更年期症候群者。

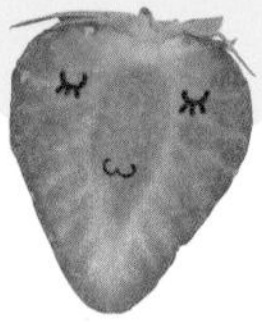

5-2 養肝血調整睡眠的酸棗仁

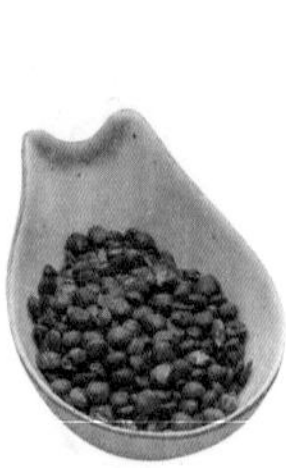

酸棗仁是水果酸棗捨其果肉不用，只取種仁做為藥用。漢朝醫聖張仲景就用來配製「酸棗湯」，即現在所稱的酸棗仁湯，專治虛勞虛煩不眠症狀。

酸棗仁性平，味甘、酸，有補血養肝，益心安神及斂汗作用。其中補血養肝的作用與睡眠品質息息相關。中醫說「肝藏魂」、「肝主藏血」、「臥則血歸於肝」，人體在白天活動時，血從肝臟出去，運用於全身；休息睡眠時就要收起，讓血回歸到肝，才能好好睡覺。一旦肝血虛，就會造成睡眠問題，例如淺眠、多夢、容易被驚醒……。此外，肝主疏泄（疏通全身的氣機），因此對情志活動也具有調節功能。

什麼樣的狀況會導致肝血虛呢？包括體質虛弱、久病不癒者，飲食不調或勞倦過度，情志不遂……等原因。這時酸棗仁就是很適合的用藥，它具有養血之效，也可以促進肝藏血的功能，所以能治療失眠、多夢的現象，尤其是單純只因情志受擾而有失眠的人，單用酸棗仁一方就可以見效。不過，在臨床使用上，酸棗仁的分量拿捏要特別注意，否則藥效發揮不出來。

而且酸棗仁有一個很有趣的現象，『本

草綱目』記載它「熟用療膽虛不得眠，煩渴虛汗之證；生用療膽熱好眠，皆足厥陰、少陽藥也。」意思是說單用酸棗仁治失眠要用炒熟的，生的酸棗仁則是用來提神、讓平素愛睡覺的人不那麼嗜睡。造成這種差異的原因，是因為經過「炮製」後的藥材較能釋出其中成分，加強藥性，也能增加胃腸的吸收力。

現代人睡眠品質不好，原因有很多，在我最常見的除了肝血不足外，尚有心腎不交、胃氣失和、心脾兩虛……等證型。治療上就有不同的藥方，我通常也會建議病人自己沖泡適合的茶飲，簡簡單單就能達到保健效用。例如因思緒過度活躍、情緒鬱悶不能眠者，酸棗仁、柏子仁、五味子就很適合；有消化問題導致無法入眠的，則用有助消化的山楂、陳皮、炒麥芽；心裡感到煩躁不安的，玫瑰花、茉莉花、蓮子心泡茶都很好。

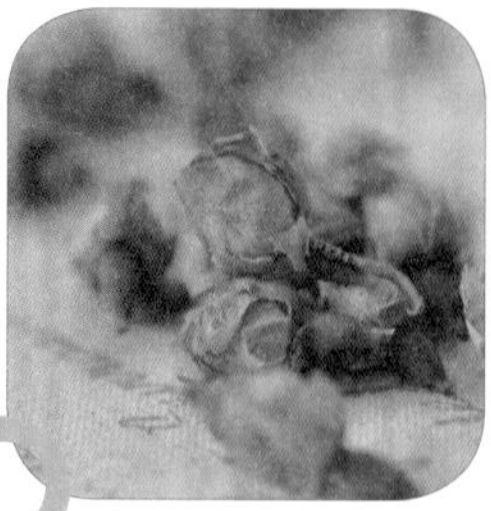

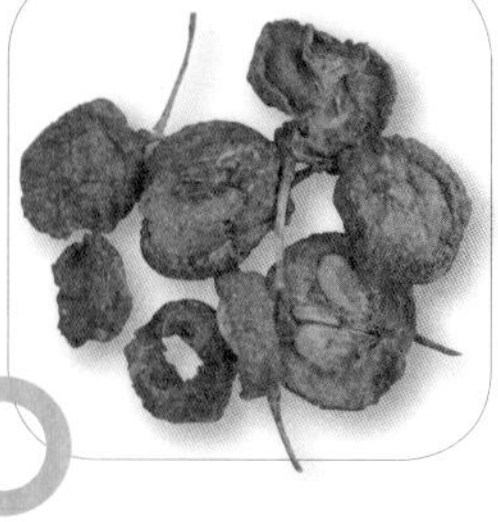

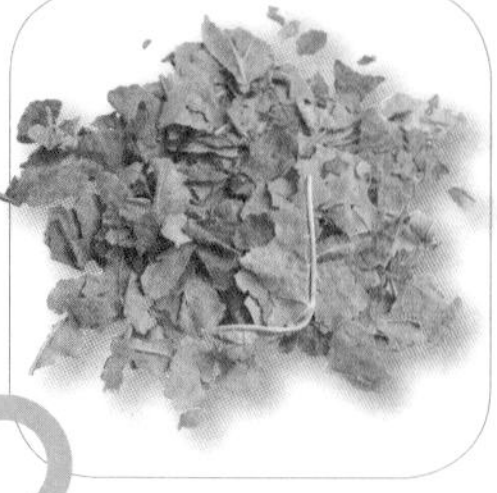

Menu

棗仁雞湯

功效：緩解心血不足、焦躁失眠……等症，亦有潤腸通便效果。

材料：酸棗仁5錢，雞腿1隻，米酒1/2碗，水3碗。

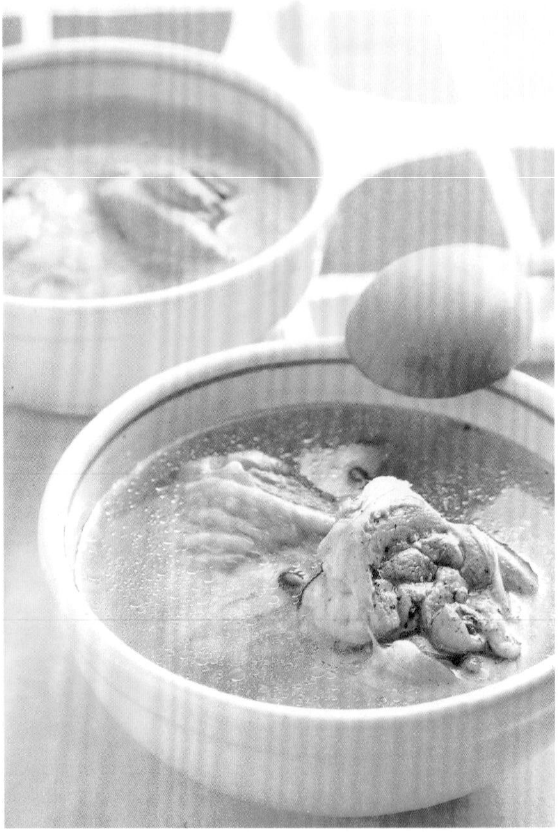

做法：

1. 將酸棗仁洗淨，切腿剁成小塊，加入水與米酒，一起放入內鍋中。
2. 外鍋加入1杯水，按下開關，待電鍋跳起後，再燜10分鐘即可。

〔私房筆記〕

酸棗仁可能有腹瀉等副作用，且對腸胃潰瘍患者較刺激，應先經中醫師診斷，不宜自行服用。

Menu

雙冬棗仁粥

功效：治療心悸不安、頭暈目眩、煩熱失眠症狀，適合陰虛火旺、手足心熱者。

材料：枸杞1/2小匙、天門冬、麥門冬、酸棗仁各3錢，米1杯，白糖適量。

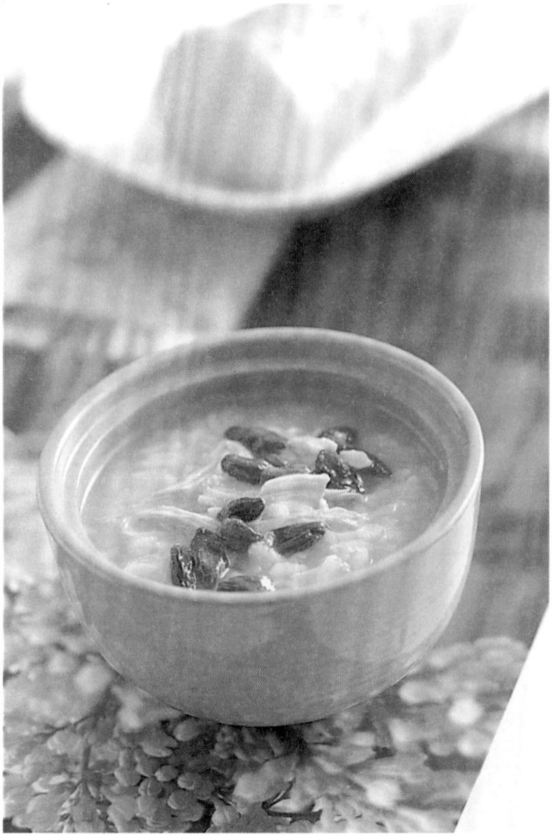

做法：

1. 將三種藥材入鍋，加水2000 c.c.，煮成750 c.c.的藥汁。
2. 取藥汁加米熬煮成粥，加入枸杞、適量白糖。一天分兩次服完。

〔私房筆記〕

天門冬、麥門冬屬寒性，可加強滋陰清熱、潤燥生津之效，可治心煩失眠，對滋潤肌膚、美白淡斑也有作用。

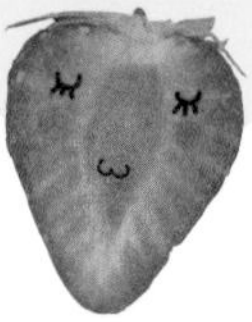

5-3 女性最佳的駐顏聖品——燕窩

說到燕窩，美容養顏的功效應該是它給大家的第一印象，而我們經常也從報章雜誌上看到女明星們駐顏的秘訣就來自燕窩。

燕窩的確是流傳已久的保健聖品，自古即名列中國四大補品之一。根據『本草綱目』記載它「味甘淡平，大養肺陰，化痰止嗽，補而能清，為調理虛損勞瘵之聖藥」；『本草綱目拾遺』也說「養陰潤燥，有益虛損、勞累、反胃等症狀」。由此可見，它在滋補體質上具有輔助作用，適合體質虛弱、病後調養的人。

燕窩，即燕子的窩巢，不過它並非普通燕子的窩，而是金絲燕用它所分泌的唾液築巢之後，再經過人工採集而來。從營養成分來分析，燕窩含有60%蛋白質（水溶性蛋白），當中包含十來種胺基酸，另外還有纖維、碳水化合物及少量脂肪。根據醫學研究證明，燕窩還有良好的抗氧化作用，能增進排毒。

就營養上看來，燕窩可不是只有對女性的美麗有好處。事實上，各年齡層的人食用也有不錯的保健益處。小孩吃可以補充營養，男性也能滋補強身，長輩們來吃更有補中益氣、保養體質的效果；平常工作忙碌、處於緊張狀態的人能消除疲勞，恢復精神；

有體內燥熱、睡眠品質欠佳者，燕窩能清腸熱兼潤肺；對正氣不足、體熱而呈現表虛多汗的更年期婦女也有保健作用。

至於燕窩的養顏效果從何而來呢？除了蛋白質本身就能提供皮膚所需營養外，經研究發現，燕窩裡含有一種非常重要的多肽類—表皮生長因子，可刺激細胞生長，對受損後的肌膚具有修復作用，還能促進手術後傷口的癒合，使皮膚細膩有彈性，延緩老化。而這種多肽物質在其他食品中較難攝取到，同時它很穩定，即使經過加熱仍能保存活性。

不過，燕窩畢竟不是藥物，必須長期食用才能達到補益效果，吃得對可以讓人的身體及精神狀態保持年輕活力，要是一次食用過量，恐怕引起反效果。在我的經驗裡，發現有部份的人對燕窩裡所含的蛋白質會有過敏反應，建議第一次嘗試者先少量食用，沒有腹瀉或其他不適症狀者，再慢慢增加份量。

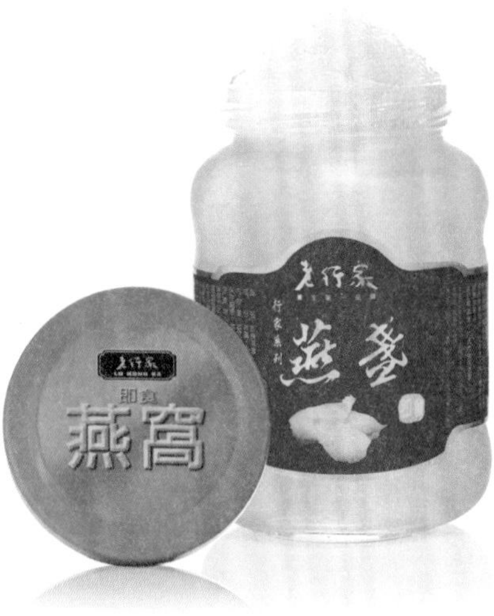

Menu

棗仁雞湯

功效：美膚補鈣、抗老、美白。

材料：哈蜜瓜、草莓、奇異果、香蕉各適量，草莓優酪乳100c.c.，優格1罐，珍珠粉2包，即食燕窩3大匙。

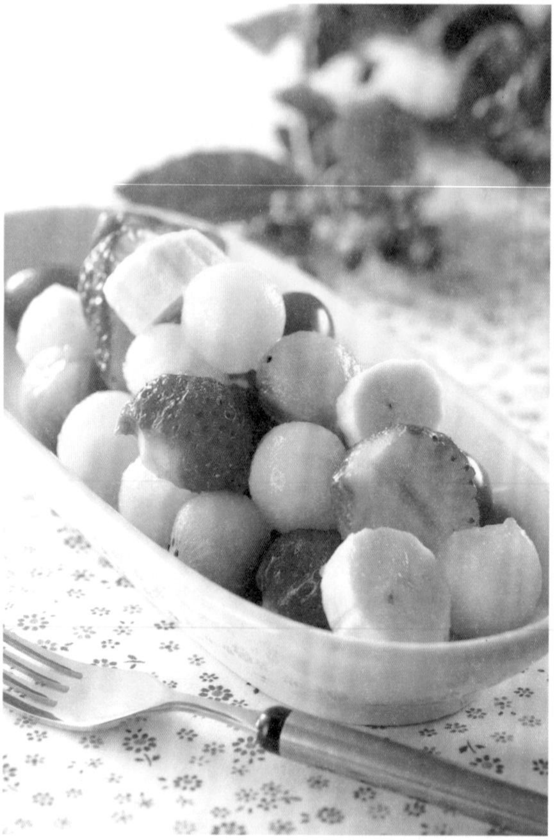

做法：

1. 哈蜜瓜挖球，草莓洗淨、切半、奇異果去皮、切丁，香蕉切厚片，全部盛入容器中。
2. 優酪乳加優格及珍珠粉混合攪拌均勻，淋在水果上，最後加入即食燕窩即可。

養生小語：

高鈣、多C、高纖的水果盅，能確保二便的順暢與良好睡眠。高營養的優酪乳提供優秀的蛋白質，能促進骨質健康的鈣可從珍珠粉中攝取到。

Menu

雙冬棗仁粥

材料：牛番茄2粒，鮮蝦仁80g，洋蔥末30g，美奶滋50g，燕窩40g，焗烤起司絲40g，鮮奶油50 c.c.，太白粉1小匙，米酒、鹽、蛋白各少許。

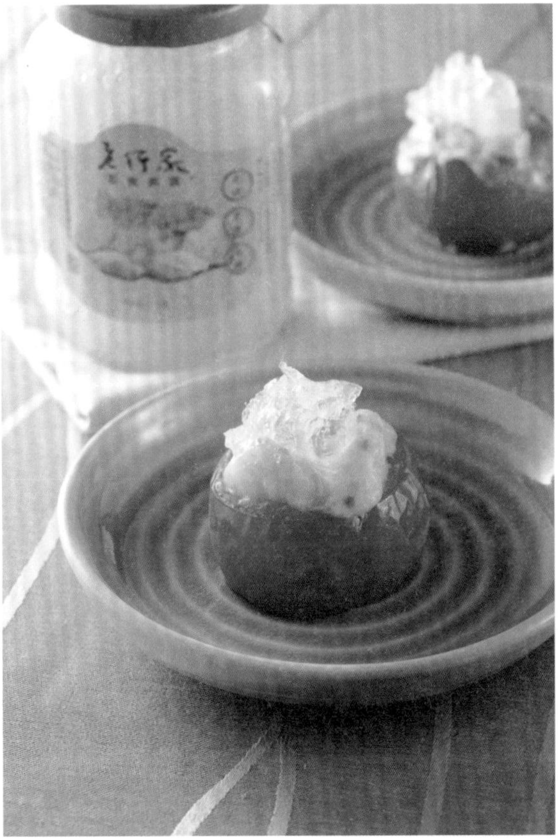

做法：

1. 將番茄從蒂頭部份切下，挖出內部果肉，做成番茄盅容器。
2. 蝦仁加入蛋白、鹽及米酒混合，加少許水抓拌一下，再拌入太白粉裹勻，與洋蔥末、美奶滋、鮮奶油攪拌均勻成內餡。
3. 內餡填入番茄盅中，撒上起司絲，放入烤箱烤約15分（烤箱事先預熱175℃），出爐後加入燕窩一起食用。

養生小語：

番茄、洋蔥都是很棒的抗老化食材，蝦仁含有豐富的蛋白質，起司絲及鮮奶油提供了脂肪，這是一道營養很全面的料理，還能防止癌症、調節免疫功能，加上燕窩更兼具美容養顏。

Menu

燕窩蟹肉濃湯

材料：燕窩60g，青蟹1隻，中筋麵粉2大匙，洋蔥末15g，青豆仁30g，山藥丁60g，鮮奶200c.c.，奶油15g，鹽適量。

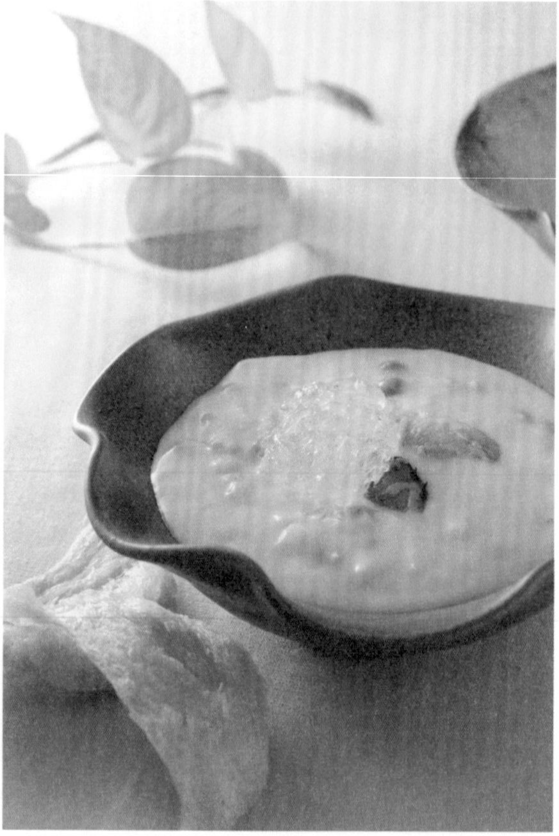

做法：

1. 青蟹洗淨、處理乾淨後，放入水已滾的蒸鍋大火蒸15分鐘，取出蟹肉備用。
2. 奶油炒香洋蔥末，放入麵粉略炒後，徐徐加入鮮奶及2杯水慢炒至無顆粒狀，再加入山藥丁以小火煮成濃湯狀，加入青豆仁。
3. 續加入鹽及蟹肉煮匀，最後起鍋前加入燕窩即可。

養生小語：

秋冬季節的蟹肉最肥美、蛋白質也最豐富，加入健脾胃及養顏美容、滋潤肌膚的燕窩，可使皮膚柔細滋潤，適合秋季肌膚的保養，能改善並預防因季節轉換失去水分的乾燥感。

Menu

燕盞炖雞翅

材料：乾燕盞2片，雞翅4隻，小冬菇10朵，米酒1/2杯，鹽少許，紅棗8粒，枸杞1/2大匙，西洋參茶包2包，薑2片。

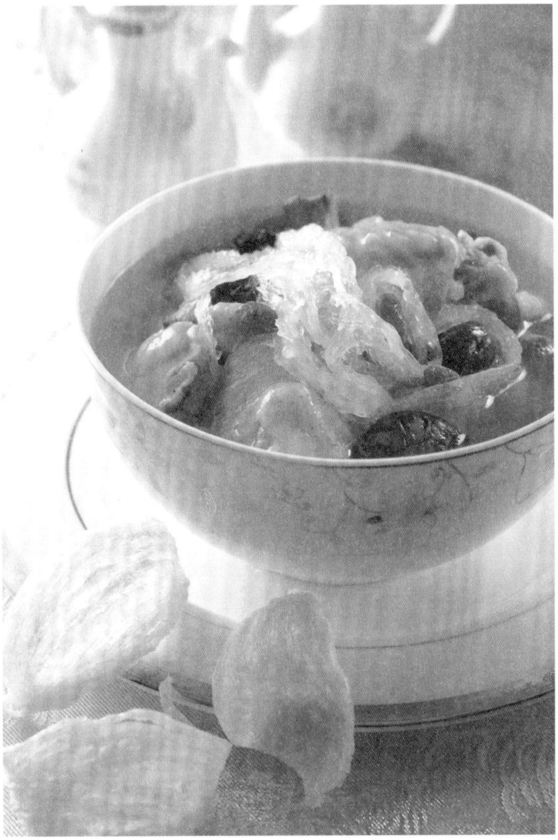

做法：

1. 雞翅汆燙；乾燕盞泡水2～3小時；冬菇泡水30分鐘備用。
2. 所有材料放入鍋內加1000 c.c.大火煮滾，轉小火燉煮40分鐘即可。

養生小語：

西洋參的主要功效為補肺降火、養胃生津，加入乾燕盞同煮，能補虛、抗老，緩解疲勞，增加皮膚彈性，是一道有助延緩肌齡，既能補氣又能養血的美容湯方。

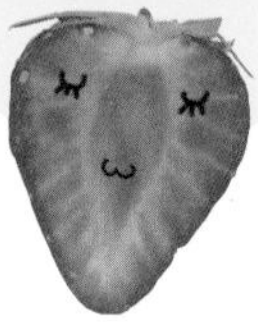

5-4 中外女性都愛的保養祕方—珍珠粉

在我多年行醫中，前來求診的女性病患佔了極大的比例。有時在診間裡也會聽到候診的病人之間的對話，除了談論小孩，最大的話題就是如何維持年輕等等的不老話題；偶爾也會有病人除了本身疾病外，又兼問我：「徐醫師，怎麼樣可以去掉臉上的斑點啊？有沒有什麼可以美容養顏的中藥？」

愛美不只是現代女人的課題，早在三四千年以前的中國與埃及，女性們就習慣用珍珠粉來保養。古埃及就有過這樣的記載：「貴婦為美化皮膚，往往在臨睡前用珍珠粉攪和牛奶塗擦身體。」據傳埃及豔后亦天天飲用珍珠粉加葡萄酒；楊貴妃也特別喜愛服用珍珠粉；慈禧太后更是常年使用珍珠粉達到養生目的。

『本草綱目』描述珍珠「味鹹，甘寒無毒。鎮心點目。塗面，令人潤澤好顏色。塗手足，去皮膚逆臚，墜痰，除面斑……，解痘療毒。」

而現代醫學在目前的研究中證實珍珠粉除保健皮膚之外，對人體的呼吸系統、循環功能、消化及生殖方面都有功效。這種理論的由來是基於珍珠粉擁有非常豐富的胺基酸、鈣質與微量元素。

珍珠粉中被發現含有19種胺基酸，其中

有大部分是人體不能自行合成的，這對促進皮膚的新陳代謝是很重要的成分；加上二十多種的微量元素，對提高組織細胞的活力與再生都有關鍵性的影響。醫藥用等級的珍珠粉可內服亦可外敷，讓人由內而外做好保養，也難怪古今中外的女性們趨之若鶩了。

珍珠粉不僅可以單獨服用，我通常也會建議女生朋友們添加在牛奶裡，攝取雙倍的鈣質，儲存骨本；加進含有大量維生素C的果汁中，也能幫助珍珠粉裡的鈣質更好吸收。外敷的時候，可以跟平常保養的乳液一起混合塗抹全身，很適合晚間睡覺前的保養。

也有一些孕期中的媽媽們，因為懷孕而使肌膚狀況起了改變，問我能否服用珍珠粉。女性到了懷孕末期引發的胎熱現象，藉由珍珠粉的滋陰作用，的確能降低火氣，對皮膚有改善效果。但是在服用之前，一定要跟醫師討論，確定沒有問題再吃比較保險。

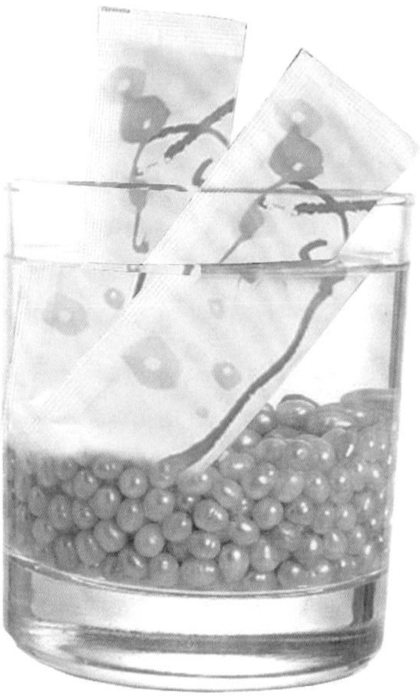

Menu

西洋參蒜子牛肉湯

材料：火鍋牛肉片100g，大蒜10粒，青蒜1/2根，鹽、米酒適量，去籽紅棗8粒，西洋參2包，珍珠粉2包。

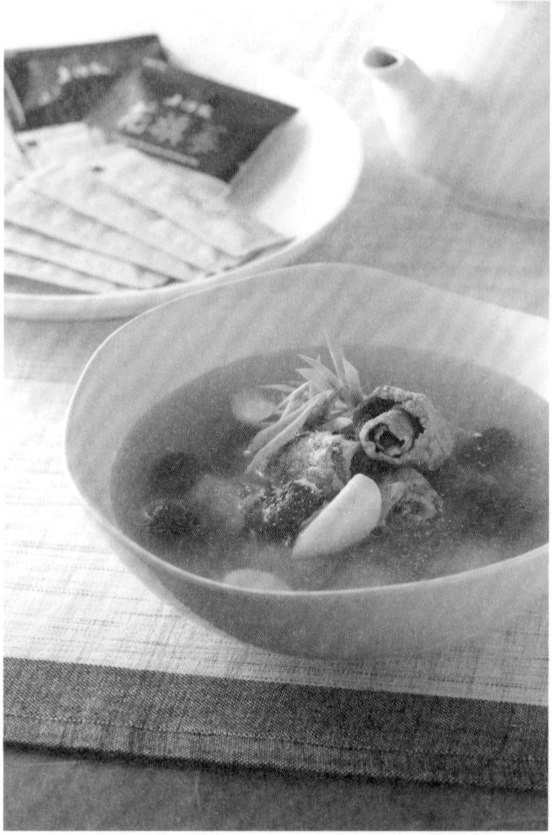

做法：

1. 將1000c.c.水煮滾，加入去籽紅棗及西洋參小火煮10分鐘，撈出西洋參包。
2. 大蒜去皮，整顆加入湯汁中煮15分鐘，加入牛肉片及米酒、鹽煮熟，起鍋前加入珍珠粉及蒜苗即可。

養生小語：

牛肉湯能有效補充體力，與紅棗搭配，還有很好的滋陰補虛、健脾補血的功效；大蒜和蒜苗既是增加香氣的食材，更有著維護心血管的良效，加入珍珠粉還能增加美容效果，讓你保持充沛體力、明亮動人。

Menu

珍珠紫米紅豆湯

材料：珍珠粉4包，紫米、紅豆各1/2杯，冰糖150g，椰漿1杯。

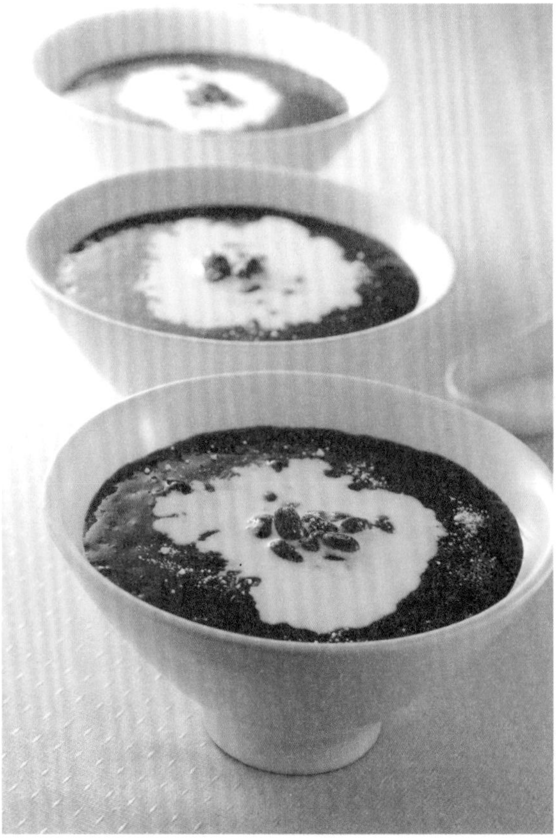

做法：

1. 將紫米、紅豆洗淨，泡水30分鐘。
2. 紅豆、紫米瀝乾，另加1500c.c.水大火煮滾，轉中小火煮10分鐘，熄火燜10～15分鐘，再次加熱煮10分鐘，再燜10～15分鐘，如此重複三次。
3. 將冰糖及珍珠粉加入煮好的紫米、紅豆中混合拌勻，最後加入椰奶調勻即可。

☆紅豆與紫米屬於質地較硬的食物，可用燜的方式來使其熟軟，又不會因為煮太久而造成米粒、豆粒破裂。

養生小語：

紅豆可祛濕解毒，補血安神，是利尿消水腫的最佳代表；加上紫米也含有大量鐵質，能滋補血氣。兩者合用是很理想的補血暖身佳品。多加一味珍珠粉後，更有利於打造水嫩肌膚。

Menu

燕窩小米粥

材料：即食燕窩60g，糯小米1杯，冰糖75g，珍珠粉2包。

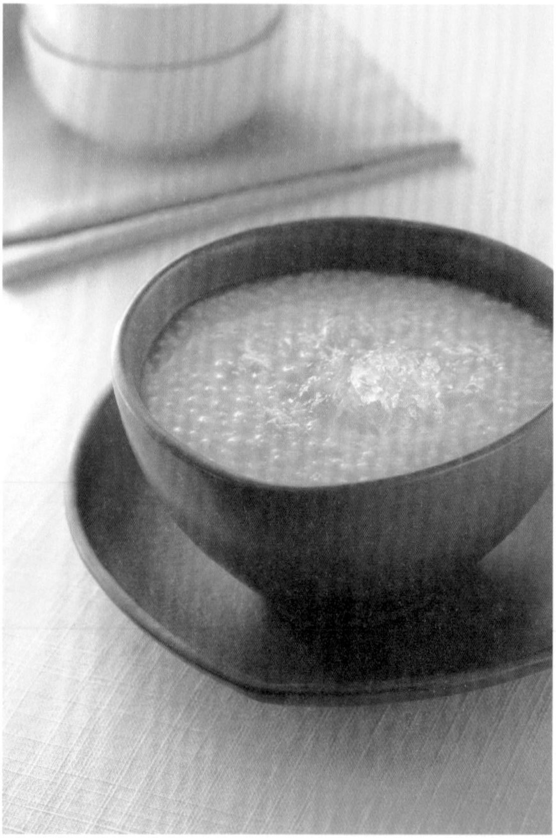

養生小語：

糯小米是小米的一種，有較溫和的纖維質，容易消化，還有清熱解渴、和胃助眠的效果。身體常覺得倦乏煩躁，精神不振的人，多吃有助調整體質。

做法：

1. 將糯小米洗淨，加入4杯水以小火煮20分鐘。
2. 再加入珍珠粉及冰糖混合煮勻，起鍋前加入燕窩即可。

☆小米中黏性較高的稱為糯小米，烹煮後的口感較黏稠。如果使用一般小米做為主材料，可另外加入1/6的圓糯米一起煮，口感較好。

5-5 增強免疫力的通補良藥—花旗蔘

有一次，門診裡來了一通氣沖沖的電話，電話那頭的病人嚷著：「徐醫師，你上次跟我說要吃一點人蔘，我吃了以後怎麼口乾舌燥更嚴重，全身都不舒服啦！」仔細問了一下，才發現我之前建議她吃的是花旗蔘，但她回去以後只記得一個蔘字，以為就是人蔘，完完全全吃錯了！

花旗蔘又叫西洋蔘，因原產於美國因而得名，跟中國所產的人蔘在功效、使用上簡直是天南地北。

人蔘味甘、微苦、性微溫，花旗蔘味甘、性涼，兩種都是益氣生津的藥材。但人蔘大補元氣，有助陽之效；花旗蔘雖也補氣，但力道不像人蔘那麼大，且有助養陰，清熱效果較強。所以說如果是燥熱體質的人，又過量服用的時候就會引發上火的不適症狀，那位病人就是屬於誤用的狀況。

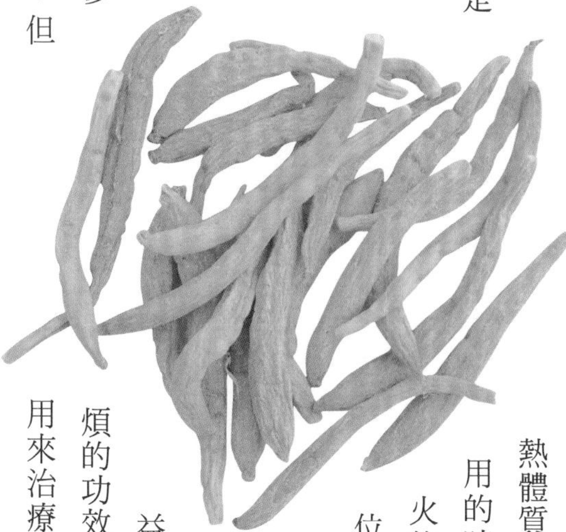

花旗蔘具有滋陰補氣、益胃生津、清熱除煩的功效，中醫臨床上多用來治療肺陰不足、虛熱

所引發的口乾咽燥、久咳、失眠、心悸……等症狀。它的補性是漸進的，藥力是溫和的，簡單的說，「補而不燥」最能形容花旗蔘的特性。

根據現代醫學研究，花旗蔘含有將近20種稱為人蔘皂的活性成份，對心血管系統有調節作用，對高血脂、心律失常的患者，可達到輔助的療效；這種成分也有助於鎮靜中樞神經及新陳代謝，能增強胃腸蠕動、緩解疲勞。

花旗蔘的通補性質，對氣管功能較弱、常感冒的小孩；為事業打拼、過度勞心勞力的成年人；精力衰弱的老人，或是病後初癒、產後虛弱的人，都能在適當服用後有很好的改善作用。而且長期服用後不會有副作用，一年四季皆宜。

我尤其建議年輕女性可以長期使用，無論是口嚼蔘片，或是泡杯花旗蔘茶，還是有空的時候燉補一鍋花旗蔘雞湯等等，均有助預先調養好體質，增加抗病力，往後在面臨更年期時能有效預防失調狀況，幫助女性輕鬆的度過。

不過，要是有感冒、發燒、中暑現象的人，必須等症狀解除後才可服用。

Menu

花旗蔘燒子排

材料：豬肋排600g，花旗蔘粉2小匙，紅棗（去籽）6粒，八角1粒，肉桂棒1根，黃酒3大匙，醬油4大匙，紅麴醬3大匙，冰糖1/2大匙，青江菜適量，蔥1根，薑4片。

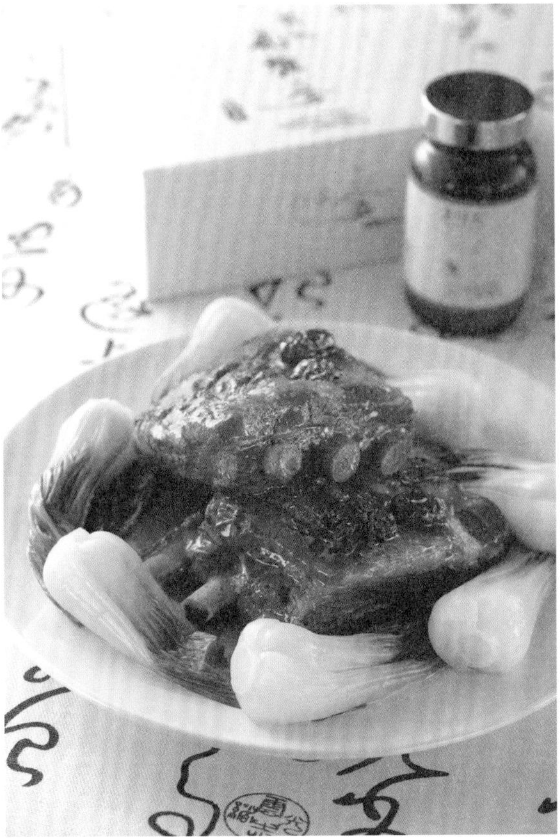

做法：

1. 豬肋排放入平底鍋內兩面煎至微黃，淋下黃酒及紅麴醬、醬油及冰糖燒煮10分鐘。
2. 續加入所有材料（除青江菜外）及2杯水，轉小火煮1小時至湯汁略收乾。
3. 青菜燙熟，圍在盤邊，盛入已燉煮好的肋排即可。

養生小語：

可增強抵抗力，改善貧血，潤肺氣，促進血液循環，揮別暗沉膚色。

Menu

花旗蔘燕窩雞湯

材料：花旗蔘2包，雞腿肉200g，米酒100c.c.，鹽1/3小匙，紅棗8粒，薑片適量，燕窩60g。

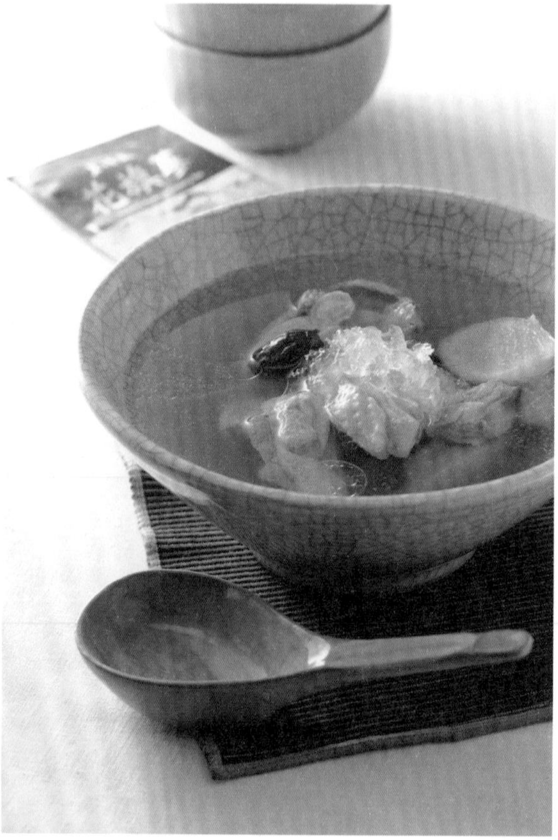

做法：

1. 雞腿去骨，取肉切厚片；紅棗去籽。
2. 燉盅內倒入1000c.c.水煮滾，加入米酒、薑片、腿肉及花旗蔘，再移入電鍋或蒸鍋中燉1小時，起鍋前加鹽調味。
3. 將處理好的燕窩加入，再蒸燉3分鐘，撈出花旗蔘茶包即可。

養生小語：

對預防秋冬的感冒咳嗽與老年人支氣管的保養十分有效，同時也是小朋友預防過敏咳嗽的食補良方。

Menu

花旗蔘鮑魚糙米粥

材料：糙米1/2杯，粳米1/2杯，乾燕盞2片，枸杞1/2大匙，雞高湯1000c.c.，即食鮑粒4個，茴香菜適量，花旗蔘粉2小匙。

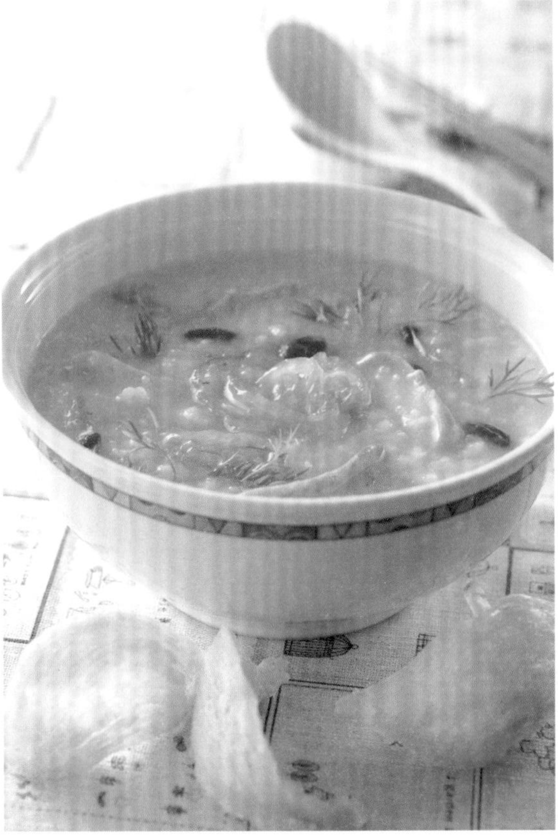

做法：

1. 乾燕盞泡水3小時，米洗淨，全部放入鍋中加高湯熬煮30分鐘。
2. 將鮑粒切條狀，與花旗蔘粉、枸杞加入做法1.再煮5分鐘，起鍋前加入茴香葉即可。

養生小語：

可滋養肝臟並有明目之效，亦能改善體力衰退及營養不均衡造成的老化現象。

Menu

花旗蔘酒釀芙蓉燕窩

材料： 花旗蔘2包，酒釀100g，土雞蛋2個，即食燕窩60g。

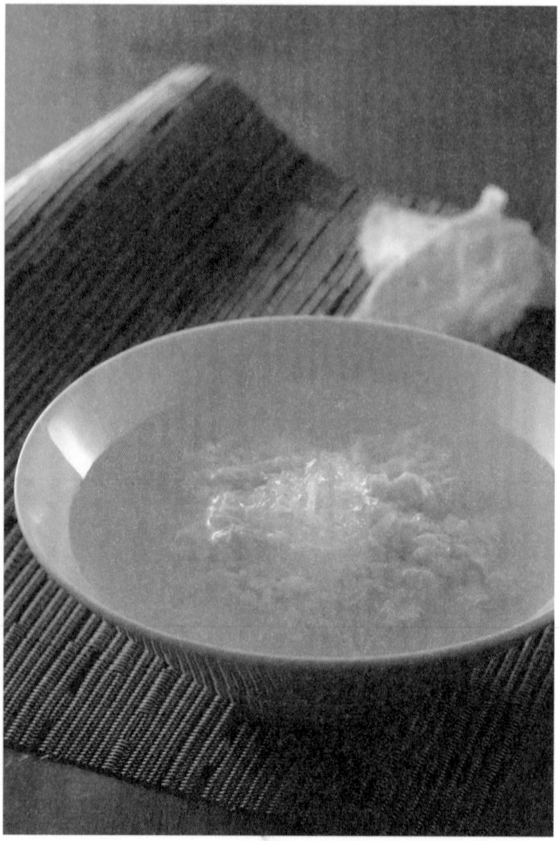

養生小語：
花旗蔘煮湯、泡茶飲都很方便，做成甜品有補氣強身、滋養身體的功效；婦女月子期或生理期後食用可補氣血；秋冬食用能溫暖身體及保護呼吸道。

做法：

1. 將花旗蔘與300c.c.水煮5分鐘，加入酒釀以小火煮滾，再將打散的蛋汁徐徐加入，熄火、撈出花旗蔘。
2. 煮好的酒釀蛋盛在大碗裡，食用前加入燕窩即可。

Menu

花旗蔘燕窩雜糧粥

材料：花旗蔘2包，雜糧米1杯，青豆仁、燕窩各60g，胡蘿蔔丁50g，雞高湯200g，干貝80g。

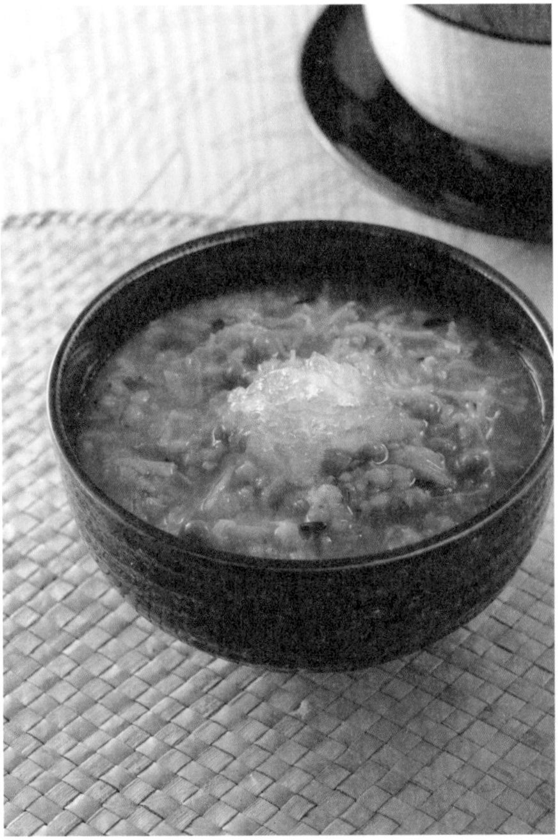

做法：

1. 將雜糧米洗淨，加花旗蔘、雞高湯及4杯水煮1小時。
2. 干貝泡溫水30分鐘，撕碎再加入雜糧粥中，再加胡蘿蔔丁及青豆仁再煮20分鐘，起鍋前加入處理過的燕窩再次煮滾即可。

養生小語：

秋冬吃粥，最能暖胃、強精氣神。花旗蔘補肺氣，燕窩可強化肺臟功能及健全細胞組織，與雜糧粥搭配可使精神愉悅、食後充滿活力。

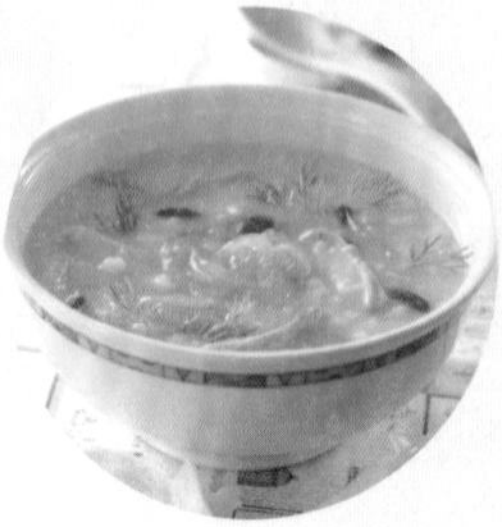
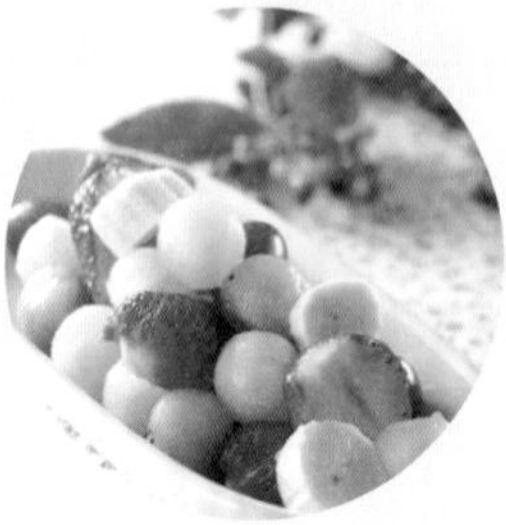
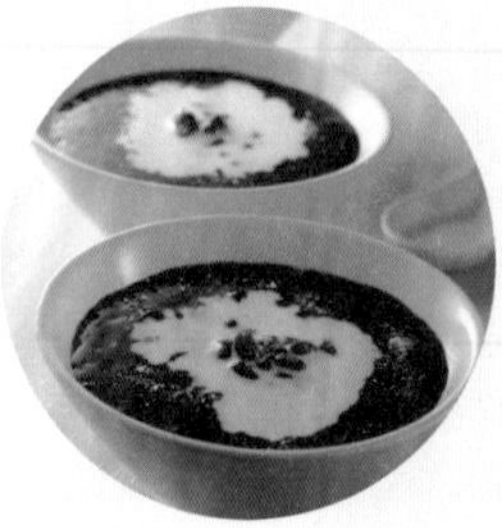
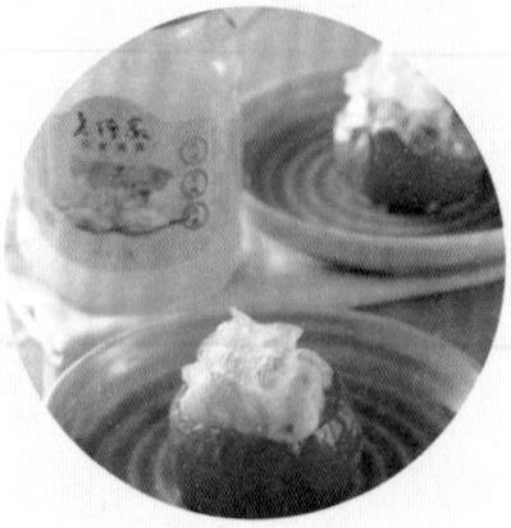
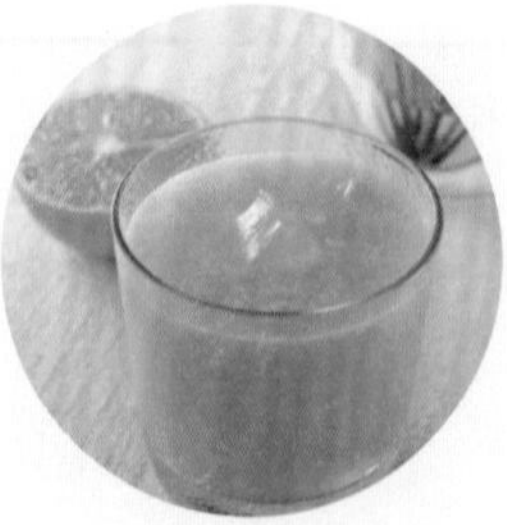

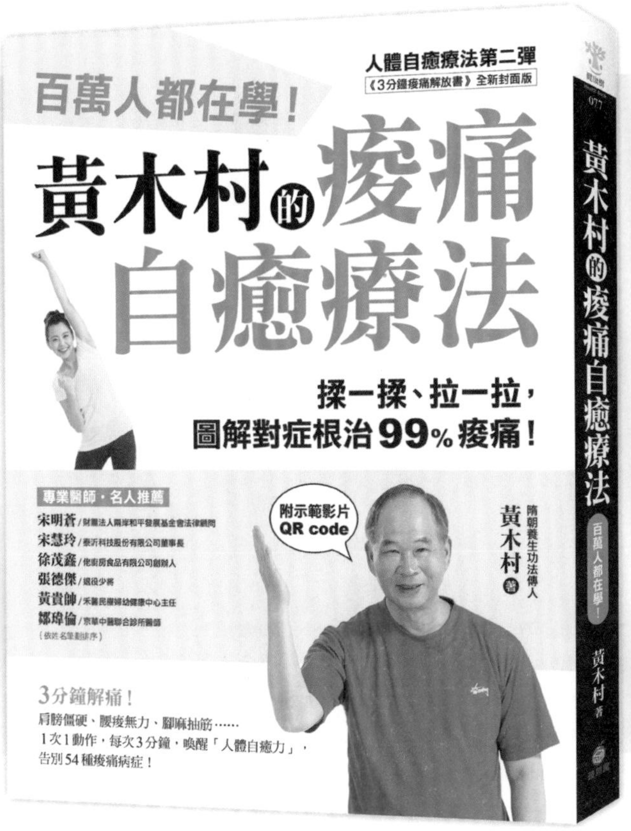

黃木村的痠痛自癒療法

百萬人都在學，3分鐘解痛！

揉一揉、拉一拉，圖解對症根治99%痠痛

（附示範影片QR碼）

傳承自隋代養生功的「人體自癒療法」！

每天只要3分鐘，拉拉腰、轉轉手、踢踢腿、動動下巴，

不必花時間看醫生，不用花錢按摩推拿，也不用道具，就能解決所有痠痛！

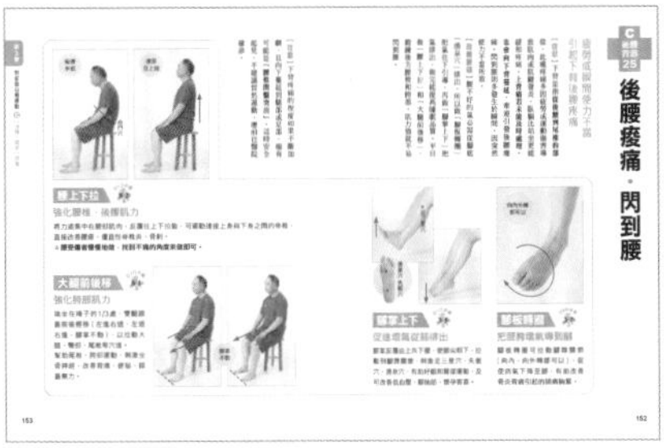

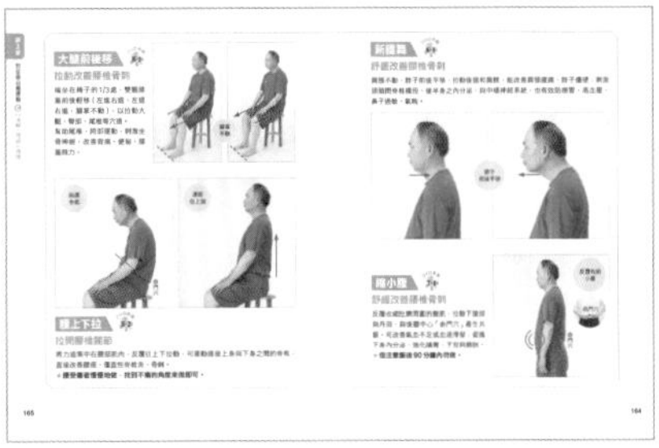

■ 作者：黃木村　出版社：蘋果屋　ISBN：9789869734349

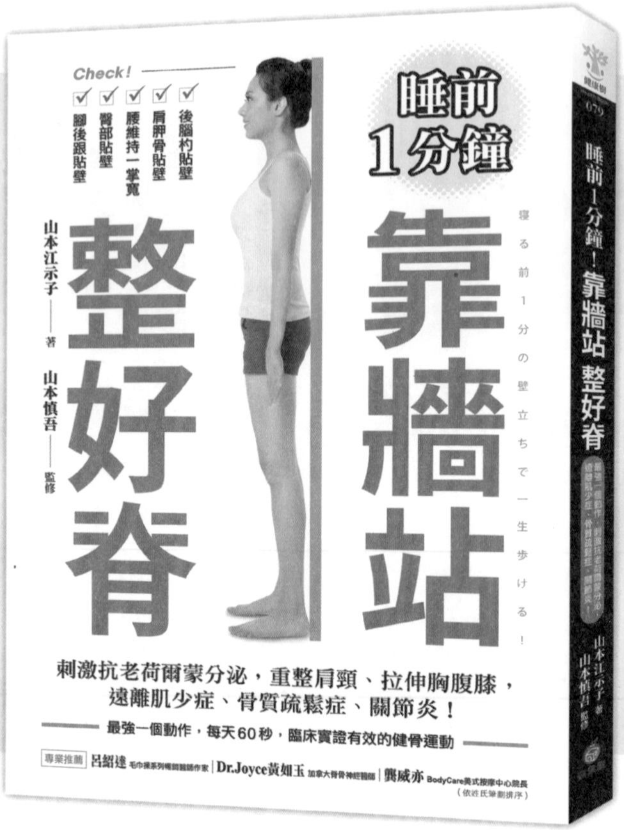

睡前1分鐘！靠牆站 整好脊

最強一個動作，刺激抗老荷爾蒙分泌，
遠離肌少症、骨質疏鬆症、關節炎！

由抗老化專家與骨科醫學博士攜手研發，
臨床實證！睡前1分鐘「靠牆站」，健骨、正脊、強化肌力，
不論是肌少症、膝關節炎、椎間盤突出等症狀，都能徹底遠離！

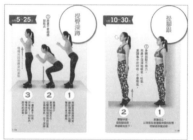

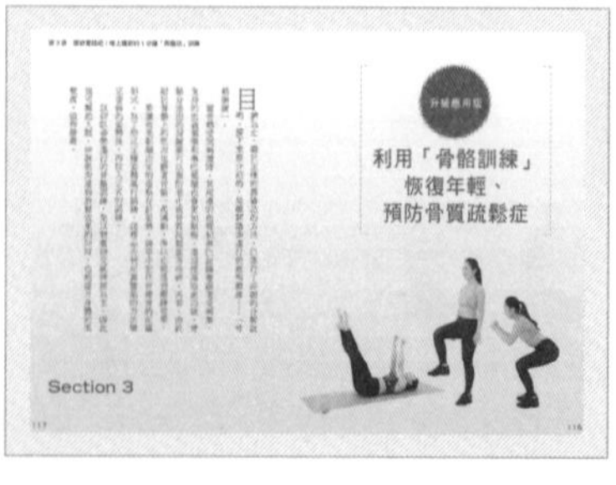

■ 作者：山本江示子　出版社：蘋果屋　ISBN：9789869734387

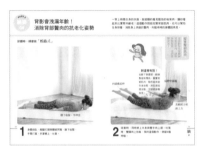

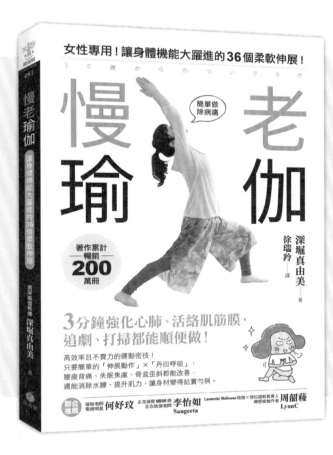

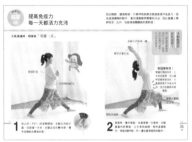

台灣廣廈國際出版集團
Taiwan Mansion International Group

國家圖書館出版品預行編目（CIP）資料

吃對食物 越吃越年輕：國寶中醫師的慢老飲食法,全面提升代謝力、免疫力的自我保健對症根治食療 / 徐慧茵作.
-- 新北市：台灣廣廈, 2019.11
面； 公分
ISBN 978-986-130-448-9(平裝)
1.健康飲食 2.健康法

411.3 108016931

台灣廣廈

吃對食物 越吃越年輕〔暢銷修訂版〕

國寶中醫師的慢老飲食法，全面提升代謝力、免疫力的自我保健對症根治食療

作　　者／徐慧茵
編輯中心編輯長／張秀環
編輯／彭文慧
封面設計／林嘉瑜
製版・印刷・裝訂／東豪印刷有限公司

行企研發中心總監／陳冠蒨
媒體公關組／陳柔彣
整合行銷組／陳宜鈴
綜合業務組／何欣穎

發 行 人／江媛珍
法律顧問／第一國際法律事務所 余淑杏律師・北辰著作權事務所 蕭雄淋律師
出　　版／
發　　行／台灣廣廈有聲圖書有限公司
地址：新北市235中和區中山路二段359巷7號2樓
電話：（886）2-2225-5777・傳真：（886）2-2225-8052

代理印務・全球總經銷／知遠文化事業有限公司
地址：新北市222深坑區北深路三段155巷25號5樓
電話：（886）2-2664-8800・傳真：（886）2-2664-8801
網址：www.booknews.com.tw（博訊書網）
郵政劃撥／劃撥帳號：18836722
劃撥戶名：知遠文化事業有限公司（※單次購書金額未達500元，請另付60元郵資。）

■出版日期：2019年11月
ISBN：978-986-130-448-9